中国百年百名中医临床家丛书

万 友 生

主编　万友生

协编　万兰清

全国百佳图书出版单位

中国中医药出版社

·北 京·

U0674344

图书在版编目（CIP）数据

万友生 / 万友生主编；万兰清协编. -- 北京：中国
中医药出版社，2002.12（2024.7 重印）
（中国百年百名中医临床家丛书）
ISBN 978 - 7 - 80156 - 378 - 1

Ⅰ. ①万… Ⅱ. ①万… ②万… Ⅲ. ①中医学临床 –
经验 – 中国 – 现代 Ⅳ. ①R249.7

中国版本图书馆 CIP 数据核字（2002）第 096637 号

中国中医药出版社出版

北京经济技术开发区科创十三街 31 号院二区 8 号楼
邮政编码　100176
传真　010-64405721
廊坊市佳艺印务有限公司印刷
各地新华书店经销

开本 850×1168　1/32　印张 11.5　字数 268 千字
2002 年 12 月第 1 版　2024 年 7 月第 2 次印刷
书号　ISBN 978 - 7 - 80156 - 378 - 1

定价　43.00 元
网址　www.cptcm.com

服 务 热 线　010-64405510
购 书 热 线　010-89535836
维 权 打 假　010-64405753

微信服务号　zgzyycbs
微商城网址　https://kdt.im/LIdUGr
官方微博　http://e.weibo.com/cptcm
天猫旗舰店网址　https://zgzyycbs.tmall.com

如有印装质量问题请与本社出版部联系（010-64405510）
版权专有　侵权必究

出版者的话

祖国医学源远流长。昔岐黄、神农，医之源始；汉仲景、华佗，医之圣也。在祖国医学发展的长河中，临床名家辈出，促进了祖国医学的迅猛发展。中国中医药出版社为贯彻卫生部和国家中医药管理局关于继承发扬祖国医药学，继承不泥古、发扬不离宗的精神，在完成了《明清名医全书大成》出版的基础上，又策划了《中国百年百名中医临床家丛书》，以期反映近现代即20世纪，特别是新中国成立50年来中医药发展的历程。我们邀请卫生部张文康部长做本套丛书的主编，卫生部副部长兼国家中医药管理局局长佘靖同志、国家中医药管理局副局长李振吉同志任副主编，他们都欣然同意，并亲自组织几百名中医药专家进行整理。经过几年的艰苦努力，终于在21世纪初正式问世。

顾名思义，《中国百年百名中医临床家丛书》就是要总结在过去的100年历史中，为中医药事业做出过巨大贡献、受到广大群众爱戴的中医临床工作者的丰富经验，把他们的事业发扬光大，让他们优秀的医疗经验代代相传。百年轮回，世纪更替，今天，我们又一次站在世纪之巅，回顾历史，总结经验，为的是更好地发展，更快地创新，使中医药学这座伟大的宝库永远取之不尽、用之不竭，更好地服务于人类，服务于未来。

本套丛书第一批计划出版140种左右，所选医家均系在中医临床方面取得卓越成就，在全国享有崇高威望且具有较高学术造诣的中医临床大家，包括内、外、妇、儿、骨伤、针灸等各科的代表人物。

本套丛书以每位医家独立成册，每册按医家小传、专病论治、诊余漫话、年谱四部分进行编写。其中，医家小传简要介绍医家的生平及成才之路；专病论治意在以病统论、以论统案、以案统话，即将与某病相关的精彩医论、医案、医话加以系统整理，便于临床学习与借鉴；诊余漫话则系读书体会、札记，也可以是习医心得，等等；年谱部分则反映了名医一生中的重大事件或转折点。

本套丛书有两个特点是值得一提的：其一是文前部分，我们尽最大可能收集了医家的照片，包括一些珍贵的生活照、诊疗照，以及医家手迹、名家题字等，这些材料具有极高的文献价值，是历史的真实反映；其二，本套丛书始终强调，必须把笔墨的重点放在医家最擅长治疗的病种上面，而且要大篇幅详细介绍，把医家在用药、用方上的特点予以详尽淋漓地展示，务求写出临床真正有效的内容，也就是说，不是医家擅长的病种大可不写，而且要写出"干货"来，不要让人感觉什么都能治，什么都治不好。

有了以上两大特点，我们相信，《中国百年百名中医临床家丛书》会受到广大中医工作者的青睐，更会对中医事业的发展起到巨大的推动作用。同时，通过对百余位中医临床医家经验的总结，也使近百年中医药学的发展历程清晰地展现在人们面前，因此，本套丛书不仅具有较高的临床参考价值和学术价值，同时还具有前所未有的文献价值，这也是我们组织编写这套丛书的初衷所在。

中国中医药出版社

2000 年 10 月 28 日

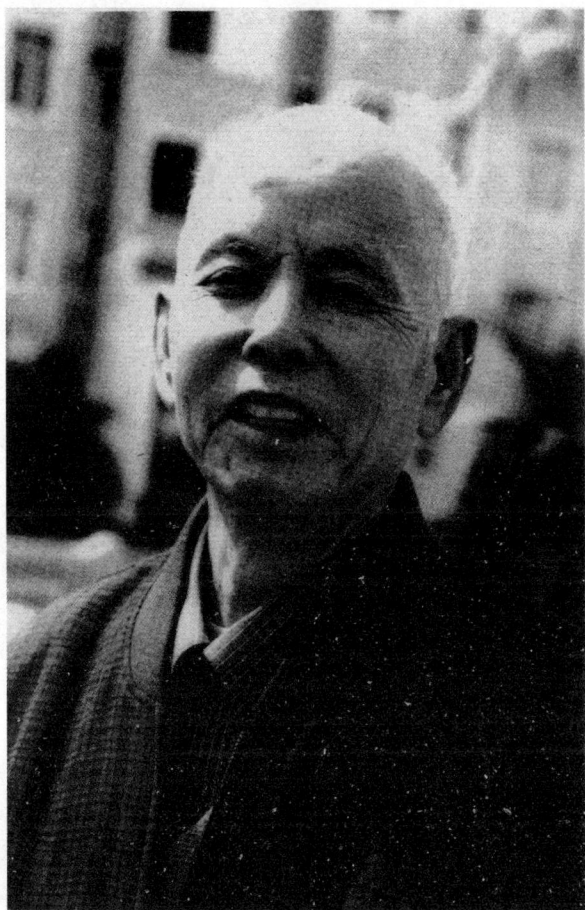

万友生先生

序

余自幼習文十載後，不求仕進，而志於醫，求學於江西國醫專修院，三年有成，出而問世，由少而壯、而老，忽忽六十年矣。回首前塵，無限懷念，重溫吟詠舊作，雖感慨良多，因欲一整理之，以慰情懷，雖屬余醫學著述外之餘事，然亦晚年之一快事也。女兒梅、蘭，一文、一醫，對此深感興趣，督促者再，并樂為之注。余既喜吟詠，又愛書法，雖自知非善美，但仍敝帚自珍，因就現存舊作，略選詩一百首，颜之曰《壶中吟》，选诗虽少，一生历程可见其概，谓之为回忆录亦可，今乘兴挥毫书以付印，俾此小集诗书两存，留传子孙，亦一甚好纪念品耳。

松涛 甲戌秋時年七十有八

内容提要

本书介绍了全国著名老中医万友生教授一生的学术成就、临床经验和生平事迹。内容包括："小传"（从出生的1917 年至成书的 2000 年）、"专病论治"（以内妇儿科病症为主，兼及五官科、皮肤科、肿瘤科和骨伤外科）、"诊余漫话"（主要学术思想和临床特色）和"年谱"四个方面。其中"专病论治"为全书的主体部分，以医案带医话的形式，突出理法方药辨证思想，既有个案分析，也有综合分析，详尽地畅谈了他的心得体会。特别是他自创的多种新方，乃长期临床反复实践形成的经验结晶，均毫无保留地贡献出来，公诸同好尤其是下一代，以期更好地为人民服务，实属难能可贵。"诊余漫话"为万友生教授从事中医理论与临床 60 余年学术成就的总结，突出了他"寒温内外统一"学术思想的形成发展过程，详述了他对"阴火"和"厥阴病"理论的阐发与临床体会，并对他的临症特色进行了规律性的简介。"医家小传"和"年谱"反映了医家成长的轨迹，内中不乏轶闻趣事。本书问世，必将为广大中西医临床工作者提供很好的帮助。

编写说明

依照《中国百年百名中医临床家丛书》的编写体例，本书共分"医家小传"、"专病论治"、"诊余漫话"和"年谱"四个部分，并以"专病论治"为主体。为了让中医、中西医结合和西医同道均能参考借鉴本书医案资料，在"专病论治"中，我们采取了分科归类，分系统列病的编排方法，即以内（妇儿）科、五官及口腔科、皮肤科、肿瘤科、骨伤外科为纲，以西医各系统病名为目（如无西医病名或无法明确诊断者，则以中医病名为目，或随宜列入西医病名下的类似案后以资对照研究），以利读者查找和运用。在内容阐述上，自始至终贯穿着同病异治和异病同治的辨证论治精神，保持了中医特色。

"专病论治"由万友生教授亲自撰定，保留了病案及其阐释的原汁原味。"医家小传"由万老的长女万梅清（中文教授）撰定。"诊余漫话"和"年谱"由万老的次女、学术继承人万兰清主任中医师撰写。

目 录

医家小传

　　万友生先生的故乡——江西省新建县西山乡石礤村是个江南山乡，它像一幅淡雅的水墨画，山环水绕，良田美竹，石径古道，阡陌连绵，不仅山川秀美，而且地处三县交界，是一个交通要衢，传说宋代起，这里的青石条路上就响着往来客商的匆匆脚步声。

　　万氏家族在当地颇有名望，其父是个精明的商人，在商场有"常胜不败"之称，在家乡置有良田、山庄，很是殷实。幼年的先生即天资过人，辄有出人意料之举。乃父见孺子可教，遂延师授业，八岁就接受传统文化教育，熟读四书、五经，勤习对句、吟诗，作说、义、论等文，又学书作画。在吟诗练习时曾因"依依杨柳掩楼台，风送蝉声断续来"之句，被老师惊为神童。此后到 17 岁，他徜徉在中国古代文学的浩瀚海洋之中，汲取营养，不仅奠定了丰厚的国学基础，也养成了他蕴藉风流的品格，以及对美好事物的敏感。且看他的《山居偶题》两首：柴门不掩客来稀，闲向江头坐钓矶；世态炎凉何足计，一竿在手自忘机。万壑枫林醉夕曛，钟鸣古寺隔山闻，采薪不觉归来晚，半笠斜阳一担云。这两首歌咏渔樵的田园诗，意境清新，飘逸，且蕴含人生哲理。他的诗作丰富，可惜"文革"前的诗稿毁于一旦，以后的诗作已编成《壶中吟》（古时行医谓"悬壶"，寓意颇雅）。1998 年《中华诗词年鉴》赫然开篇第一首收录的就是他的《长沙怀古》，可见其格律诗的水准。我们将他的诗与医学论文相对照会惊奇地发现它们之间的巨大差异，一则潇洒跌宕，一则严正缜密，判若两人。此外，他还长于书法。工于画竹、弈棋、能登台亮相演京戏，可谓多才多艺。

先生从事中医临床、执教、科研达 60 余年，在杏苑中上下求索，皓首穷经，终于形成了闻名全国具有特色的寒温内外统一论。其中的始末还是让我们来寻找历史的足迹吧。

少时优异的学业促使其父认真考虑他的前途，在"不为良相，便为良医"思想的影响下，1934 年 8 月间，恰逢南昌神州国医学会主办的江西国医专修院第二届招生，当时先生只有 17 岁，不够报名条件，几经周折，因考试成绩优秀才得以踏入医门。这所学校后经中央国医馆批准改为江西中医专门学校，学制四年，创办人为江西名医姚国美。当年才华横溢的学子后来很多人都成为 20 世纪江西中医界的栋梁之材。

先生在校三年成绩均列前三名。由于"七七"事变，学校被迫停办，师生星散，先生在逃亡中仍不辍学，并从事临床实践，初试锋芒，有诗为证："茅庐初出起沉疴，名噪筠阳慑病魔。"先生初生牛犊不怕虎，用酸甘柔润养阴法治愈一例顽固性头痛项强患者，僵卧不起多时，病家请一乐队一路吹吹打打送匾致谢，引起全城轰动。继而神奇般地对一用独轮车推来的顽固胃痛患者施以药末，嘱其每小时吞服一次，病人在返家途中即痛止，未再发作。诸如此类例子甚多，以致使其名声大噪，时年先生仅 21 岁。

战乱中民不聊生，多种传染病，尤其是肠伤寒流行，先生抱着济世救人的宏愿，应病家之邀往返奔波于峡江、吉安、樟树等城乡，艰苦备尝。敌情危急之时，箱笼财产尽可弃之，唯医书随身，得空便研读不辍，并时时临床应用，因而理论与实践日益精进。

樟树一妇，产后发痫，延请先生往诊，但见病妇身罩渔网，僵卧于床，身震，床架为之动，面青，痰鸣如锯，病情危急。先生嘱速以蛇胆南星末每小时一支，连连喂服一天，居然痫止而愈。

父辈一巨贾，避难吉安市，发生左鼻衄血不止，日七八次，每次约一小酒杯，已六日。遍请当地中西医无效，后驰电樟树促先生赴吉，先生至，见病人额头敷用以井水冷透的毛巾，不一会，毛巾即热气蒸腾，不断更换。面红目赤，急躁易怒，脉弦数有力。认为属肝火上冲，肝气从左升致左鼻衄，用龙胆泻肝汤，一剂血止，四剂而愈。

一小儿患麻疹，疹甫现即隐，喘息鼻扇，喉间痰鸣如锯，微热无汗，指纹青紫。病家曾请某儿科名医诊视，不肯开处方。再延先生，遂处以麻杏甘石汤加升麻、葛根。病家执方就该名医询之，他认为此时用麻黄太过冒险，病家惴惴，然无奈，用药两剂，居然麻透喘平。名医赞曰：有胆有识，后生可畏。

樟树一商铺少东患肠伤寒，久热不退，一日忽然蜷卧不语，久不清醒。先生认为当补中益气，而众医皆以"湿温无补法"反对，先生力排众议，病家信之。患者服药后沉沉入睡，呼之不应，家人惶恐，但先生笃定。良久，患者醒来，知饥索食，食糜粥一碗后觉精神顿爽，自云"我的病好了"。

在先生21岁至32岁这十余年里，先生将学得的医学理论运用于临床实践，由一个初出茅庐的医学生成长为一名成熟、名重一方的中医师，达到了他医学事业的第一个高峰。

1951年，先生在南昌市带头放弃收入颇丰的私人开业行医而进入政府机关从事中医行政管理工作，每月只领取280分供给金，几年下来积蓄便全垫空了，师母不得不外出谋求工作。先生诗云"弃医从政宏余愿，岂虑家贫儿女多"，正是当时的写照。作为省卫生厅中医科负责人，他团结同仁，在省内外广交朋友，社会活动频繁，被聘为中共卫生部全国卫生科学研究委员会中医专门委员会专门委员，中南军政委员会卫生部中医委员会副主任委员等职。工作过程中深感要发展中医事业还得从中医教育入手，从根本上抓起，因而在1955年进入江西省中医进修学校（1959年改为江西中医学院）担任教导副主任，主管教学工作，同时讲授《伤寒论》和《温病学》（曾编著《伤寒讲义》和《温病讲义》内部出版试用）。从事系统的理论教育达10年，其间发现伤寒学说与温病学说是一脉相承的，前者是后者的基础，而后者是前者的发展，它们在历史上被分为两个对立的学派，形同水火，互不相容，其实分之各有缺陷，合之则成完璧。先生的寒温统一学术思想，其为发轫。1957年刊登于《江西中医药》月刊的《寒温纵横论》阐发了此论点。

先生在繁忙的中医行政与教学工作中，在做好份内工作的同时，把业余时间与精力全部投入学术研究，不断有学术论文问世，从 1950 年至 1964 年的 15 年间，计发表学术论文 67 篇，是先生医学事业的第二个高峰。

"文革"期间，先生被定为"反动学术权威"，直到 1973 年，历尽磨难，无限凄凉。他被监督从事劳改式的农业劳动于桃花农场，每月仅给 20 元生活费，除两个女儿大学毕业已有工作外，四个儿子或大学尚未毕业，或尚在中学、小学，一家 8 口一人一处，天各一方。其孤凄困苦无以复加。"桃花村不见桃花，叶落枝残风雨斜，堪叹斯文遭厄运，弃医罢教学桑麻。"这首诗正是当年先生生活境况的写照。但先生像无数坚贞不屈的知识分子一样，坚信自己对党和人民是忠诚的，厄运只是暂时的，对自己的专业仍怀有深情，故在诗中谈到"学殖荒芜志未休"。1971 年终于"重新检点读医书"，一如杜甫"漫卷诗书喜欲狂"。

1972 年，学院党委为贯彻中央"教育要革命""教材要改革"的指示，令先生写出新学科新教材。先生久怀寒温统一素志，建立热病学科体系，编写寒温统一的《热病学》教材正合心愿。于是他厚积薄发，日夜不息，让 72 届工农兵学员及时用上了新教材。这也是全国第一部热病学教材。粉碎"四人帮"后，国内大环境日益好转，先生的学术研究热情在久郁之后喷薄而发，著作与论文不断问世。他的寒温统一学术观点得以广泛传播，声望日隆。四度受邀赴北京中医研究院研究生班讲学，先后受邀赴贵阳、昆明、重庆、陕西、湖北、山东、山西、沈阳、大连、安徽、湖南等中医学院或中医药研究院作专题讲座学术报告，或讲课，或任研究生毕业论文答辩委员会委员，学术活动十分繁忙。

从 1973 年至 1988 年，先生以寒温统一学术思想为中心，在理论研究与教学中探幽索隐，深入发掘，继往开来，形成并完善了自己的学术理论体系，又在理论与实践的两个层面上来往反复，相互联系，相互促进，螺旋式上升。由于寒温统一理论反映了热病的本质与客观规律，因而历史上的种种迷雾豁然廓清，尘埃落定。如伤寒厥阴病千古疑案，东垣阴火说等即是。先生在此阶段的临床与理论水平已炉火纯青，达到了事业的第三个高峰。出版专著三部，即《伤寒知要》《寒温统一论》与《热病学》，发表学术论文70余篇，著作等身，奠定了全国一流的学术地位。

当一个人掌握了真理，成为一个清醒的实践者的时候，理论就闪现出巨大的魅力。在一般人心目中解决危急重症似乎还是西医擅长，先生运用自己独特的学术思想，在危急重症领域大展异彩。

江西省一位领导与老战友欢聚畅饮，以致于酒精中毒昏迷不醒，在高干病房抢救达17小时无效，其人面色潮红，痰声如锯，命在旦夕。情急之下，其家人夜半请来先生会诊，当时全省中西名医环伺，该院院长一见先生，即趋前问曰："中医有无醒脑之剂？"先生对曰："有，安宫牛黄丸即是。""然则何以下咽？""鼻饲可也。"对方面有难色："深度昏迷，插管不易成功，弄不好，一插就没命了。要有静脉用的药就好。"一语提醒先生："醒脑静针是安宫牛黄丸的新剂型，正好用。"有人提出质疑："酒精中毒，中枢麻痹，忌用镇静剂。安宫牛黄丸是清热镇惊药，是否危险？"先生答曰："此药虽属凉性，却有冰、麝等香窜开窍之品，并非镇静剂可比，用之毋疑。"在先生的坚持下，得以用药。一针注入，须臾未见动静，众人颇有疑虑，先生当机立断，大胆下了加大剂量、2支1次静脉注射的医嘱，执行未几，患者醒转，皆大欢喜。

又一次江西省委某领导患低血压休克，多次出现神识昏迷，用升压药抢救多时无法撤药，血压反复下降。当时江西中医学院一领导参加抢救，见状请来先生会诊。见患者六脉细弱左寸尺沉微，心肾阳虚欲脱。先生曰："此证非参附、生脉不可。"院领导疑之，曰："用附子吗？""当然要用。""他患青光眼，用之恐于目有害。"先生坚持说："有是证，用是药，现在当以留人治病为先。"药下，血压即得以上升，稳定，血管活性药得以撤下，未影响目疾。

先生常谓，对待病人，无论是高级干部还是普通百姓，都要一视同仁，唯其如此，才能临危不惧，正常发挥，关键时刻，肩膀才硬得起来。相对而言，为普通百姓下药，情况就单纯得多，只须面对学术异议。如一次江西医学院二附院血液科主任邀先生会诊一急性淋巴性白血病化疗过程合并大叶性肺炎的青年男性患者，当时病人高热不退，白细胞仅 $0.6 \times 10^9/L$，幼淋 0.42。经用多种抗生素和清肺消炎中西药治疗无效，体温持续在 40℃ 上下。先生见其虽高热而多汗肢冷，面白如纸，唇舌淡白，神疲肢倦，卧床不起，少气懒言，声低息微，气若游丝，脉虚无伦，伴咳嗽胸痛，咯铁锈色痰，恶心厌食。显属气虚发热，提出用甘温除热法，用大剂补中益气汤。该院中医大惊道："病人高烧咯血，凉之犹恐不及，此大剂温补岂不火上浇油？绝不可服！"先生说："元气将脱，再事攻邪，命将不保，不可拘于'肺炎宜凉'之说。"坚持原方不变。病家考虑前医用清热消炎药已多时，寸效皆无，病人奄奄一息，遂斗胆按方进药，连服 4 剂，体温降至 38℃，精神稍有好转，无任何不良反应。院方仍恐温补难投，停药一日，体温又升至 38.7℃，延先生复诊。先生守原方加重柴胡 15 克更加青蒿 15 克，再进 3 剂，体温降至 38℃以下，神增，可起坐良久，声音渐扬，食欲渐开，此后稳步好转，服至 20 剂，诸症消失，胸片复查肺炎痊愈，血象复查白细胞上升至 3.9×10^9/L，幼淋 0.01，白血病缓解出院。

甘温除热法，对白血病合并肺炎可用，对败血症同样有用。那是 1985 年 3 月间的事，江西省政协秘书长之妻患败血症、中毒性心肌炎、糖尿病、左上慢性纤维空洞型肺结核、右侧渗出性胸膜炎等住院治疗，经抗炎、抗痨、降糖等治疗两日，诸症加重，血培养报告生长"产气杆菌"。据药敏试验结果改用敏感抗生素仍未得改善。继而血培养发现霉菌。又改用先锋泌素，病情日见沉重，医院下病危通知，家中已准备后事。当此之时，请来先生会诊。但见患者高热时起，伴寒战、全身酸痛，头昏，神疲肢倦，少气懒言，声低息短，不饥不食，胃脘痞硬，按之微痛，口干不欲饮，时时恶心，大便溏薄，舌淡红少苔而前部稍见干红，脉虽滑数而重按无力。询知平素即胃虚弱，食少便溏，胃脘不适，诊断属气虚发热、阴火上冲之证。虽同见中焦气滞（脘痞）和阴亏（口干舌干红）之象，但属次证，当前气虚欲脱为主，权衡之下，毅然以大剂补中益气汤加减留人治病。方中主药黄芪 60 克，党参 30 克，另用白人参、洋参各 10 克，每日煎汤代茶，结合少量宽中下气芳香醒脾之品，3 剂即显效，体温降至 37.7℃以下，6 剂后体温正常，诸症大减。后转为以脾虚宿疾为主，原方调理 1 周而愈。

以上两个急性感染性疾病均属热病范畴，看似大热之象，实属气虚欲脱之证，虽是外感病，实与体素虚弱，由内伤病控制其病情发展过程有不可分割的关系。

先生常说："面对西医所确诊的任何病种，都必须在中医理论指导下，严格遵守辨证施治的原则，立法处方，才能提高疗效。"对一般认为的"炎证是热证，必用清热消炎药"的论调不以为然。面对此类异议，常能成竹在胸，力排众议，独力担当，救人性命。尤其对阳气虚弱导致的阴火证，独具慧眼。这也是先生晚年著成的寒温内外统一的《热病学》一书的特色之一。学术上的成就往往与其长期的临床所得密不可分。先生在著成《热病学》后，有诗以志之："深入长沙久探幽，寒温一脉本同流；内伤外感终须合，热病书成素愿酬。"

先生在 1983 年至 1988 年任江西省中医药研究所所长期间，以突破寒温统一的热病理论为主攻方向，成立了全国第一个热病研究室，首先指导助手与学生们对卅年有关热病文献进行了全面系统的整理，发现几乎所有的急性传染病与急性感染性疾病都是阴证、阳证俱备，寒、热、虚、实互见的。这一发现不仅完全符合先生认为热病是伤寒病与温病的总称，是外感病、内伤病互见的统一体的学术思想。而且从根本上端正了一般认为"炎症都是热证"，见急性传染病或急性感染性疾病只知清热的肤浅论调与医疗行为。

既为了以实践印证寒温内外统一热病理论的正确性，也为了推动中医急症工作的发展，先生于 1984 年至 1990 年，领导一个热病研究小组进行了对流行性出血热（EHF）病的临床研究。

EHF 为急性传染病，发病率高，危重并发症多，遍涉高热、休克、急性肾衰、成人呼吸窘迫综合征、弥漫性血管内凝血等，西医同道有"能正确处理 EHF 的医生定是一个高明的内科医生"之说。中医涉足这一领域，发现本病虽以温病湿热证为主，但也有燥热证，偶有寒湿证，甚至还出现伤寒直中少阴转入厥阴的阴盛格阳、戴阳证，伤寒蓄水、蓄血、结胸等则更为常见。治疗上虽以温病诸家治湿热诸法为主，但必须结合《伤寒论》中治蓄水、蓄血、大结胸、寒实结胸和回阳救逆诸法，始克有济。而患者体质与伏邪、宿疾的存在，又常常左右病程的进展与危重并发症的发生。如忽视这些因素、不注意内伤病的存在，往往难以控制病情。这方面的教训，研究组成员体会最深。也就是说，按照预定的实施方案只对无明显内伤情况的病者有效，面对有诸如中寒性脾胃病、肺寒性支气管炎、心肾阳虚者等内伤疾患的病人，固定方案就少效甚至无效，必须同时兼顾其宿疾，始克有济。

通过7年余的临床实践，总结了四百余病例，陆续写出十余篇学术论文，先后培养了三届热病硕士研究生，不仅印证了寒温内外统一热病理论的正确性，而且对EHF这一病种，从中医病因病机到诊断治疗预防康复等，全方位提出了从理论到临床的完整认识和有效方案。可以设想，如若全国的有志之士都能这样对某一个急性传染病或急性感染性疾病持之以恒地进行深入系统的临床研究，拿出带普遍指导意义的理论和有效治疗方案，一部划时代的《现代中医热病学》摆在临床医师案头就不会是遥远的憧憬，中医急症水平就将向前大大跨进，也将带动我国整体医疗水平的提高。

先生为中医热病学科作出的贡献，受到了广泛的推崇与高度的赞扬。其《寒温统一论》一书被评为"神农杯"优秀奖；《中国名老中医药专家学术经验集第一集》曾以《倡导寒温统一的万友生》为题，全面深入地介绍了他的学术经验；他领衔的国家科委"七五"攻关课题（"应用寒温统一热病理论指导治疗急症（高热、厥脱）的临床研究"）成果获江西省科技进步二等奖，国家中医药管理局科技进步三等奖。

　　作为先生的长女，我自幼受其文化素养的熏陶，爱好文学，长而研习文科，迄今40余年。此次由先生点名为《中国百年百名中医临床家丛书·万友生》撰写"医家小传"，责无旁贷，也是对父亲的一份永久的纪念，故乐为之。

梅清　敬撰于

2000年春节

专病论治

内（妇儿）科

外感病证

编者按：中医所谓外感病包括西医所谓传染与非传染的感染性疾病。在这类病案中，主要叙述在寒温内外统一的学术思想指导下，灵活运用伤寒六经和温病三焦、卫气营血的理法方药进行辨证论治的经验。

感　冒

例1：李某，男，25岁。1989年3月3日初诊：伤寒一日，恶寒重，发热39.5℃，无汗，头项痛，身痛，鼻塞流涕，咳嗽，口渴水入即吐，已呕吐6次，面色苍白，精神不振，苔薄白润，脉浮紧。按太阳表寒实证处理。投以麻黄汤冲剂，每次 2 包，日 3 次。药后 2.5 小时见汗，3.5 小时体温降至 37.8℃。3 月 4 日二诊：体温 38.1℃，诸症减轻，守方再进。3 月 5 日三诊：体温 37℃，诸症消失。

例 2：刘某，5 个月。1993 年 3 月 4 日初诊：感寒咳喘痰鸣已 5 天，咳甚时则呕痰吐乳，鼻流清涕，打喷嚏，眼泪汪汪，纳减，大便溏软色黄，苔薄白润，指纹青。按太阳表寒闭肺处理，投以麻黄汤加减：炙麻黄 10 克，杏仁 10 克，甘草 10 克，桔梗 10 克，法半夏 10 克，陈皮 10 克，云茯苓 10 克，前胡 10 克，白前 10 克。2 剂。3 月 7 日复诊：服上方 3 剂后，咳喘痰鸣基本解除，未再吐乳，纳增，大便成条，守上方减半量再进 2 剂而痊愈。

例 3：程某，女，28 岁。产后感冒风寒，头痛，发热恶风寒无汗，嗳腐吞酸，干呕，不思食，苔薄白，脉浮数而虚弱。按太阳表寒虚证处理，投以桂枝汤全方（桂枝 10 克，白芍 10 克，甘草 10 克，生姜 5 片，红枣 5 枚），连服 2 剂即愈。

例 4：王某，女，45 岁。1991 年 7 月 23 日下午初诊：形寒易感，时自汗出，畏风怕冷已 10 多年，脉虚弱甚。投以大剂玉屏风散合生脉散加味：生黄芪 100 克，防风 15 克，白术 30 克，党参 50 克，麦冬 15 克，五味子 15 克，生龙骨 50 克，生牡蛎 50 克，乌梅肉 30 克，浮小麦 30 克，凤凰衣 30 克。连服 20 剂，自汗渐减少，但仍畏风怕冷。复诊仍守上方加重生黄芪为 120 克，减去五味子、乌梅肉、浮小麦、凤凰衣、生龙骨、生牡蛎，再进 15 剂，自汗停止，即使跑步半小时以上亦仅身有微汗而已，不再畏风怕冷，脉力明显增强，已一个多月未再感冒。最后嘱长服玉屏风散以巩固疗效。

例5：廖某，女，59岁。

一诊：1991年8月1日上午。

平素容易感冒，感即难以脱体，常常低热不退。上月6日又感冒发热，经治至15日退热后，仍低热昼作夜止，汗出齐胸，微恶风寒，鼻塞，头昏痛（患偏头痛已4年），眼花，神疲乏力，如用力则手足发抖，夜卧如失盖即受冷而痰多鼻塞甚，纳少乏味，纳后脘胀，口干渴喜冷饮，舌红中心有裂痕，脉浮虚而数，投以补中益气汤合玉屏风散加味：黄芪50克，当归10克，党参30克，白术15克，防风15克，生甘草10克，升麻10克，柴胡15克，陈皮15克，葛根30克，川芎10克，白芷15克，山楂30克，六曲10克，麦芽30克，鸡内金15克。

二诊：8月10日。

连服上方9剂，昨日体温仅下午为37.2℃，余时均未超过37℃。用力已不手足发抖，口已不干，虽仍纳少乏味，但纳后不觉脘胀，夜卧仍鼻塞，昨日喷嚏多。守上方再进7剂。

三诊：8月17日。

早晚体温不超过36.9℃，下午37～37.1℃，手足心热，仍有头昏痛、鼻塞，但喷嚏已止，守上方去山楂、六曲、麦芽、鸡内金，加生晒参15克，麦冬15克，五味子10克，再进10剂。

四诊：8月28日。

午后低热（37.3℃）间作，寐差，头昏痛乏力，手足心热，仍舌红中心有裂痕，但胃纳增加。守上方加减：黄芪30克，党参30克，白术10克，炙甘草10克，升麻10克，银柴胡15克，青蒿15克，生鳖甲30克，地骨皮15克，葛根 30 克，种洋参 10 克，麦冬 10 克，五味子 10 克，酸枣仁 30 克，川芎 10 克，知母 10 克，茯苓 30 克。

五诊：10 月 19 日。

再进上方 6 剂，低热解除，精神、饮食、睡眠、二便正常。仍守上方加减以善其后。

我们热病研究课题组（协编者按：先生在任江西省中医药研究所所长期间，专门设置了热病研究室，从事研究工作，并亲自担任热病研究课题组负责人）在防治感冒时，有鉴于当前存在着重热（风热感冒）轻寒（风寒感冒）的偏向，医院里和市场上充斥着风热感冒的辛凉解表中成药，而对风寒感冒所需的辛温解表的中成药几乎缺如，因而往往造成寒者凉之的不良后果。为此，我们在常用辛温解表主剂麻黄汤治风寒感冒得效的经验基础上，为了便利科研，特制成"麻黄汤冲剂"，用以治疗"流感"和"上感"的表寒实证，经临床试用和交叉验证有良好疗效。这里仅举例 1 可见一斑。

例 3 头痛发热恶风寒无汗有似太阳表寒实证，但从其病起于产后和脉呈虚弱来看，实属太阳表寒虚证，故服桂枝汤全方 2 剂即愈。又从其兼见嗳腐吞酸干呕不思食来看，可见不仅表有风寒，而且里有食滞。由于桂枝汤既能扶助卫阳以发散风寒，又能健运中气以消化食滞，故不需加入消食药，就能达到表解里和的目的。由此可见，风寒感冒只要具有寒热脉浮而虚弱，就可确定其为太阳表寒虚证，即使不具有自汗出，而反无汗的，也可用桂枝汤取效。因为表寒虚证有邪多虚少和虚多邪少之别。邪多虚少的，治宜祛邪为主兼补正，这就应该采用攻中兼补的桂枝汤；虚多邪少的，治宜补正为主兼祛邪，这就应该采用补中兼攻的玉屏风散等方。

急性扁桃体炎

例1：周某，男，30岁。1991年9月14日初诊：患急性扁桃体炎，咽喉肿痛作梗，痰多欲呕，恶风发热（39℃以上），汗少，口干渴喜冷饮，头痛，周身关节酸痛，舌苔白黄而腻，脉濡数。投以普济消毒饮加减：升麻15克，葛根30克，赤芍15克，生甘草10克，防风15克，荆芥10克，银花15克，连翘15克，薄荷10克，桔梗15克，牛蒡子15克，玄参15克，板蓝根15克，柴胡15克，僵蚕15克，浙贝母15克。3剂。9月24日复诊：服上方3剂见效，因自加服3剂，现已热退，咽喉肿痛消失，余症悉除。但觉精神疲倦，大便硬结，2日1行，舌根部苔微黄腻，守上方加减：银花15克，连翘15克，桔梗10克，生甘草10克，芦根50克，白茅根50克，生苡仁50克，冬瓜仁30克，玄参15克，生地15克，麦冬15克，西洋参10克，党参30克，黄芪30克。再进5剂而痊愈。

例2：胡某，女，12岁。1992年7月13日初诊：患慢性扁桃体炎急性发作。自1岁起，约每月发热1次，伴咽喉肿痛，非住院输液、消炎不愈。此次复发1周，因青霉素过敏而改用先锋霉素，发热虽退而仍身热，见咽喉扁桃体肿大，有脓点2个。伴喷嚏、咳嗽，胃中热，喜冷饮，大便干结，纳差乏味，四末不温，舌苔白厚，脉象浮数。形瘦面白，容易感冒，不耐劳累，时有胸闷心慌。投以普济消毒饮合玉屏风散加减：升麻6克，桔梗15克，生甘草6克，薄荷6克，牛蒡子10克，僵蚕10克，玄参10克，麦冬10克，葛根10克，赤芍10克，射干10克，山豆根10

克，生大黄5克，黄芪15克，防风10克，白术10克。3剂。7月17日二诊：服上方后即热退身凉，咽喉肿痛及脓点消失，胃中不热，但仍喜冷饮不欲食，大便已不干，仍难下，已无胸闷心慌，苔仍白厚，脉弱。改投升麻葛根汤合玉屏风散和异功散加味：升麻10克，葛根15克，赤芍10克，生甘草10克，黄芪30克，防风15克，白术15克，党参30克，云苓15克，陈皮10克，山楂15克，麦芽15克，鸡内金10克，生大黄5克。5剂。7月22日三诊：胃纳已开，大便畅通，但仍不饥，喜冷饮，昨夜咽喉稍觉作梗，守二诊方再进7剂。7月29日四诊：近日泄泻2次，因自去大黄后，大便2日未解，仍不饥，不欲饮食，但咽喉无不适，守二诊方去大黄再进7剂。8月14日五诊：知饥纳增，大便通畅，渴喜冷饮，已1月未再发热，守四诊方再进7剂。9月9日六诊：上周六又感冒，但轻轻地度过，未再高烧咽喉肿痛。现一切正常，嘱长服玉屏风散以巩固疗效。

普济消毒饮方对风热毒邪上攻所致的急性扁桃体炎等病有显著疗效。例1即其明证。但如转成慢性，由于气虚（肺、脾，尤其是脾）易感，感即复发的，则非益气托里以提高免疫功能不能根治，例2即其明证。本例从1岁起，患急性扁桃体炎转成慢性，由于气虚易感，感即复发，反复发作达11年，当其急性发作时，只知消炎以治其标，不知益气以治其本，所以无法根治。因此，本例初诊时，即用普济消毒饮加减方为主以消炎治其标，并辅佐玉屏风散以益气治其本，连服3剂即炎消症除。二诊即改用升麻葛根汤合玉屏风散和异功散加味，以益气为主兼消炎，并坚持服用1个多月，才制止了复发之势。

急性支气管炎

例1：马某，男，40岁。

一诊：1991年3月7日。

多年来经常感冒，常自服感冒成药，药后寒热退而咳不除，又嗜烟、酒，遂成久咳，常感一身紧束发胀，颈项强硬，转动不灵。近又感冒，恶寒发热，咳嗽胸闷，因饮酒、吃鸡而加剧。现发热未退，咳黏稠白痰带血，喉中痰鸣而艰涩难出，喉痒特甚（连上胸亦痒），头痛，全身酸胀，恶心，嘈杂，口不干，面红目赤（自云一贯如此），舌胖大，苔薄白，质暗红，脉浮数。投以麻杏甘石汤加味：炙麻黄10克，杏仁15克，生石膏30克，生甘草30克，白茅根50克，桔梗15克，川贝母15克，紫菀15克，冬花15克，冰糖60克。

二诊：3月11日。

服上方4剂，一身觉轻松，咳白泡痰不黏易出，喉间已无痰鸣，胸闷恶心消失，背寒，舌苔白黄厚腻。守上方加桑白皮、地骨皮各30克，再进3剂。

三诊：3月14日。

咳吐白泡痰减少，背寒减轻，喉仍痒甚，舌淡红胖，苔微黄腻。守上方加防风30克，再进10剂。

四诊：3月25日。

咳嗽喉痒大减，自觉颈项柔和（过去一直强硬不灵），舌红苔薄白腻滑。守上方再进10剂以巩固疗效。

例2：吴某，男，21岁。

1992年1月13日初诊：1月前感冒遗留咳嗽，至今未已。现晚饭后咳甚气逼（上楼气喘），伴呕吐，饮冷水后咳更甚，痰少黏稠难出，胸痛，晨起咳血少许，鼻中偶有血块，咽干喜热饮，舌红有深裂痕，苔白，脉细。投以麻杏甘石汤加味：炙麻黄10克，杏仁10克，生甘草15克，生石膏30克，芦根30克，茅根30克，桃仁10克，冬瓜仁30克，橘络10克，丝瓜络10克，生苡仁30克，桔梗15克，冰糖60克。1月16日复诊：服上方3剂，咳嗽大减，胸痛消失，出血亦止，惟胸咽热痒，痰少而黏，胃脘微痛，守上方加广木香、青木香各15克，再进而愈。

例3：高某，女，36岁。

1993年2月2日初诊：感冒半月，剧咳4天，现仍恶寒，背部酸痛，咳引胸痛，胸闷气逼，喘不得卧，咳嗽夜甚，痰白稠黏不易出，喉痒，口干苦，喜热饮，小便不利，舌红苔薄白，脉缓。投以麻黄汤加味：麻黄15克，桂枝15克，杏仁15克，甘草15克，葛根50克，桔梗15克，枳壳15克，橘络10克，丝瓜络10克，冰糖60克。2月9日复诊：服上方后，咳嗽基本停止，痰亦减少，胸部闷痛气逼解除，小便畅利。现感神疲乏力，头昏眼花，胃中灼热（但喜热饮），咽干痒痛。守上方加减以善其后。

以上3例"急支"案，前2案是因风热袭肺所致，故用辛凉的麻杏甘石汤为主以宣肺清热获效；后1案是因风寒袭肺所致，故用辛温的麻黄汤方为主以宣肺散寒获效。

急性肺炎

例1：万姓男孩，1943年秋天，患急性肺炎，发热无汗，咳嗽气喘，痰声如锯，喉间满布白点白块，四肢面目浮肿，小便短少，舌苔白黄，指纹紫红。投以麻杏甘石汤：炙麻黄3克，苦杏仁10克，生甘草10克，生石膏15克，1

剂而痰喘平，再剂而身热退，咳止，喉间白点白块消失。惟面目浮肿未消，继予清肺利水法竟功。

例2：周姓男孩，1943年冬天，患麻疹合并肺炎，麻疹出而复隐，微热无汗，喘息鼻扇，喉间痰鸣如锯，指纹青紫。急投麻杏甘石汤加升麻、葛根：炙麻黄3克，苦杏仁10克，生甘草5克，生石膏15克，升麻3克，葛根10克，连服2剂，麻透喘平，调理而愈。

例3：桂姓男孩，患急性肺炎，1949年2月6日初诊，发热八九日，四末时冷，闷咳气促，清窍干燥，口渴不欲饮，时作呕恶，唇焦，烦躁，大便不通，舌苔黄，指纹沉紫。投以麻杏甘石汤加味：炙麻黄3克，苦杏仁10克，生甘草10克，生石膏15克，芦根15克，浙贝母10克，前胡10克，莱菔子5克，旋覆花5克，白通草3克，灯心草3克。1剂。2月7日二诊：闷咳松，呕恶止，夜寐安，唯身热未减，大便未通，守原方加牛蒡子5克，再进1剂。2月8日三诊：大便仍未解，守原方加生大黄5克（另浸汁冲），元明粉5克（冲化），合调胃承气汤于麻杏甘石汤中，再进1剂。2月9日四诊：已大便三次，先硬后溏，唯量不多，诸症大减，守原方去浙贝母、前胡、莱菔子、旋覆花、牛蒡子、白通草、灯心草，加白茅根15克，再进1剂。2月10日五诊：身热渐退，咳嗽渐止，口渴渐除，夜寐甚安，食欲渐开。最后用麻杏甘石汤加芦根、茅根：麻黄2克，苦杏仁5克，生甘草5克，生石膏10克，芦根15克，白茅根15克，继服数剂而痊愈。

例4：杨姓孩，患急性支气管肺炎已20多日，1976年3月4日初诊：身热午后较甚，咳嗽气促胸痛，喉间痰鸣，痰多色白，听诊肺部有明显湿啰音，腹痛，大便干结，不思食。因在县城服用中西药无效，特来南昌就诊，急投甘草15克，桔梗10克，杏仁10克，前胡10克，枳壳10克，橘络5克，丝瓜络5克，紫菀10克，冬花10克，山楂15克，六曲10克，谷麦芽各15克，蛇胆陈皮末2支（冲）。3月11日复诊：服上方5剂，身热渐退，咳嗽大减，喉间痰鸣渐除，听诊肺部湿啰音明显减退，同时胃纳好转，大便通畅，但早上咳痰仍较多，守上方去山楂、六曲、谷麦芽，加百部、白前、瓜蒌皮及仁各10克，马兜铃5克，再进5剂而痊愈。

例5：黄姓孩，患急性肺炎，1946年12月3日晚初诊：患儿体系肥壮，近日无热而喘，喉间痰鸣，面唇色青，目时上视，不哭，不吮乳，指纹青紫。急投三子二陈汤加减：白芥子1.5克，紫苏子3克，莱菔子5克，法半夏3克，橘红3克，制南星3克，前胡10克，旋覆花5克，青礞石5克，菖蒲3克，远志3克。水煎分3次服。12月4日二诊：痰喘渐平，目不上视，守上方减青礞石为3克，加白前、薤白各5克，水煎分三次服。12月5日三诊：得大便量甚多，呈痰沫状，喘息基本平定，吮乳恢复正常，目光有神，哭声洪亮。守上方出入：白芥子1.5克，紫苏子3克，莱菔子5克，法半夏3克，前胡10克，旋覆花5克，连服数剂而愈。

急性肺炎虽多呈现阳邪壅肺之证而治宜清开之法，但也间有呈现阴邪壅肺之证而治宜温开之法的，且以后者更为危重，必须高度警惕。现就上述8案分析之：

前5案都属阳邪壅肺之证，多用清宣法的麻杏甘石汤为主方。本方《伤寒论》用以治疗太阳邪热迫肺的汗出而喘，无大热者，取其清解肺热，宣利肺气之功。但其中例4，虽亦阳邪壅肺之证，并未采用麻杏甘石汤方，而是以其他宣清肺气、涤降痰热药，如桔梗、杏仁、甘草、枳壳、前胡、天竺黄、橘络、丝瓜络、贝母、枇杷叶（抗战时，漆姓女，患急性肺炎，壮热喘咳痰血，嘱用鲜枇杷叶煎取浓汁，调服川尖贝母末，每服10克，每隔1小时1次，当日即痰血全止，喘咳大减，调理数日而愈），桑白皮、生苡仁、冬瓜仁、紫菀、冬花、蛇胆陈皮末等获效。

后1案（例5）属阴邪壅肺之证。由于阴邪壅肺，内闭心神，风痰上涌，故呈现无热而喘，喉间痰鸣，面唇色青，目睛上视，不哭，不吮乳，指纹青紫等症。由于患儿素体肥壮，是属实证，而非虚证。故用三子二陈汤加菖蒲、远志、南星、前胡、旋覆花等温开心肺之闭，去风痰而降逆气，获得速效。本证如属表寒闭肺的，宜用麻黄汤等温开法以宣肺气；如属寒饮袭肺的，宜用小青龙汤等温开法以化寒饮。若太阴肺为阴邪所壅而少阴心阳受伤（或素虚）的，则宜用麻黄细辛附子汤或麻黄附子甘草汤等以温开肺气，振奋心阳；如其少阴心阳虚甚的，则应急投四逆汤等峻温回阳，才有可能转危为安。

急性脑炎

例1：王某，女，2岁。病起于发热，眼多眵，鼻多涕。1月1日身现疹点，下达臀部，至2日下午昏迷不语，入暮高热，抽搐频作，持续到3日上午，病势有增无减，急住入县医院，诊断为麻疹合并肺炎和脑炎，经用中西药1周，麻疹出至下肢两膝，但头面和上肢以及两膝以下不见疹，依然高热昏迷抽搐。乃于11日转来省某医院。检查：神志欠清，摇头伸舌，瞳孔反射迟钝，咽红，口腔满布白色乳状斑块，颈软，左膝反射消失，右下肢肌张力增高，全身不停抖动，胸腹、下肢密集小水泡，心音稍钝，两肺背部水泡音清晰，体温 38.6℃。诊断：①麻后肺炎。②麻后脑炎。③鹅口疮。经治 5 天，虽身热见减，饮食稍增，但抽搐依然未止。投以紫雪散合止痉散加味：蜈蚣 10 条，全蝎 15 克，僵蚕 30 克，地龙 30 克。共研细末。每用 3 克，与紫雪散 1 克和匀，温开水调下，每隔 6 小时调服 1 次。17 日上午开始服上方（第 1 天加羚羊角粉 0.1 克，分 4 次和入上方药末中服），18 日抽搐见减，神志减清；19 日抽搐停止，微自汗出，咳嗽日轻夜重；21、22、23 日未再发生抽搐，神志日清，精神日旺，饮食日增，二便正常，近日欲言难出，但看舌和指纹时会哭出声，有时稍见眼斜视或上翻和手足妄动，左半身似有不遂感，肢软无力，舌苔黄。24 日再投汤方：丹参、菖蒲、远志、郁金、桃仁各 10 克，红花 5 克，芦根 15 克，桔梗、甘草、杏仁、前胡、生苡仁、冬瓜仁各 10 克。连服 3 剂，语言渐清，声音渐大，手足渐见有力，在稍加扶持的情况下可勉强步行，并能独立半分钟左右。26 日服完散方后，脑炎症状全除，但透视肺仍有炎症，乃改投清肺气以化痰热之方善后调理，至 2 月 11 日出院回县。不久，我因赴该县给赤脚医生班上课，访知患儿病早痊愈，康复如常。

本例麻疹初起，郁而不透，在一两日间，即陷入了高热、昏迷、抽风的险境，可见麻毒太重，虽亦首先犯肺，但即逆传心包，并引动肝风。这和西医诊断为麻疹合并肺炎和脑炎是一致的。由于目前西医对病毒性疾患治法不多，未能控制病情发展，故改用中药治疗。我根据上述麻毒入肺，逆传心包，引动肝风的病机，急投紫雪散合止痉散加僵蚕、地龙以清心开窍，平肝息风。由于药证吻合，故服3天即抽搐停止，6天即神志清明。在继续服用散方的同时，更进清心开窍，活血化瘀，宣降肺气，清化痰热汤方3剂后，口能言，足能行，最后乃专用清宣肺气以化痰热之方善后而痊愈。

例2：毛某，男，3岁。身热时高时低，神志时昏时清已多日，近日高热汗出手足冷，神昏谵语，时时叫"怕"，两手震颤，入暮烦躁，彻夜不眠，大便不通，舌红中心苔黑，指纹紫红。1975年8月24日投以川黄连5克，生栀子5克，连翘10克，竹叶10克，丹皮5克，生龙牡各15克，钩藤10克，菊花10克，僵蚕10克，地龙10克，鳖甲10克，白芍10克，甘草10克。服后烦躁稍减，夜寐稍安。25日守方加菖蒲、远志、郁金各10克，服后夜能安寐，但仍烦躁，有时发呆。26日至29日守上方先后合用温胆汤和导赤散，虽曾获得1次色黑量少的大便，但仍烦躁乱叫乱动，大便通而复闭，小便亦少。30日即投丹参15克，生龙牡各15克，菖蒲10克，郁金10克，白通草5克，钩藤15克，僵蚕10克，地龙15克。连服2剂，直至31日下午烦躁乱叫乱动始见好转，逐渐安静不吵，愿意下地玩耍，稍进稀粥，夜寐尚安，但大便仍未解，小便仍少。9月1日守上方加牛黄解毒片2片，服后上午烦躁吵闹了一阵后，又渐安静不吵，饮食增加，中午安睡2个多小时，傍晚得大便1次，先硬后软，量多色黑，夜寐甚安。2日守方再进，上午仍烦躁，下午渐安静，烦躁时神昏手足震颤，安静时神清手足很少震颤，并有说有笑地玩耍，但有时还会叫"怕"。身热已退（36.8℃），手足回温，小便转长。3日仍守方再进，烦躁渐除，神志清明，手足不震颤，即使到人多的地方去也不叫"怕"，精神、胃纳转佳，二便正常。最后守方加减调理而痊愈。

本例证属热入心包，引动肝风，神魂不宁所致。故用清心开窍（如川黄连、生栀子、连翘、竹叶、菖蒲、远志、郁金）、平肝息风（如钩藤、菊花、僵蚕、地龙、白芍、甘草）、镇定神魂（如琥珀、龙骨、牡蛎、磁石、代赭石）等药获效。但从其治疗全过程来看，可以看出在加用牛黄解毒片（内含大黄）大便获得畅通后，病情好转比较显著，如：由高热手足逆冷（热厥）转为热退手足回温，由神情躁扰逐渐转为安静，由常叫"怕"转为不叫"怕"，手足震颤逐渐消失，小便短少转长，日益食增神旺，可见里热实证而大便不通的，通便逐邪确是要着之一。

上述2例热入心包引动肝风（前者重点在肝，后者重点在心）的危重病证治验，都是采用一般清心开窍，平肝息风方药获效，并未选择"三宝"等贵重方药（所用成药紫雪散和牛黄解毒片都较便宜）。这既减轻了病家经济负担，又达到了治疗目的。

例3：黎姓男，患急性肺炎合并脑炎。1943年秋天，发热旬余不退，咳嗽气喘，神昏谵语，脉象虚数不整，势甚危殆。急投紫雪散3克（冲），黄芪10克，党参10克，生牡蛎15克，生龙骨15克，朱茯神15克，尖贝母5克（冲），竹叶10克，生甘草5克，连服2剂，咳喘见减，神清脉整，转危为安，惟身热咳喘尚未全除，继用辛凉清解法竟功。

本例不仅热壅肺气，而且心神闭塞，心气不支，故见身热咳喘，神昏谵语，脉象虚数不整等症。病情矛盾的主要方面，已由肺而及于心。故用紫雪散合参、芪、龙、杜、茯神、竹叶、尖贝、甘草，在开心窍、安心神、补心气中宣清肺气。由于抓住了病情的主要矛盾，故仅服2剂，即神清脉整而转危为安。本证在阳邪壅肺的咳喘病中最险，如果未能及时救治其心，则生命难保。阳邪壅肺的救心方法主要有二：一是清心开窍法，如安宫牛黄、紫雪、至宝等，肺热内闭心神而见神昏谵语等症的宜用；二是强心益气法，如独参汤、生脉散等，肺热内伤心气而脉虚神倦少气等症的宜用（若病由心气虚发展为心阳虚而见身寒肢厥脉沉微细等症的，则宜急投参附汤）。本例阳邪壅肺，不仅内闭心神，而且内伤心气，故既用紫雪以清心开窍，又用党参、黄芪以强心益气。如果身热咳喘神昏谵语而脉实的，是属肺热内闭心神的实证，则强心益气的参芪自当禁用（《温病条辨》安宫牛黄丸方后有"脉实者银花、薄荷汤下，脉虚者人参汤下"之注，不可忽略）。如果身热咳喘脉虚神倦少气而无神昏谵语之症，则清心开窍的牛黄、紫雪、至宝等方自不必用。

例4：黄姓男孩，患急性肺炎合并脑炎，1947年4月20日晚初诊，身热汗出而喘，神昏不语，目赤，舌绛，脉浮弦数。投以麻杏甘石汤合牛黄清心丸加味：炙麻黄3克，苦杏仁10克，生甘草10克，生石膏15克，浙贝母10克，双钩藤10克（后下），牛黄清心丸1颗分2次化服，1剂。4月21日晨二诊，昨夜睡眠安静，今早神识稍清，语言稍出，目赤稍退，喘促稍减，但身热依然，脉仍浮数，守上方出入：炙麻黄3克，苦杏仁10克，生甘草10克，生石膏15克，牛黄清心丸1颗分2次化服，尖贝母10克，莱菔子 10 克，菊花 5 克，再进 1 剂。当日中午三诊，病情继续好转，头部时自汗出，唯颈以下无汗，守上方出入：桑叶 10 克，枇杷叶 10 克，菊花 10 克，天竺黄 10 克，牛蒡子 10 克，浙贝母 10 克，旋覆花 5 克，前胡 10 克，苦杏仁 10 克，生甘草 10 克，丹参 10 克，牛黄清心丸 1 颗分 2 次化服，再进 1 剂。4 月 22 日晨四诊，身热喘促大减，咳嗽痰活易出，稍能进些米汤，但脉仍浮数，守上方出入：桑叶 10 克，枇杷叶 10 克，菊花 10 克，牛蒡子 10 克，浙贝母 10 克，全瓜蒌 15 克，甜杏仁 10 克，丹参 15 克，双钩藤 10 克，牛黄清心丸 1 颗分 2 次化服，再进 1 剂。当日下午五诊，神识渐清，喘促渐平，目赤全退，唯语言尚欠流利，守上方出入：桑叶 10 克，枇杷叶 10 克，菊花 10 克，牛蒡子 10 克，浙贝母 10 克，前胡 10 克，苦杏仁 10 克，生甘草 10 克，瓜蒌仁 10 克，丹参 10 克，牛黄清心丸 1 颗分 2 次化服，再进 1 剂。4 月 23 日上午六诊，神识全清，诸症大减，病入坦途，唯热咳尚未全已，守上方出入：炙麻黄 1.5 克，苦杏仁 10 克，生甘草 10 克，生石膏 10 克，桑叶 10 克，枇杷叶 10 克，菊花 10 克，银花 10 克，连翘 10 克，竹叶 5 克，浙贝母 10 克，前胡 10 克，天竺黄 10 克，桔梗 10 克，干白萝卜丝 15 克，再进 1 剂。当日下午七诊，热渐退清，咳嗽渐止，守上方出入：炙麻黄 1.5 克，苦杏仁 10 克，生甘草 10 克，生石膏 10 克，桔梗 10 克，浙贝母 10 克，桑白皮 10 克，地骨皮 10 克，干白萝卜丝 30 克，连服数剂而痊愈。

本例是因温邪犯肺，逆传心包所致。故呈现有身热汗出而喘、神昏不语、目赤、舌绛、脉浮弦数等症，而采用麻杏甘石汤合牛黄清心丸在清宣肺气中清心开窍获效。

急性心包炎

武某，女，56岁。

一诊：1973年5月15日。

患急性心包炎已5日，身热，自汗，面赤，胸闷气逼而痛引肩背，精神萎靡，少气懒言，声低气细，胃脘酸胀，恶心吐痰，不思食，舌苔白腻，脉微细数，心包摩擦音显著。投以瓜蒌薤白半夏汤合温胆汤以开胸豁痰，同时用独参汤以扶元固脱。

瓜蒌实（皮、仁合用，下同）30克，薤白10克，法半夏10克，陈皮10克，云茯苓15克，甘草5克，竹茹5克，枳实5克。另用红人参15克煎汤代茶频饮。

二诊：5月20日。

服上方5剂，精神好转，面红见退，胸闷气逼见松，胃脘酸胀亦减，稍思饮食，但食后胃脘不适，咽喉不利，时吐白泡沫痰，舌尖有烧灼感，尿赤，便闭，脚板常冷。近日傍晚曾阵发一次头昏、面红、自汗、气逼、心里难过，但夜寐尚安。守上方加味：丹参15克，瓜蒌实30克，薤白15克，橘络10克，丝瓜络10克，黄连5克，黄芩5克，栀子5克，连翘5克，通草5克，赤芍5克，郁金10克，竹茹10克，枳实5克，法半夏10克，陈皮10克，云苓30克，甘草5克，红参10克。

三诊：5月27日。

服上方6剂，精神更见好转，胸痛渐除，背痛未已，自汗仍多，口干，舌尖烧灼感消失，味口转好，胃中不酸。稍多食则脘胀，大便时通时闭，尿已转清。近日傍晚虽然阵发头昏、面红、自汗、气逼、心里难过，但较前减轻，发时只需喝些糖开水就能缓解（心包摩擦音消失）。守上方出入：红参10克，沙参15克，麦冬10克，五味子5克，浮小麦15克，凤凰衣10克，丹参15克，瓜蒌实30克，薤白15克，橘络10克，丝瓜络10克，郁金10克，云苓16克。

四诊：6月17日。

服上方20剂，从5月28日傍晚起到现在，未再阵发头昏、面红、自汗、气逼、心里难过，同时脚板冷渐除，精神日益好转，胸痛全除，背痛渐止，自汗渐收，胃中舒适，时时腹饥思食，咽喉已无不利之感，大便已转正常，脉力渐增（6月11日透视：心包炎症改善，心影恢复正常），病已向愈，守上方加减以善后。

在善后调理4个多月（从6月17日至10月19日）的疗程中，曾因先后3次感冒而采用标本兼顾的表里同治之法，即治标选用葛根、银花、连翘、桑叶、菊花、芦根、桔梗、杏仁、前胡、枳壳、甘草等以解外，治本仍用生脉散加丹参、瓜蒌实、薤白、橘络、丝瓜络等以安内，一般都在二三日内迅速得到缓解。最后，则以平补脾胃为主，采用参苓白术散合玉屏风散、生脉散等方，加丹参、橘络、丝瓜络、瓜蒌实、薤白等药，以巩固疗效。从此未再发生感冒，逐渐恢复了健康。随访多年，未见复发，亦未见有任何后遗症。

本例急性心包炎，由于素体气阴两虚（有长期肺结核病史），抵抗力弱，起病即呈内闭外脱的险象，一方面痰热蕴结于胸膈，脉络阻滞不通，心火时时上炎，并使肺胃气机宣降不利；另一方面热伤素虚之津气，以致心力不支，元气不固，时时欲脱。证属虚实错杂，治当攻补兼施。从5个多月（1973 年 5 月 15 日至 10 月 19 日）的全部治疗过程来看，约可分为前后两个阶段。

前阶段（1973 年 5 月 15 日至 6 月 17 日）约可分为两步：

第一步，即第一诊后的 12 天，此时由于邪气实而正气虚，一方面痰热蕴结于胸膈，脉络阻滞不通，心火时时上炎，并使肺胃气机宣降不利，呈现身热面红，胸闷气逼而痛引肩背，咽喉不利，口干，舌尖有烧灼感，恶心吐痰，胃脘酸胀而食不下，舌白腻等症，故用自制丹络蒌薤汤（方解详见"心脏病案"中）合温胆汤加黄连、黄芩、栀子、连翘、赤芍、郁金等以开胸疏通脉络，清热化痰涤饮，宣降肺胃之气；另一方面热伤素虚之津气，以致心力不支，元气不固，时时欲脱，呈现大汗时出，心里难过，精神萎靡，少气懒言，声低气细，脉微细数等症，故用独参汤大补元气或生脉散敛补津气以固脱。经过 12 天的治疗，痰热邪气明显减退，胸闷胸痛基本解除，心包摩擦音消失；但元气不固，时时欲脱之势，虽有所改善，仍不够稳定。

第二步，即第三诊后的 20 天。此时由于邪虽减退而正犹未固，故以生脉散为主，继续扶元敛补津气以固脱；同时，由于痰热减退，心火渐平，故不再用黄连、黄芩、栀子等苦寒清火药，而只用丹络蒌薤汤加味，继续开胸疏通脉络，清热化痰涤饮，宣降肺胃之气，以清除余邪。经过 20 天的治疗，元气欲脱之势完全解除，每天阵发的头昏、面红、自汗、气逼心里难过停止，同时脚板常冷亦渐除。这里值得指出的是，脚板常冷而时发面红自汗头晕心里难过，是因心肾阴阳气液两虚，阴虚阳浮，气虚不固所致，既有欲脱之势，又有戴阳（属于阴阳两虚的阴不潜阳，阳不守舍，虚阳浮越）之象。经过久服独参汤和生脉散后，心肾阴阳气液逐渐敛藏，始得转危为安，脉力转旺，精神转佳。且因胸膈痰热基本清除，心包脉络通畅，肺胃气机顺利，故胸闷胸痛全除，咽喉不利消失，胃不酸胀，大便畅行，胃纳转佳，时时腹饥思食。治疗至此，病已向愈。

后阶段（1973 年 6 月 17 日至 10 月 19 日）在善后调理过程中，由于先后发生过 3 次感冒，尤以第 1 次感冒为甚，曾经给病入坦途的患者以严重威胁。但因通过前阶段的治疗，有力地巩固了元气，基本上清除了痰热，故虽感冒高热，并曾一度胸痛复作，但都在标本兼顾的表里同治中迅速（二三天内）得到缓解而安然度过，最后以平补脾胃为主，采用参苓白术散合丹络蒌薤汤、生脉散，在培补后天之本，增进饮食，化生气血的同时，继续补养心脏气液和开胸疏通脉络，更合玉屏风散大补卫气以防止感冒。患者自服此方后，感冒未再发生，疗效获得巩固，逐渐恢复了健康。并未遗留任何后遗症。可见最后一方，在增强脾胃，防止感冒，巩固疗效，恢复健康方面，是起了重要作用的。

心包络为心之外卫，与心同主血脉。《灵枢·经脉》对手少阴心和手厥阴心包络的血脉病变，都指出有"心痛"之症。因此，无论是心包疾患的心痛或心脏疾患的心痛，只要病机相同治法就是一致的。

败血症

潘某，女，2 岁。

一诊：1964 年 4 月 25 日。

患儿出生后不久，即经常大便溏泻，至去年 8 月间，不仅泄泻益甚，而且发热不退。曾在某地区医院长期住院，诊断为败血症，久用西药治疗无效。虽然该院一老中医用安宫牛黄丸一度退了热，但不久又复发热不退。近日身热高达39.5℃而四末冷，先有汗而后无汗，腹泻日4～5次，溏粪色黄而臭甚带馊气，有时夹白冻，带泡沫，小便黄短而臊甚，渴不多饮，不思食，白天精神萎靡，入暮烦扰不宁，稍睡即醒，不愿盖被，盖被即掀去。昨在省中医院门诊，再投安宫牛黄丸而身热反加甚（体温高达40℃以上），舌苔黄而欠润，指纹紫红，投以补中益气汤方：

黄芪15克，党参15克，白术15克，炙甘草15克，陈皮5克，升麻10克，柴胡10克，当归10克。

二诊：4月26日。

药后昨日身热38.7℃，便溏增至6次而多泡沫，频频矢气，四末仍冷，守上方去当归，加重陈皮为10克，更加炮干姜5克，寓理中汤于补中益气汤中。

三诊：4月27日。

药后昨日便溏减为2次，但泡沫仍多，四末仍冷，身热续减，昨晚为38.3℃，今早为38.6℃，守上方再进。

四诊：4月28日。

药后昨日仍便溏2次，四末仍冷，身热续减，昨晚为38℃，今早为38.2℃，胃纳渐开，精神转佳，嬉笑如常，守上方加重干姜为10克。

五诊：4月29日。

药后昨日仍便溏2次，泡沫仍多，身热昨晚为38.5℃，今早为38.2℃，四末渐温，其他情况良好，守上方去干姜、陈皮，加山药、扁豆各15克。

六诊：4月30日。

药后昨日虽然大便2次，但稀粪转稠，泡沫减少，黄苔渐退，身热续降，昨晚为 38.2℃，今早为 37.5℃，守上方再进。

经过这一阶段的 6 天疗程，病情明显好转，进入坦途。这里应加说明的是：①本例久泻不止和久热不退的病机，关键在于脾胃气虚；是李杲《脾胃论》中宜用甘温除热的脾虚阴火病证。脾虚阴火证主要表现在两方面，一方面是脾脏气虚下陷的气短神疲嗜卧大便泄泻等虚寒证，另一方面是心胃阴火上冲的身热烦渴头痛面热胃中灼热脉虚大等虚热证。从本例临床表现来看，患儿出生后不久，即大便泄泻不已，甚至下白冻，四末常冷，不思食，白天精神萎靡，显属脾虚中气下陷的虚寒证；但因久泻不止，导致久热不退，烦渴，小便黄短，苔黄欠润，指纹紫红，则属心胃阴火炽盛的虚热证。②本例治法方药，始终坚持以甘温除热法的补中益气汤方为主，终使身热由 40℃ 以上逐渐下降至 37.5℃，腹泻由日行 6 次减为日行 2 次，稀粪转稠，并纳开神旺，嬉笑如常。③从本例一诊用了补中益气汤方的当归而便溏增至日行6 次，二诊方去当归加干姜而便溏减为日行 2 次来看，可见当归是不适宜于脾虚肠滑证的。也可见在脾阳虚甚时，于补中益气汤中去当归加干姜，寓理中汤于补中益气汤中，全力温补脾脏阳气是很适宜的。

以上为本例第一阶段的诊疗情况。此后由于先后 2 次感冒和出麻疹而使症情反复。

第一次感冒从 5 月 1 日开始。症见鼻流清涕，咳嗽痰多，不思食，舌苔薄白，身热复升至 39℃，便溏又增至 3次，精神不振。初用补中益气汤去当归，加防风、桂枝、前胡、杏仁、生谷麦芽，连服 6 剂，身热降至 37.9℃，鼻涕渐止，咳嗽见减而痰仍多，仍不思食，便仍稀溏。至 5 月 7 日改用补中益气汤去当归加干姜、防风，服后便溏有增无减。5月8日出现便溏5次，完谷不化，不臭，不渴。因改投附子理中汤加姜枣（熟附子10克，炮干姜10克，白术15克，党参15克，炙甘草15克，生姜10克，红枣3枚），服后便溏即减为日行1次，咳痰亦减，稍思饮食，精神转佳。但因药后晚上烦躁不安，未敢续投，而于5月9日改用黄芪、党参、炙甘草各30克，白术15克，升麻、柴胡各10克，服后虽然食增神旺，但便溏又增到日行3次。于是5月10日又投附子理中汤方并倍党参，服后当晚不但未再烦躁，反得安睡，大便溏泻减少。5月11日再服1剂，便溏减为日1次，而且稀粪转稠。5月12日守方去姜枣，加升麻、柴胡各10克。服后大便仍只日行1次而粪便更见稠。5月13日仍用补中益气汤去当归加附子、干姜各10克，服后大便日行1次，粪色淡黄而成条，精神和眠食均好。由此调治到5月21日，身热降至37.2～37.5℃，精神眠食均佳，基本恢复常态。

第二次感冒是从5月22日开始。这次感冒病情反复不大，除咳嗽，喷嚏，鼻流清涕，身热一般在38.6℃左右外，其他情况基本良好，经用补中益气汤加防风、荆芥或合桂枝汤等调治，很快就控制住了。尤其是这次感冒后的大便情况基本良好。调治到5月28日，感冒基本解除，身热降至37.9℃，其他情况良好。家属要求回家继续服药，因给予两方，嘱先后服用：第一方为补中益气汤去当归加葛根、防风（黄芪、党参、白术、炙甘草、葛根各15克，升麻、柴胡、陈皮、防风各10克），第二方为理中汤加黄芪、红枣（党参、白术、炙甘草、黄芪、红枣各15克，干姜6克）。

　　患儿回家后，据其父于 7 月 15 日来面述：自 5 月 28 日
服第一方后，病情继续好转，基本恢复常态。虽然出了麻
疹，但经过顺利，在当地医院住院治疗 10 多天就痊愈了。
出院后，继续服第二方，情况一直良好。不料 7 月 2 日又突
发高热，体温高达 40℃以上，大渴喜饮，泄泻日达 6～7 次，
所下如蛋花样，但小便畅利，精神眠食尚好。我根据其父面
述以甘温除热法为主，投以黄芪、党参、白术、生甘草、生
地各 30 克，柴胡、地骨皮各 15 克，朝白参 6 克。此方服至
7 月 23 日，身热降至 39℃，渴虽减而泻不止，但精神眠食
仍佳。守上方去党参，加朝红参 10 克，白薇 15 克。继续服
至 7 月 30 日，身热降至 38℃，腹泻渐止，其他情况均好。
嘱仍守上方再进以靖其余波。时隔 8 年，于 1972 年 9 月间
晤及由患儿家乡来的中医王某，得知患儿自服上方后，病即
痊愈，从未复发。他并目睹此儿健康成长，已上小学读书多
年了。

　　从上述三次反复的病情来看，前两次都是由于感冒而使
病情反复，第一次反复虽较严重，但第二次反复则很轻微，
这显然是因经过长期补中益气的治疗，脾胃元气逐渐充实，
抵抗力不断增强的结果。最后一次严重反复是在出麻疹后，
这是因为麻疹为小儿大病，最能耗伤气液，故在麻疹新病愈
后，旧病又严重发作。其所以能够顺利通过，也显然与长期
补脾而抵抗力增强有关。在上述三次反复中值得指出的是，
第一次反复的关键治疗，是用附子理中汤温补阳气。由于本
例大便溏甚，经用补中益气汤加减无效，且见便溏完谷不
化，不臭，也不渴，表明脾阳衰微已极。根据《伤寒论》"自
利不渴者，属太阴，以其脏有寒故也。当温之，宜服四逆
辈"的精神，大胆采用附子理中汤，治理中、四逆于一炉，

初服 1 剂，便溏即减为日行 1 次，而且纳开神旺，本应再接再厉，乘胜前进；唯因药后晚上烦躁不安，未敢再投，而仍用补中益气汤法以期稳妥，不料服后便溏又增至日行 3 次，足见参芪白术的补脾气是不能代替干姜附子的补脾阳的。因此，又下决心再投附子理中汤，并连服 4 剂，不但便溏迅速好转以至成条，而且夜能安寐，身热亦渐降至接近常温，患儿基本恢复常态。

流行性出血热

例 1：卢某，女，农民。患流行性出血热。1986 年 12 月 9 日入院。初起（12 月 2 日）恶寒发热，持续 4 天热退，但头昏痛，腰痛，一身酸痛，恶心呕吐，腹痛下利赤白，里急后重，尿频尿急尿少，昨已卧床不起。现症微寒不热（体温 36.2℃），面目四肢浮肿，唇爪色黯，口苦纳少，满腹按痛，下利赤白日十余行，大便窘迫，小便短少，四肢凉，脉沉细，舌红苔白腻。病已进入少尿期，邀请中医会诊，12 月 12 日询知患者自起病之日起，即有鼻塞，且素患哮喘，现呼吸气促，咽干痰黏难出，心下板闷，恶心呕吐，大便溏而不爽，小便不利（虽经清热利尿逐水而尿量不增），苔白，脉沉细弱。证属湿阻三焦，闭塞肺气。法当通畅三焦，宣降肺气。方用三拗汤合香砂平胃散、五苓散加减：麻黄 10 克，杏仁 10 克，桔梗 30 克，甘草 5 克，木香 10 克，砂仁 10 克，苍术 10 克，焦白术 10 克，厚朴 10 克，陈皮 30 克，茯苓 30 克，猪苓 10 克，泽泻 10 克，生姜 10 克。上方服 1 剂后，呕止，咽不干，脘腹不觉胀闷，胃纳增加，但尿仍少（日仅 400 毫升），鼻仍塞，原方生姜改为生姜皮 10 克，继进 1 剂，次日（12 月 4 日）尿量增至日 1500 毫升，鼻塞除，浮肿消，呼吸平稳，由于肺气得宜，脾气得运，膀胱气化通利，而向多尿期移行，并迅速痊愈出院。

例2：梁某，男，36岁。农民。素患胃病（自诉为十二指肠球部溃疡），怕冷，喜热饮食。1986年12月18日因患流行性出血热入院。第八病日，由发热期直接进入少尿期（尿量日仅170毫升），胃脘、脐腹、小腹尽痛，食入即呕，渴不欲饮，大便未解，小便黄短，舌淡红，苔薄白润。证属湿阻中焦，以致上、下焦气机不利。法当温运中气为主，兼开上和渗下。方用香砂平胃散加味：香附10克，砂仁10克，苍术12克，川朴15克，陈皮10克，桔梗10克，麻黄10克，法半夏10克，云苓30克，泽泻15克，甘草6克。当日服2剂头煎，次日尿量增至日450毫升，诸症减轻。继守上方香附子改为木香，法半夏改为杏仁，再进1剂后，尿量日达1090毫升，脘腹痛除，从此进入多尿期，并迅速痊愈出院。

例3：刘某，女，20岁，农民。患流行性出血热病，于1986年12月10日入院。初起为气营两燔的湿热俱重之证。由少尿移行多尿阶段，出现典型的大结胸水热互结证，日晡潮热，从心下至少腹硬满疼痛拒按，舌红苔黄腻，脉弦。12月14日用大陷胸汤（生大黄60克煎汤，芒硝30克冲，煨甘遂末5克冲）保留灌肠二次，腹痛大减，尿量由日600毫升增加至日1150毫升。12月19日各项检查正常，痊愈出院。

例4：陈某，女，35岁，农民。1986年11月19日入院。流行性出血热第6日进入少尿期，24小时尿量300毫升。症见头痛，烦躁，出汗，口苦，恶心呕吐，从心下至少腹疼痛拒按，大便秘结，舌红苔黄腻，脉沉弦。上午给加味桃仁承气汤直肠点滴，下午用大陷胸汤 250 毫克高位保留灌肠，15 分钟后，解小便 200 毫升和大便 100 毫克左右，腹痛大减，诸症均减。上二方连用三日，尿量大增，腹痛全除，进入多尿期，调理而痊愈出院。

例 5：万某，女，42 岁，农民。患流行性出血热病，恶寒发热头痛腰痛已 5 天，少尿 3 天。现寒热已罢，面色微红，胸脘痞闷，少腹硬满而痛，按之尤甚，小便不利，24 小时尿量不足 200 毫升，头昏，腰痛，口渴不欲多饮，舌红苔黄白相兼，脉沉细，血压 12/9.33 千帕，腋下可见散在性出血点。证属太阳邪热随经入腑，并于阳明，与水血相结于下焦所致。但因气阴虚甚，法当先补后攻。急用参麦针和人参针静脉推注，在血压恢复正常并稳定后，即投加味桃仁承气汤直肠点滴，一剂未尽，就觉腹胀欲便，排出黑色稀水约 300 毫升，便后继续直滴，当日患者自觉胸脘痞闷缓解，腰痛腹痛减轻。因守上方再进 2 天，尿量逐日增多，由 300 毫升增至 3000 毫升，而顺利进入多尿期。调理 2 周，痊愈出院。

协编者按：先生领衔的国家"七五"科技攻关中医急症项目中的"应用寒温统一热病理论治疗急症（高热、厥脱）的临床研究"课题，选择流行性出血热病（江西省是全国重点疫区）为重点。并由课题组副组长万兰清带领全体科研人员深入基层进行临床观察，经过五年艰苦细致的努力，圆满地完成了研究任务，通过国家验收，获得国家中医药管理局科技进步三等奖和江西省科技进步二等奖。五年来的临床观察发现，江西地区的流行性出血热以湿偏重为特点，多见湿热证甚至寒湿证，温热证则较少见。在辨证论治中，治伤寒六经和温病三焦、卫气营血的理法方药于一炉，并根据"治湿不远温"的原则，用药多偏于温，除温热证外，慎用寒凉方药。又因本病患者多属农民，大都过劳伤正，邪即趁虚而入，既入又更伤正，因而有时正气难支，常有起病未久即发生虚脱者（多见气液两脱之证，常用参麦针救治），即使未至虚脱，也多实中兼虚，常呈虚实错杂之象，必须攻补兼施（或攻补并用，或先攻后补，或先补后攻），以求稳妥。又如本病患者兼有内伤杂病的，诊治时必须内外兼顾，才能提高疗效。以上所述病案即其例证。从上可知他们在对本病辨证论治的实践过程，充分体现了先生寒温内外统一的学术思想的正确性。

急性肝炎

例1：高某，男，45 岁。1977 年 12 月 10 日初诊，患急性传染性黄疸型肝炎已 7 日，经某医院用中西药治疗，未能控制其病情发展。黄疸指数高达 60 单位，谷丙转氨酶升至 680 单位（正常值为 40 单位）。身黄如橘，目黄如金，尿黄而短。每日午后寒热汗出（但头汗出，齐颈而还）如疟状，头痛，口苦口干不欲饮，恶心，不思食，强食则吐，脘腹胀满，大便不通，舌苔灰白中兼黄腻，脉弦数有力。证属湿热偏盛于阳明而波及少阳所致。现以阳明见症为急，应先荡涤胃肠，通利二便，使邪有出路。方用茵陈蒿汤合小承气汤加味：绵茵陈 60 克，生栀子 10 克，生大黄 10 克，枳实 10 克，厚朴 10 克，大腹皮 15 克，滑石 15 克。服上方 2 剂，即二便通畅，脘腹胀满减轻，但午后仍寒热如疟状。从第二诊至第八诊 21 天中，都以茵陈蒿汤为主，加入柴胡、黄芩、青蒿以和解少阳，并酌情配伍枳壳、枳实、厚朴、大腹皮、山楂、六曲、谷麦芽、鸡内金、白蔻仁、砂仁等行气导滞以助运化之药，使黄疸基本退净，午后寒热逐渐消失，肝功能检查恢复正常。但肝区时有隐痛，胃肠纳化功能较差，故从第九诊至第十五诊54天内，改投四逆散合异功散以调理肝脾为主，并佐延胡索、田七行气活血化瘀。此方服至第十诊时，即食欲大振，嗣后肝区疼痛亦基本解除。在本例治疗中严守清淡素食，切戒油腻荤腥，以免助长湿热，壅滞邪气，不利于湿热的排泄。

例2：华某，女，7岁。发热，身黄，目黄，尿黄而短，饮食减少，舌根苔黄腻，脉滑数。大便有时下蛔虫。方用茵陈五苓散加减：绵茵陈15克，泽泻10克，猪苓10克，茯苓10克，白术10克，山楂10克，六曲10克，麦芽19克，槟榔10克。初服3剂，身黄目黄尿黄减退，食欲渐开。继进10剂，曾有三四夜盗汗出，身黄目黄尿黄全退，舌根黄腻苔亦除，大便曾下蛔虫3条，粪成条而色正黄，精神、饮食均正常，病告痊愈。

例3：汪某，男，18岁。1990年1月4日初诊：1周来，头痛，微热，鼻塞流涕，近日渐见目黄，尿黄，身黄，厌食，厌油，食则欲吐，腹泻日二三次，舌苔白多黄少而腻，脉濡缓。经某医院检查肝功能不正常（黄疸指数24单位，谷丙转氨酶133单位，麝香草酚＋＋＋），诊断为"甲肝"。投以茵陈五苓散合平胃散加味：绵茵陈30克，桂枝10克，焦白术15克，焦苍术15克，云苓15克，猪苓15克，泽泻15克，厚朴10克，陈皮15克，白蔻仁5克，砂仁5克，山楂30克，六曲10克，麦芽30克，3剂。1月7日二诊：三黄明显减退，腹泻好转，食欲已开，舌苔基本退去，脉力转旺，守上方再进2剂。1月9日三诊：大便成条色黄，日行一次，食增神旺，舌脉正常。改投异功散合四逆散加味：党参 30 克，焦白术 15 克，云苓 15 克，炙甘草 5 克，陈皮 15 克，柴胡 10 克，枳实 10 克，白芍 10 克，五味子 5 克，5 剂。

1 月 17 日四诊：经某医院复查肝功已正常（黄疸指数由 24 下降至 8，谷丙转氨酶由 133 下降至正常，麝香草酚由＋＋＋下降至＋），守三诊方再进 5 剂以巩固疗效。

本案症见三黄而厌食、厌油，欲吐，腹泻，舌苔白多黄少而腻，脉濡缓，显属湿胜于热所致。病机重点在于湿困太阴脾土，故用茵陈五苓散合平胃散加味，以健脾燥湿为主，兼清利湿热。由于药与证合，故获速效。

例 4：肖某，男，28 岁。

一诊：1992 年 3 月 30 日。

久患"乙肝"，经治未能阴转。去年 8 月间，曾发现黄疸（阳黄），经治身目黄退，但尿黄仍存。今年 3 月 4 日查肝功能示黄疸指数较高，近日发现黄疸加深，其色晦暗，不渴，口水多，时吐白痰，大便溏、日一二次，舌苔薄白，脉细弱。投以茵陈五苓散加味：绵茵陈 60 克，茯苓 30 克，猪苓 30 克，泽泻 30 克，焦白术 30 克，桂枝 5 克，法半夏 15 克，陈皮 15 克，炙甘草 5 克。

二诊：4 月 3 日。

服上方 4 剂，黄疸减退，口水减少，已愿饮水，大便基本成形，尿色晨起黄，下午转淡，精神、胃纳好转。守上方再进 3 剂。

三诊：4 月 6 日。

黄疸继减，口水基本不流，但仍有痰。守上方减茵陈为 30 克，茯苓、猪苓、泽泻、白术各为 15 克，桂枝、半夏、陈皮各为 10 克，再进 4 剂。

四诊：4 月 10 日。

黄疸基本消退，肝区已无不适感，饮食、二便正常。守三诊方再进 5 剂以收功。

一般来说，黄疸是太阴脾湿和阳明胃热郁遏交蒸，由土因而导致木郁，使肝气不得疏泄，胆液不循常道，而逆流入血以弥漫全身所致。但有湿热偏胜之分：热胜于湿的，病机主要在阳明胃，其黄疸色较鲜明，并多伴有发热，身无汗，但头汗出齐颈而还，小便不利，大便闭，腹胀满，口渴，舌苔黄腻，脉象滑数等症，一般称之为阳黄，治宜清热为主，祛湿为佐，常用茵陈蒿汤（茵陈蒿为治疗湿热黄疸的专药，具有外透、内清、下渗的作用，深合太阴阳明湿热郁遏交蒸的病机。故本方以此为主药，并辅佐大黄、栀子以加强其清泄阳明湿热的功效）。上述例 1 是其例。湿胜于热的，病机主要在太阴脾，其黄疸色较晦暗，并多伴有微热不渴，小便不利，大便溏而不爽，舌苔白多黄少而腻，脉象濡缓等症，一般称之为阴黄，治宜祛湿为主，清热为佐，常用茵陈五苓散。若见但寒不热而脉沉等里虚寒证的，当按三阴辨证论治，分别采用茵陈理中汤、茵陈四逆汤、茵陈吴茱萸汤等方。我女兰清 1985 年冬在某县医院传染科搞流行性出血热科研时，患急性传染性黄疸型肝炎，眼珠黄得发绿，怕冷不发热，头昏，极度疲乏，嗜睡，恶心，纳少，大便溏，舌淡胖苔白，脉缓，一派阴寒现象，证属阴黄无疑。当即自用茵陈理中、四逆汤方，并坚持服至月余才退黄。最后以四逆散合四君子汤调理而痊愈。

如上所述，茵陈五苓散本为主治病偏太阴湿胜于热的阴黄之方。但例 2 案症见身黄目黄尿黄而身热苔黄脉滑数，显属病偏阳明热胜于湿的阳黄之证，故用本方去桂枝之辛温，使之成为清利湿热之剂，亦可适用于阳黄。

急性肾炎

例1：吴某，女，4 岁。

患急性肾炎四五日，起于周身疮疖愈后，发热，通身面目浮肿，饮食减少，小便黄短，舌苔淡黄而腻，指纹紫红。1971 年 9 月 15 日初诊，投以麻黄连翘赤小豆汤加减：麻黄3 克，连翘 10 克，赤小豆 15 克，茯苓皮 10 克，生姜皮 3 克，桑白皮 10 克，冬瓜皮 10 克，连服 2 剂，发热解除，尿转清长，浮肿基本消失，胃纳好转，黄苔和紫红指纹均见减退；再进 2 剂而痊愈。

本例水肿发生于周身疮疖愈后，显然是因湿热由表入里而内困于肾所致，由于肾为水脏，湿热困肾，气化被阻，则人身水液不能顺利地向下排泄，而向上向外泛滥，故小便短少而通身面目浮肿。由于热胜于湿，故发热尿黄苔黄指纹紫红。由于湿热内蕴，必然波及中土，而使脾胃纳化功能失常，故饮食减少。《伤寒论》中的麻黄连翘赤小豆汤本为湿热（热胜于湿）发黄而设，今用此合五皮饮加减，变退黄之剂为消肿之方。方中以麻黄为主药，取其入太阳发汗利水以消肿。本例是属湿热困肾的水肿实证，根据太阳与少阴相表里，实则太阳，虚则少阴的机理，治法应开太阳以泄少阴之水。而太阳外主皮肤，内属膀胱，麻黄既能开太阳皮肤毛窍以发汗泄水，又能开太阳膀胱浊窍以利尿泄水，故为肾病水肿实证的消肿要药。虽然麻黄性味辛温，比较适宜于水寒实肿，如《金匮要略》的甘草麻黄汤证等；但如配伍得宜，也适用于水热实肿，如《金匮要略》的越婢加术汤证等。本例之所以不取越婢加术汤，是因其为湿热（而且是热胜于湿）困肾水肿实证，不宜用麻黄配合白术、生姜的温燥。故采用麻黄连翘赤小豆汤合五皮饮加减，以麻黄配合生姜皮、茯苓皮、桑白皮、冬瓜皮和赤小豆，通行皮肤之水，渗利湿热之邪为主，并以连翘解散湿热郁结为佐。由于药证吻合，故获速效。但在这里应指出的是，临床应用麻黄于水肿，利尿之功虽著，而发汗之效不显，从湿热困肾的水肿来看，例如本案在服药消肿过程中，就只见其尿转清长，而未见其出汗。从寒湿困肾的水肿来看，例如有一患者，涂某某，女，55岁。咳喘，通身面目浮肿而小便不利，纳减，神疲。1964年3月4日初诊，投以射干麻黄汤6剂，咳喘渐平，食增神旺，但浮肿依然（麻黄配合五味子等只能止咳平喘，而不能利水消肿）；3月11日复诊，改投麻黄附子汤（麻黄10克，熟附子15克，甘草10克），仅服1剂，即得小便畅利，而浮肿迅速消退。也只见其尿转清长而未见其出汗。这可能是因为水性本自下流，由于湿邪困肾，气化被阻，人身水液不得顺行向下，而向上向外泛滥，发为水肿，虽然在服麻黄剂后表里气机同时开启，但因此时人身水液已恢复其下流之本性，故不从皮肤毛窍透泄，而从膀胱浊窍排出。

例2：涂某，男，5岁。

1989年7月31日上午初诊：从1岁起，患多发性疮疖，久治无效。至去年元月引发急性肾炎，迄今未愈。现仍通身面目浮肿，小便短赤，大便干结，时有低热，渴喜凉饮。平素体虚易感，近又感冒咳嗽咯痰。尿检：蛋白（＋＋＋），红细胞（＋＋＋＋）。投以麻黄连翘赤小豆汤加减：麻黄10克，杏仁10克，生甘草10克，连翘15克，赤小豆30克，生苡仁30克，白茅根50克，银花15克，黄芪30克，白术15克，防风15克。3剂。8月7日下午二诊：服上方3剂见效，因自加服 3 剂，现尿赤转黄而长，浮肿见消，低热亦退，大便转成软条，咳止。昨晚全身起风团，色艳红，痒甚，今见减退，守上方加白鲜皮、刺蒺藜各 15 克再进 5 剂。8 月 12 日下午三诊：风团消失，浮肿全消，小便清长，今日尿检：蛋白（＋），红细胞 2～4/HP。守上方去白鲜皮、刺蒺藜再进 5 剂。8 月 24 日上午四诊：昨日尿检：蛋白和红细胞消失，仅见白细胞 3～5/HP。守上方再进 5 剂（隔日 1 剂）。9 月 13 日下午五诊：服上方至今，诸症悉除，近日尿检 2 次均正常。

本例与例 1 证治基本相同，只是由于患儿体虚易感而合用了玉屏风散以防治感冒。

湿　温

1943 年 9 月间，我母患湿温病久热不退。当时我行医未久，缺乏经验，难当母病重任。乃延请当地名医诊治，中西医药杂投无效，病势日趋严重，中医仍日进苦寒、芳香、淡渗类药。我在旁护理，见其日益神衰力疲，少气懒言，不思饮食，尤其是舌上白苔久久不化，心甚惶惑。一日发现其脉数甚，每分钟达 120 次，曾提出应否考虑用人参扶元气的建议，但未被经治名医采纳，并说"湿温病无补法"，仅在方中减去苦寒药续进。越日，身热忽退，而四肢厥冷过肘膝，蜷卧欲寐，脉沉微等少阴危象毕露无遗，此时经治名医才处以四逆加人参汤方救急。奈因我母平素操劳过度，体质虚弱，抗病无力，未及服药而亡。事后追思，此证在神衰力疲、少气懒言、不思饮食、舌上白苔不化、脉虚数甚时，就已显露太阴脾气虚陷之机，本当及时升补中气，防其深陷，惜乎见未及此，以致病由太阴进一步陷入少阴，而无力渡过生死关头。抱恨终天，曷其有极。

谭某，男，1944年7月间，患湿温病久热不退，经用三仁汤合黄连解毒汤加减治疗多日，病无进退，仍湿温发热，神疲肢倦，少气懒言，不思饮食，当时认为这是湿温病常见症，并不在意，仍然日守原方以化湿清热。一日，患者忽然蜷卧不语，久不清醒，呼之虽有时能答，但声音低微，听不甚清，家人惶急，我诊其脉不微细，四肢尚温，即安慰病家不必惊慌。因思此证当是由于湿困太阴日久，损伤脾气，中气下陷，清阳不升所致。必须及时升补中气，防止其进一步陷入少阴（年前我母患湿温病久，就是因为太阴气虚失补以致阳虚陷入少阴而未能挽回的，沉痛教训，记忆犹新），乃毅然投以甘温除热的补中益气汤方1剂，立即煎成，缓缓喂服。一剂服尽，患者逐渐深深入睡，呼之不应，家人更加惶恐，我细审其神态安舒，呼吸调匀，脉虚缓而毫无急疾之象，乃嘱病家切勿呼唤，让其静卧，以养元神。良久，患者醒来，知饥索食，家人喜给糜粥一碗，食后精神顿爽，自云："我的病好了。"原方再进1剂，身热全退，食增神旺，调理而愈。

痢　疾

例1：张某，男，30岁。

患赤痢日四五行，里急后重，身有微热，舌赤，脉弦数。投以白头翁汤加减：白头翁30克，白芍30克，生甘草15克，连服3剂即愈。

例2：刘某，女，32岁。患赤痢多日，腹痛里急后重，日二三十行，口干，舌红，脉弦细数。投以白头翁汤加减：白头翁30克，白芍30克，生甘草15克，北沙参30克，仅服 1 剂，腹痛里急后重即大减，下痢亦随之而减为日行四五次，守方再进数剂而痊愈。

例 3：万某，男，38 岁。1955 年 8 月间，患赤痢，始见发热不恶寒，头闷微痛，舌苔白黄而腻，脉象浮数，下痢纯赤，当日约下八九次，腹痛里急后重，上午进葛根芩连汤合黄芩汤：葛根 15 克，黄连 9 克，黄芩 5 克，白芍 15 克，生甘草 10 克，1 剂。下午热渐退而下痢未减，改用黄芩汤加白头翁：黄芩 5 克，白芍 15 克，生甘草 10 克，白头翁 10 克，再进 1 剂（前后两剂，水煎分 4 次服，每隔 4 小时服 1 次）。晚间下痢次数见减。次日身热退清，头闷痛除，白苔见退，脉转和缓，下痢仍赤，但次数递减，改方用陈士铎治痢方加减：当归 15 克，白芍 15 克，莱菔子 10 克，枳壳 5 克，槟榔 5 克，青皮 5 克，银花 10 克，生甘草 10 克，日进 1 剂。第三天下痢渐止，赤已尽除，舌苔渐净，食欲已开，病乃告愈。

《伤寒论·厥阴病》篇说："热利下重者，白头翁汤主之。""下利欲饮水者，以有热故也，白头翁汤主之。""下利脉沉弦者，下重也。"白头翁汤是后世治痢的祖方。痢疾是因土中湿热蕴结而木火下迫肠间所致。这可从其所谓"下利脉沉弦者，下重也"看得出来。因为痢疾的里急后重而脉弦，即肝木横强失柔之象，故善治痢者，莫不注重调肝（如疏肝、清肝、柔肝等）。白头翁汤所主治的热利下重便脓血口渴脉沉弦数，显属热胜于湿而伤及血络之证。方中白头翁和秦皮、黄连、黄柏四药也显然具有清热燥湿凉血止血作用。尤其是白头翁更具有疏肝清肝的效能。又黄芩汤和四逆散中所包含的芍药甘草汤，具有柔肝缓急的良好作用，对痢疾腹痛里急后重尤有殊功。后世治痢下脓血及后重窘迫的芍药汤（白芍 60 克，甘草 10 克，木香 10 克，槟榔 10 克，黄芩 15 克，黄连 15 克，当归尾 15 克。如服后痢不减，加生大黄 10 克），就是在黄芩汤基础上发展而成。此方主要就妙在重用芍药甘草汤以柔肝缓急。常见热痢服此，里急后重迅速解除而大便畅行，收到"治痢还须利"的稳效、高效，并显示出治痢调肝的优越性。这就是我在上述三例治验中都重用白头翁配合芍药甘草汤的理由所在。

例 4：范某，男，1 岁。1992 年 10 月 23 日初诊：患白痢近 3 个月，大便日二三行，带白冻。久治少效，且大便次数增多，白冻更多，面白无华，肢凉，小便短少，尿流点滴断续，指纹青过气关。投以活人败毒散：党参 30 克，云苓 15 克，甘草 10 克，枳壳 10 克，桔梗 10 克，柴胡 5 克，前胡 10 克，羌活 10 克，独活 10 克，川芎 3 克，薄荷 3 克，生姜 3 片，3 剂。10 月 26 日复诊：药后显效，白冻已无，大便转黄，日一二行，呈稀糊状，指纹退至气关以下，守上方再进 3 剂而愈。

喻嘉言首创"逆流挽舟"法，用活人败毒散治痢疾初起有恶寒等表证或虽失表于初而"百日之远"，表寒证仍在者，均可用活人败毒散取效（参看《万友生医案选》"逆流挽舟法在痢疾治疗上的商榷"一文）。本案患痢已近 3 个月，只有里证而无表证，似不宜用逆挽之法。其所以仍用活人败毒散全方取得高速疗效者，是因本案白痢日久，寒湿困脾，以致气虚下陷，清阳不升，故现下痢纯白，四肢冰凉，面白无华，指纹青过气关等症，而活人败毒散方不仅能解散风寒湿邪，且能升发脾气以举清阳之故。由此可见，活人败毒散治痢无论新久，有无表证，只要证属寒湿而脾气虚陷的，用之均有良效，本案即其例证。

疟　疾

魏某，男，34 岁。患者食入恶寒，已 8 个月。病起于1974 年底，初因感冒而胃脘不适（久患十二指肠球部溃疡和胃下垂），继而每天每餐（尤其是午、晚餐）食入未尽，即感恶寒，而口干渴喜热饮（不恶寒时口不渴），饮后胃脘作胀，恶寒从背部开始，旋即由上而下寒彻足心，并延及于全身，同时哈欠连连，必须立即停止进食而去晒太阳或上床盖被取暖才能回温，夏天也不例外，每次阵寒发作大约持续二三十分钟至一小时不等，因此每餐饭常需在恶寒后继续吃完。今年三月和五月间，曾先后患过两次疟疾，虽经采用西药治愈，但食入恶寒至今未已，并伴有嗜睡、纳差、饮食喜热恶冷、噫气多而矢气少、大便软烂不爽、尿色深黄如浓茶、皮肤时起痒疹、头昏、面色萎黄、泛黑晕、下肢乏力、行走有飘浮感等症，容易感冒，感冒即头痛、鼻寒，有时胸闷（有肺结核病史），舌红苔白黄厚腻，右脉稍呈濡细，左脉略见弦细，而均不任按。证属湿热郁伏少阳而脾胃中气虚弱所致。法当在开达少阳气机中利小便以通阳为主，并以升补脾气、和降胃气为佐。投以补中益气汤方加减：柴胡 15 克，青蒿 15 克，通草 10 克，茯苓15 克，葛根 30 克，升麻 15 克，陈皮 30 克，甘草 15 克，党参 30 克，黄芪 30 克。

二诊：8 月 16 日。服上方 2 剂，食入恶寒减轻。脘胀下移为腹胀，矢气增多，大便渐欲成形，舌苔减退，脉力渐增。守上方再进。

三诊：8 月 19 日。再进上方 3 剂，食入恶寒续减，已不再打哈欠，小便转清（8个月来从未见过），大便每晨畅行1次，但仍呈稀糊状，皮肤痒疹消除，脉濡象退而弦象显。守上方加重柴胡、青蒿各为24克，再加焦白术、大腹皮各15克。

四诊：8月23日。再进上方3剂，食入已不恶寒，腹胀全除，但仍头昏，乏力，胸痛时作时止，苔黄未净，脉弦见减。守上方减柴胡、青蒿各为18克，大腹皮为10克，加桔梗、橘络、丝瓜络各10克。

五诊：8月26日。再进上方3剂，食入恶寒未再发生，舌根苔仍黄腻，脉弦仍未全退，少佐苦寒以清解湿热。方用：

黄芪30克，党参30克，焦白术15克，陈皮15克，升麻15克，柴胡15克，葛根30克，甘草5克，黄芩5克，黄连5克，半夏10克，生姜3片，红枣3枚。

六诊：8月29日。再进上方3剂，食入又微有寒意，但稍稍喝点热开水就能回温，胃脘亦不作胀，大便近似成形，尿稍黄而量多，胸痛减少。守上方加防风10克，车前草15克。

七诊：9月3日。再进上方5剂，前昨两日午晚餐食入又有点恶寒和胃脘作胀，但来势比较轻缓，不打哈欠，也不需晒太阳或上床盖被取暖，只需喝些热开水就可回温，今晨大便转稀，食欲不振。仍守三诊方加山楂、谷芽、麦芽各15克，六曲10克以进。

八诊：9月7日。再上方5剂，食入恶寒即复解除，并常自微汗出，小便黄短，舌根黄苔渐退，脉已不弦。守上方加猪苓、泽泻各10克，继进5剂以巩固疗效。

患者继进上方后，食入恶寒未再复发，病获痊愈。

本例食入恶寒，久经治疗乏效。患者初就诊时，详述中医治疗经过，曾先后按卫虚不固，用过桂枝汤和玉屏风散，或脾胃虚寒用过六君子汤，或脾肾虚寒用过附桂理中汤等均不应，我从有一位老中医按邪伏膜原用过达原饮方稍效而获得启发，认为病属湿热郁伏少阳所致，实可纳入中医所谓疟疾范围，本拟按《金匮要略》"疟疾病"篇附方"柴胡桂姜汤治疟寒多微有热，或但寒不热"施治，但因其人久患溃疡病和胃下垂，脾胃中气虚弱，不能升清降浊，不仅现有湿热郁结少阳的寒热往来、尿如浓茶、舌苔白黄厚腻、脉细而右濡左弦之象，还现有脾胃中气虚弱的嗜睡、纳减、脘腹胀、饮食喜热恶冷、嗳气、不渴、便软、头昏、面色萎黄、下肢乏力等症，这就非柴胡桂姜汤所能胜任。故重用柴胡和青蒿开达少阳气机，并配合通草、茯苓利小便以通阳为主；同时又重用黄芪、党参、甘草、升麻、葛根和陈皮以升补脾气，和降胃气为佐。此方连服5剂，食入恶寒即见减轻。二诊除加重柴胡、青蒿用量外，更加焦白术、大腹皮以增强其健脾祛湿的作用，再进3剂，病获解除。在治疗中本应守方以巩固疗效，但因当时思想上认为病已向愈，并因舌根黄苔不退，而少加黄连、黄芩以清解残余湿热。不料服后食入恶寒复作，食欲不振，大便转稀。究其病情反复之由，主要是误用黄连、黄芩等苦寒药伤中气所致。本例病机虽属湿热郁伏少阳，但从主症但寒不热来看，可知湿重热轻，加之脾胃中气虚象显著，理应遵守东垣《脾胃论》法，"以甘温之剂补其中而升其阳"，并应"大忌苦寒之药泻胃土"（同时本例病机湿重热轻，也不适宜苦寒）。奈因当时不够细心，误投苦寒，致使病情小有反复，幸以甘温为主，尚未至影响全局，故在再投原方得效后，食入恶寒即复解除，并坚持原方继进而痊愈。可见临床在病情稳定情况下，"效不变方"的重要性。

痹　证

例1：王某，女，25岁。

一诊：1974年5月6日。

久患风湿痹证，先是右侧腰腿痛，经治虽渐好转，但又发生左侧腰腿冷痛而拘急，天气冷时加剧，入暮尤甚，以至夜不能寐，近3月来，腰腿冷痛月甚一月，左腿且有麻痹感，终日卧床，不能久坐，步履艰难，需人扶持，行走时左下肢跛蹩呈侧弯状，舌淡苔白，脉象细弱。投以桂枝附子汤加味：桂枝10克，熟附子10克，白芍15克，炙甘草10克，生姜3片，大枣5枚，白术15克。

二诊：5月10日。

服上方3剂，每次药下须臾，即感全身温暖而微汗，腰腿痛稍见减轻，痛点游走，守上方加桑寄生30克，独活10克，防风10克，党参15克。

三诊：5月15日。

再服二诊方5剂，每次药下反应如前而汗出较多，白天腿痛明显减轻，入暮仍感痛甚，守一诊方加重白芍为24克，大枣为10枚，更加当归15克，鸡血藤15克，五加皮10克，威灵仙10克。

四诊：5月26日。

再服三诊方5剂，腰腿痛续减，左腿麻痹解除，脚力渐增，能骑自行车。又服上方5剂，腿力更增，能够行走500米左右，白天腰腿痛很轻微，但入暮痛较明显，下半夜尤甚，守上方再进5剂。

五诊：6月1日。

由于28日月经来潮，而腰腿痛甚，守上方加重当归为24克，白芍、鸡血藤、大枣各为30克，甘草为15克，更加桑寄生30克，独活、防风各10克。

六诊：6月28日。

再服上方20剂，左腰腿痛渐除。不仅白天痛很轻微，入暮也不加重，天气变冷也不感到痛甚，可以坚持久坐二三小时。行走更觉有力，左下肢跛躄侧弯已不明显，腰腿冷感消失，屈伸自如，自觉病已基本痊愈，乃上班工作。最后仍守上方加黄芪、杜仲、续断、山药、狗脊等，更进20剂而痊愈。

《伤寒论·太阳病》篇："伤寒八九日，风湿相搏，身体疼烦，不能自转侧，不呕不渴、脉浮虚而涩者，桂枝附子汤主之；若其人大便硬，小便自利者，去桂加白术汤主之。""风湿相搏，骨节疼烦，掣痛不得屈伸，近之则痛剧，汗出短气，小便不利，恶风不欲去衣，或身微肿者，甘草附子汤主之。"两条虽互有异同，但都属于风寒湿邪为患，只不过是表里病机各有偏重而已。从临床实际来看，三方实可合用。我对本证常用桂枝汤加术附，疗效尚称满意。

例2：唐某，女，32岁。1990年9月9日上午初诊：患风湿痹证。左腰腿硬痛已四五年，腰痛有沉重感，近年且右膝关节酸胀痛甚，怯寒易感，舌苔白黄而腻，脉沉迟弱。投以附子汤加味：熟附子30克，党参30克，白术30克，云苓30克，炒白芍30克，当归15克，鸡血藤30克，葛根50克，桑寄生30克，杜仲15克，续断15克，3剂。9月15日上午二诊：腰腿痛明显减轻（腿痛减半，腰痛减三分之一），过去不能平卧，现在可以平卧1小时左右，硬感稍有转软，大便成条色黄，守上方再进5剂。9月24日下午三诊：腰腿痛基本解除，硬感转软，可以平卧二三小时，现唯右臀部在卧压时微痛，否则不痛，近又感冒发热恶风寒，鼻塞流涕，昨今好转，未影响腰腿痛，守上方加重桂枝为30克，再加黄芪50克，防风30克，再进5剂而愈。

《伤寒论·少阴病》篇："少阴病，身体痛，手足寒，骨节痛，脉沉者，附子汤主之。"本证是因伤寒邪犯少阴而外连太阳所致。但其病机重点在于少阴阳衰阴盛，故用附子汤温补少阴阳气以驱散太阳阴邪。有的注家推崇本方为"风寒湿身痛仙丹"，当是根据仲景用以主治身体骨节痛而临床实践有得之言。我对风寒湿邪外犯太阳而内伤少阴的关节痛证，也常用此方获得良效，本案即其例证。

例3：罗某，男，26岁。1989年11月25日上午初诊：患风湿痹证。右膝关节肿痛灼热已40天，近20天来逐渐加剧，拄杖跛行，举步维艰，周身皮肤散见红疹，入暮发热，汗出后怯寒，口渴甚而喜热饮，口微苦，不思食，大便干结，粪色酱黑，小便黄热短少，舌苔白厚微黄而腻，脉浮数。投以麻杏苡甘汤合桂枝芍药知母汤加减：麻黄10克，杏仁10克，生苡仁30克，生甘草10克，桂枝10克，赤白芍各30克，知母30克，防风15克，防己15克，川牛膝15克，木瓜15克，生姜5片，红枣5枚，白茅根30克，赤小豆30克，3剂。12月3日上午二诊：右膝关节热痛基本解除，肿尚未消，跛行基本纠正，今日步行前来就诊，夜间已不发热，口亦不渴，胃纳渐开（每餐能食100克米饭），周身红疹消失，大便通畅，小便仍前，苔薄脉平。守上方合五苓散加减：麻黄10克，杏仁10克，生苡仁50克，猪苓

15 克，泽泻 15 克，白茅根 50 克，赤小豆 30 克，赤白芍各 15 克，五加皮 15 克，生姜 5 片，红枣 5 枚，再进 3 剂。12 月 9 日上午三诊：行步基本正常，尿转清长，大便先硬后软色黄，纳佳，寐安，守二诊方加川牛膝、木瓜各 15 克再进 3 剂。12 月 14 日上午四诊：诸症消除，行步正常，病已向愈，守上方加减：麻黄 10 克，杏仁 10 克，生苡仁 50 克，生甘草 5 克，防己 15 克，黄芪 30 克，牛膝 15 克，木瓜 15 克，苍术 10 克，黄柏 5 克，白茅根 50 克，赤小豆 30 克，再进 3 剂以巩固疗效。12 月 30 日上午来求诊治已患 11 年的癫痫时告知，服上方后，一切恢复正常，已停药 13 天，疗效稳固。

例 4：孙某，男，21 岁。1990 年 12 月 3 日初诊：患风湿痹证。身热午后较甚（38℃左右），右膝关节红肿热痛月余，膝弯拘急，步履维艰，左目赤已半年，右背痛向左背走窜，头昏，纳差，口干喜冷饮，大便结，小便黄赤频数热痛，舌尖红苔黄而腻，脉浮数。投以麻杏苡甘汤加味：麻黄 15 克，杏仁 15 克，生苡仁 50 克，生甘草 15 克，防己 30 克，赤白芍各 30 克，当归 15 克，鸡血藤 30 克，葛根 50 克，牛膝 15 克，木瓜 15 克，3 剂。12 月 6 日二诊：近日寒热如疟状，一日二三度发，寒重热轻，热退无汗，渴喜冷饮，饮不解渴，头闷痛，膝痛如故，但大便已不结，小便刺激症状大减，守上方加柴胡 30 克，桂枝 15 克，知母 15 克，生石膏 30 克，白茅根 50 克，赤小豆 30 克，再进 3 剂。12 月 10 日三诊：头痛解除，渴减，但仍寒热如疟状，一日数度发，膝痛好转 3 天，昨夜又复如故。守上方合桂麻各半汤加减：麻黄 15 克，杏仁 15 克，生苡仁 50 克，生甘草 10 克，桂枝 15 克，赤白芍各 15 克，生姜 3

片，红枣 5 枚，防己 30 克，牛膝 15 克，木瓜 15 克，再进 3 剂。12 月 13 日四诊：寒热如疟状解除，尿转清长，胃纳好转（每餐可食米饭 2 大碗），唯膝痛仍如故，改用桂枝芍药知母汤加减：桂枝 30 克，赤白芍各 30 克，知母 10 克，白术 15 克，熟附子 10 克，麻黄 15 克，防风 15 克，甘草 10 克，生姜 5 片，生苡仁 30 克，防己 30 克，牛膝 15 克，木瓜 15 克，再进 7 剂。12 月 20 日五诊：服上方前 4 剂时肠鸣水泻，日一行，后 3 剂时肠鸣大便转软烂，日一行，膝痛基本解除，舌苔白腻（自云晨起白苔厚腻满布），脉仍浮数，守四诊方加重白术为 30 克，再加苍术 15 克，再进 7 剂。1991 年 1 月 10 日六诊：右膝关节肿痛全除，已能正常行走，只是跑步时稍感膝痛而已。守五诊方再进 7 剂以巩固疗效。

《金匮要略·痉湿暍病》篇："病者一身尽疼，发热日晡所剧者，名风湿。……可与麻黄杏仁薏苡甘草汤。"本条是属风湿热痹证，与上条"湿家，身烦疼，可与麻黄加术汤发其汗为宜"的风寒湿痹证相对。风寒湿痹宜用麻黄加术汤方以麻黄汤发散风寒，加术（白术或苍术）驱其寒湿。风湿热痹宜用麻杏苡甘汤方，在麻黄汤方基础上，去桂枝之辛温，易生苡仁之甘凉，以驱散风湿，清利湿热。以上所述例 3、例 4 两案，都属风湿热痹的麻杏苡甘汤证（并随宜配合了桂枝芍药知母汤、五苓散和自制白茅根汤与芍甘归鸡汤等方）。至于前述例 1、例 2 两案的风寒湿痹之所以用了桂枝加术附汤而未用麻黄加术汤者，是因风寒湿痹证有虚实之分，实证固宜用麻黄加术汤方，实中兼虚证则宜用桂枝加术附汤方之故。

伤寒夹阴

例1：罗某，男，34岁。1988年10月11日上午初诊：病起于性交受寒，前日恶寒发热，头痛作呕，至昨夜半加剧，周身发麻，时出冷汗，头重不欲举，伏案就诊，舌苔薄白而润，脉寸浮尺弱。急投参附龙牡汤合桂枝加龙牡汤：红人参15克，熟附子30克，生龙骨50克，生牡蛎50克，桂枝15克，白芍15克，炙甘草10克，生姜5片，红枣5枚2剂。10月12日上午复诊：昨日上午服第一剂后病即大减，下午继服第二剂后病告痊愈。昨夜安睡通宵，今早神清气爽，尺脉已起。守上方减量再进3剂以巩固疗效。

例2：徐某，男，53岁。1988年10月2日上午初诊：近患肺炎高热初愈，因性交受寒，以致头重不欲举，眩晕耳鸣，心里难过，上气不接下气，口微干苦，不思饮食，大便溏日2～3次，时自汗出，精神萎靡，伏案就诊，舌苔中黑边黄，脉沉细弱。急投参附龙牡汤合生脉散加味：红人参15克，熟附子15克，生龙骨30克，生牡蛎30克，麦冬15克，五味子10克，生黄芪50克，党参30克，白术30克，1剂。10月3日上午二诊：黑苔减退三分之二，但脉仍如故，守上方加重熟附子为30克，再加鹿茸末2克（冲服），续进1剂。10月4日上午三诊：心里已不难过，神旺纳开，眩晕大减，耳鸣停止，脉起有力，守上加味方再进1剂而痊愈。

例3：涂某，男，32岁。1994年8月31日初诊：病起于性交受寒，以致头昏重不欲举，后脑及背部时冒冷气，身寒肢冷，时打呵欠而毫毛笔直，腰酸胀沉重，脚膝无力，会阴部及肛门有内缩感，舌淡苔白，脉虚数甚。急投参附龙牡汤合桂枝加龙牡汤、麻黄细辛附子汤：红人参 30 克，熟附子 15 克，生龙骨 50 克，生牡蛎 50 克，桂枝 15 克，白芍 15 克，炙甘草 15 克，生姜 5 片，红枣 10 枚，麻黄 10 克，细辛 5 克，1 剂。9 月 1 日二诊：服上方 1 剂后，脉转有力，白苔减退，舌淡转红，守上方再进 2 剂。9 月 3 日三诊：诸症减轻，但仍怕冷，守上方加重熟附子为 30 克，去白芍，再进 2 剂。9 月 5 日四诊：诸症基本解除，会阴部及肛门不再内缩，不再怕冷，仍守上方再进 2 剂以巩固疗效。（此后曾复发缩阴一次，仍守上方加黑锡丹和鹿茸，并热敷脐下和热水泡脚治愈后，未再复发。）

伤寒夹阴病证，是因性交受寒，寒邪趁虚侵入少阴（肾），元阳欲脱所致。故以上三案都以参附龙牡汤温固少阴阳气为主。其所以合用桂枝加龙牡汤者（例 1 和例 3），因为此方乃治男子失精的主剂（《金匮要略》用此方主治"男子失精"，"少腹弦急，阴头寒，目眩，发落，脉极虚芤迟"），功能调和阴阳，收敛浮越之阳气。至于三案中之一案（例 2）未合用者，是因本案在热病后阴液亦稍受损，故用参附龙牡汤合生脉散在温固阳气为主中兼养阴液，而不欲再合用桂枝汤以助长附子之燥热。其所以合用麻黄细辛附子汤者（例 3），是因本案不仅少阴脏寒，而且少阴经寒，必须合用此方，才能双解少阴经脏之寒。

《伤寒论》所谓"伤寒阴阳易之为病，其人身体重，少气，少腹里急，或引阴中拘挛，热上冲胸，头重不欲举，眼中生花，膝胫拘急者，烧裈散主之。"（可与上述《金匮要略》所谓"男子失精"的桂枝加龙牡汤证合参）是即后世所谓伤寒夹阴病证。这可从上述三例所现"头重不欲举"，"脉寸浮尺弱"（例 1），"头重不欲举，眩晕"，"脉沉细弱"（例 2），

"头昏重不欲举","腰酸胀沉重,脚膝无力,会阴部及肛门有内缩感","脉虚数甚"(例3)等症(其中尤以三例共有的"头重不欲举"为突出)上看得出来。但烧裈散方不可靠,后世医家用此方治此病,也非随证加用补药不能收效(如《证治准绳》说:"尝治伤寒病未平复犯房室,命在须臾,用独参汤调烧裈散,凡服参一二斤余,得愈者三四人,信哉用药不可执一也")。这就是我之所以治此病不用此方的缘由所在。

内伤病证

中医所谓内伤病包括西医所谓内科各系统(如呼吸、循环、血液、神经、精神、消化、泌尿、生殖、内分泌等)病。在这类病案中,主要叙述以肺、心、脾、肝、肾五脏病变为中心,灵活运用其理法方药进行辨证论治的经验。

呼吸系统

慢性支气管炎及肺气肿

例1:文某,男,13岁。1975年4月2日初诊:患慢性支气管炎多年。3岁时麻疹病后声嗄,继而干咳无痰,甚至喘息,喉间有梗塞感,容易感冒,感即咳喘剧作而面色青白,纳差,大便隔日一行,夜尿二三次。投以桔梗汤合异功散加味:桔梗15克,甘草15克,杏仁10克,枳壳10克,紫菀15克,冬花15克,党参15克,白术15克,云苓15克,陈皮10克,5剂。8月15日二诊:服上方见效,因自加服至30剂,喘平,咳大减,喉间梗塞感渐除,声嗄好转,守上方加黄芪15克,防风10克,合玉屏风散以增强其益气防感之力。1978 年 10 月 6 日三诊：先后服上方50 剂，病愈已二三年。最近又因感冒而旧病微作，仍守上方治愈。

本例证属外邪留滞，肺气不宣，久而肺脾气虚，易招外感所致。法当开宣肺气以祛邪，补土生金以扶正。故用桔梗汤合异功散、玉屏风散加味，并坚持久服，始获痊愈。

例 2：万某，男，43 岁。1990 年 6 月 15 日上午初诊：久患慢性支气管炎。咳嗽痰多色黄或白，胸逼气喘，口干喜热饮，饥而不欲食，大便三四日一行，色黑或青黄，或成条状，或如羊矢，尿频而不畅（点滴而出不成流，无射力），舌淡苔白润滑，脉细弱。投以三拗汤合三子养亲汤、异功散、玉屏风散加味：麻黄 10 克，杏仁 10 克，甘草 10 克，白芥子 5 克，苏子 10 克，莱菔子 15 克，党参 30 克，白术15 克，云苓 30 克，陈皮 30 克，黄芪 30 克，防风 15 克，生姜 5 片，细辛 3 克，五味子 10 克，桂枝 10 克，瓜蒌皮 15 克，薤白 15 克，3 剂。6 月 22 日下午二诊：服上方见效，因自加服 3 剂，现咳喘大减，胸逼已松，大便日行一次，守上方再进 5 剂。6 月 26 日上午三诊：病去十之七八，仍守上方再进 5 剂以巩固疗效。

本例证属痰饮阻滞上焦，肺气宣降不利，久而导致中焦脾虚失运，并兼下焦肾气不固所致。法当以开宣肺气、健补脾气为主，收纳肾气为佐。故用三拗汤合三子养亲汤加瓜蒌皮、薤白、细辛、桂枝、生姜以宣肺气而蠲痰饮，异功散合玉屏风散以补脾气而杜痰源、固藩篱为主。并佐以五味子收纳肾气获效。

例 3：张某，男，34 岁。1971 年 12 月 13 日初诊：患慢性支气管炎已三四年，极易感冒，一吸冷风即咳嗽剧作，因而口罩常不离口。近时咳嗽复作，喉痒甚，日夜剧咳不已，咯痰牵涎，色白而稀，胸闷不舒，头昏目胀。又因患有胃黏膜脱垂，经常脘腹胀痛，不思饮食，神疲肢倦，舌红苔薄白，脉细弱。前此屡投以治肺为主的方药无效，乃改投香砂六君子汤加味：广木香10克，砂仁10克，党参15克，白术10克，半夏10克，云苓15克，甘草5克，山楂10克，六曲10克，谷麦芽各30克，蛇胆陈皮末2支冲服，5剂。12月19日二诊：咳减十之七八，脘腹胀痛渐除，时感腹饥思食，脉力转旺，守上方再进5剂。12月27日三诊：咳减十之八九，脘腹胀痛全除，食增神旺，病已向愈，守上方去蛇胆陈皮末再进5剂以巩固疗效。

本例同时患有慢性支气管炎和胃黏膜脱垂病，肺和胃的症状都比较显著，前此屡投治肺为主的方药无效，乃改投治胃为主的香砂六君子汤奏功。由此亦可见补土生金法妙用的一斑。

例4：时某，男，60岁。1986年4月17日初诊：患"老慢支"合并肺气肿，容易感冒，感即咳喘增剧，痰多色白而稀，纳差，苔白脉弱。投以射干麻黄汤合玉屏风散：射干、麻黄、半夏、紫菀、冬花各10克，细辛3克，五味子5克，生姜3片，红枣5枚，黄芪30克，防风、白术各15克，5剂。6月23日二诊：咳喘大减，守上方加重黄芪为60克，再进10剂。10月14日三诊：自服上方后，病情缓解，未再感冒，乃返家探亲，并疗养于北戴河，直至9月底回南昌，在外亦未再感冒。要求善后处理，因给予玉屏风散（黄芪300克，防风150克，白术150克。共研细末，每服5克，温开水送吞，日2次，早晚各1次），嘱坚持长服以巩固疗效。

本例证属痰饮伏肺，肺脾气虚，卫外不固所致。法当温化痰饮，益气固表。故用《金匮要略》治冷哮的射干麻黄汤以温化痰饮，并合用玉屏风散以益气固表获效。又从服大剂玉屏风散作汤后半年未再感冒来看，可见有人认为用此方防治感冒，应遵古法作散剂缓图之，若作汤剂则欲速不达的见解，并不尽然。

例5：王某，男，68岁。1990年11月13日初诊：患"老慢支"合并肺气肿已十多年，过去冬作夏止，去年夏天亦作，终年感冒不休，感即喘甚，咳嗽痰多色白，怕冷，食欲不振，不渴，四肢乏力，举步为难，舌苔白腻，脉弦。投以小青龙汤合六君子汤、玉屏风散加减：炙麻黄10克，桂枝10克，杏仁10克，炙甘草10克，五味子10克，法半夏10克，陈皮10克，白术15克，云苓15克，党参30克，黄芪30克，防风15克，白果30克，5剂。1991年1月10日二诊：从上月6日开始，服上方5剂（每剂分作两天服），喘咳减轻，已不怕冷，因自加服至15剂后，感冒完全脱体，守上方加细辛3克，干姜5克再进。2月5日三诊：继服上方15剂，喘咳续减，手足渐觉力增，能步行前来就诊。过去大便秘结，非服大黄不解，自服上方后，药下即肠鸣矢气，大便竟自畅行，已不服大黄多时了。白苔渐退，脉已不弦，仍守上方继进以巩固疗效。

本例痰饮伏肺，脾气虚弱，卫外不固的病机与上例同，所不同的是本例感冒缠身不得脱体，常呈表里俱寒之象，故采用表里双解其寒的小青龙法为主，辅以六君、玉屏健脾益气固表获效。

例6：王某，男，57岁。1975年5月14日初诊：患"慢支"合并肺气肿已七八年，咳喘胸闷，咯白泡沫痰，晨起尤甚，有时自汗淋漓，睡醒时咽喉口舌干燥灼痛，食欲不振，舌尖红，舌边青紫，舌面有裂纹，舌苔薄白根部微黄，脉细弱。投以自制二参二百二海二前汤方：党参、沙参、百合、百部各15克，海蛤粉、海浮石、白前、前胡各10克，5剂。5月28日二诊：咳喘大减，除晨起稍有一阵咳喘外，余时已不咳喘，汗亦大减，食增，苔退，但脉仍细弱，守上方再进5剂。6月3日三诊：咳喘渐除，嘱守上方坚持长服以巩固疗效。

本例证属痰热胶结于肺，以致气液两伤所致。法当清化痰热，补养气液，故用自制二参二百二海二前汤方以补养气液，获得良效。自制二参二百二海二前汤方补养气液而不碍邪，清化痰热而不伤正，对"慢支"合并肺气肿的痰热蕴肺而气液两伤之证，疗效尚称满意。

慢性支气管炎的病机，主要在上焦肺，从邪方面看，主要是一个"痰"字，约可分为寒湿痰和燥热痰两种；从正方面看，主要有肺气虚、肺阴虚和肺气阴两虚的区别。一般来说，肺有寒湿痰的容易伤气而现肺气虚证，肺有燥热痰的容易伤阴而现肺阴虚证，病延日久，又可由肺气虚发展为肺阴虚，或由肺阴虚发展为肺气虚，而成为肺的气阴两虚之证。并可由上焦肺发展到中焦脾或下焦肾，而成为肺脾同病或肺肾同病甚至肺脾肾三脏同病之证。根据个人临床体会，其病机以寒湿痰结和肺脾气虚尤其是脾气虚者较为多见，而且脾虚不仅多见于寒湿痰结证中，还可在燥热痰结证中碰到。这是由于"脾为生痰之源，肺为贮痰之器"的缘故。脾之所以成为生痰之源，是因胃为水谷之海而主津液，胃属脾之腑，脾气健运，则水谷熟腐，津液流通，痰饮就无由而生；若脾气虚弱，则运化失职，必致水谷停滞，津液潴留，而变为痰饮。且因脾土能生肺金，具有母子关系，平时互相倚赖，病时互相影响，当肺病日久，子食母气，必损及脾，脾虚则生内湿，而痰饮上泛于肺。所以说，"脾为生痰之源，肺为贮痰之器"。至于肺司呼吸而肾主纳气，彼此关系也很密切，故痰饮咳喘病久，常由肺发展到肾而呈现肾不纳气之证。又因肺与心同居上焦，有直接影响，故痰饮咳喘病久，常由肺发展到心而呈现心阳不宣之证。

本证治法，除在急性发作期表证显著时应以驱邪为主兼扶正外，一般应在扶正培本的前提下，除其痰根，以平咳喘。属于寒湿痰结的宜温化，属干燥热痰结的宜清化，属于气虚的宜补气，属于阴虚的宜养阴，属于气阴两虚的宜补养气阴，病只在肺的但宜理肺，病已及脾的必须健运脾气，病已及肾的必须固补肾气，病已及心的必须通补心气。

近时治疗慢性支气管炎，大都着眼于咳、喘、痰三字，而采用止咳、平喘、化痰的方法。但咳、喘、痰，证分寒热虚实，治别温清攻补，急则治其标，缓则治其本，治标得法，近期疗效显著，治本得法，远期疗效巩固。如果拘执一方一药生搬硬套，则有时有效，有时无效，甚至发生流弊。一般来说，治标较易，治本较难。治本主要是指后天之本的脾和先天之本的肾而言，即脾虚为主的当补脾，肾虚为主的当补肾，脾肾两虚的当双补脾肾。但个人体会，补脾尤其重要。我对本病的瘥后处理是：①守用得效汤方1～3个月，可由隔日一剂逐渐减为隔二三日一剂；②长期坚持服用对证的扶正培本丸剂；③在所服汤方或丸剂中，都应适当配合玉屏风散以固补卫气，增强抵抗力，防止感冒；④有烟酒（尤其是烟）嗜好的，必须戒除。

"咳嗽咳嗽，医生对头。"不仅久咳难医，即使新咳也非易治。我对新病咳嗽常用自制宁咳汤（甘草 15 克至 30 克，桔梗、杏仁各 10 克至 15 克，冰糖 30 克至 60 克）作为基本方，随证加味：风寒咳嗽加麻黄、紫苏或防风、荆芥；风热咳嗽加桑叶、薄荷、枇杷叶、马兜铃；寒湿痰加半夏、陈皮；燥热痰加贝母、瓜蒌等，尚有一定疗效。例如张某，女，53 岁。久患慢性支气管炎，时作时止。近因感冒急性发作，咳嗽剧烈，引脘腹痛，胸闷气喘，痰黄稠不易出，口干不欲饮，舌红少苔，右脉滑数。投以宁咳汤方加瓜蒌实、枇杷叶、橘络、丝瓜络、枳壳、前胡，初服 1 剂，咳即大减，服至 5 剂，胸闷全除，咳喘基本控制，仅早晚上下床时稍有咳痰而已。《医学心悟》止嗽散（桔梗、甘草、百部、白前、紫菀、陈皮、荆芥）温清并用，平正可取，大都用以通治一切外感咳嗽，也有一定疗效。但如能根据具体病情适当加减使用，则其疗效更佳。

支气管哮喘

例 1：郑某，男，65 岁。

一诊：1963 年 5 月 12 日。

久患哮喘，冬寒尤甚。近日剧作，咳喘痰板气逼，喉间如水鸡声，腹胀甚，舌苔白，脉弦紧。投以射干麻黄汤加味：射干 10 克，麻黄 5 克，半夏 10 克，细辛 2 克，五味子 5 克，生姜 3 片，大枣 3 枚，紫菀 10 克，冬花 10 克，厚朴 10 克，大腹皮 10 克。

二诊：6 月 9 日。

服上方 20 余剂，哮喘大减，精神转佳，过去步行 500

米路都感困难，中途必须停歇几次，现在可以不停顿地缓行1000米路，并不感到吃力，痰见减少但仍不大易出，腹胀已除，但大便仍不甚爽，守上方再进。

三诊：12月3日。

继服上方后，哮喘平定已半年。近日因食高丽参蒸瘦猪肉后，胃脘异常难受，欲吐不吐，大便2日不行。自云寒痰为参肉壅补而内结，要求吐、下以攻其实邪。但细加诊察，胸中不痞硬，心下不胀满，按腹又不痛，显然内无实邪结聚，只是由于胃失和降所致。法当和降胃气，方用二陈汤加味：半夏10克，陈皮10克，云苓10克，甘草10克，苏梗10克，谷芽30克。

四诊：12月4日。

服上方1剂，胃气即和而安，现已知饥思食，大便亦通，但仍较干结，稍感头昏和疲倦，守上方加减以善后。

本例哮喘，用《金匮要略》射干麻黄汤方为主获效。此方与小青龙汤方基本相同，所不同的主要是射干一药，此药性味苦平，功能开泄顽痰瘀血，散结定逆，本为咽喉肿痛要药，极合哮喘病机，且其性味不寒不热，故不论冷哮还是热哮都适用。但此方用射干配合麻黄、细辛、生姜、半夏等宣肺散寒蠲饮之药，则只对冷哮有良效。惟此方在小青龙汤方的基础上，去桂枝的辛热，易射干的苦平，并配紫菀、冬花的温润，具有温而不燥的优点，较之小青龙汤方更为平稳。

例2：王某，女，50岁。

一诊：1991年6月8日。

患哮喘8年多。对多种异味气体如香烟、油烟、汽油、灰尘等过敏，一触即发，此次又发2小时，吸气困难，胸部逼闷甚，不能平卧，咽喉口舌干燥而不欲饮水，每发即服"喘息定"，略可减轻，但仍动则喘甚，每夜仅能睡2小时许，不耐寒热，夏季心烧，冬天怯寒甚，纳便尚可，舌淡胖有齿痕，苔薄黄，脉细弱。投以定喘汤方加减：白果30克，炙麻黄10克，杏仁10克，炙甘草10克，桔梗10克，紫菀10克，冬花10克，苏子10克，桑白皮15克，黄芩5克，射干10克，细辛3克，五味子10克，7剂。另给散方：蛤蚧2对研末，每服5克，日2次，随药送吞。

二诊：6月15日。

服上方1剂即效，服至3剂即停服"喘息定"，略可平卧，守上方再进10剂。

三诊：6月29日。

已能平卧，口干心烧均减，守上汤、散方再进7剂。

四诊：11月13日。

哮喘大为好转，睡安，守上汤、散方再进10剂。

五诊：1993年4月17日。

服上方后，哮喘痊愈，至今2年未再复发，特来相告（上方共服130剂，蛤蚧69对）。并要求调补身体。

本例属哮喘病中的寒热错杂证，故用定喘汤方为主获效。此方寒热并用，汪讱庵歌之曰："定喘白果与麻黄，款冬半夏白皮汤，苏杏黄芩兼甘草，肺寒膈热喘哮尝。"方中主药白果性味甘苦平涩，功能化痰涤垢，益肺气而定喘嗽《本草述钩元》指出："方书用银杏治喘，盖治喘之哮者，是症缘胸中之痰，随气上升，粘于喉咙以及会厌悬雍，致气出入不得快利，与痰引逆相击而作声。……此果经霜乃熟，秉收降之气最专，故气血之凝滞而为痰为浊者，必以是摧之陷之。"又《摄生方》载："金陵一铺，治哮喘白果定喘汤，服之无不效者，其人因此起家。其方用白果二十一个炒黄，麻黄三钱，苏子二钱，杏仁去皮尖、黄芩微炒各一钱半，甘草一钱，法制半夏、桑白皮蜜炙各二钱。水三盅，煎取二盅，分作二服。"此方不仅对哮喘寒热错杂证有良效，也适用于"慢支"寒热错杂证，例如同事陶某患慢性支气管炎，近因感冒风寒剧作，喘甚于咳，痰板难出，咽喉干痛如烟火熏灼，口苦，胸中烦热，舌苔白黄相兼，脉象浮弦。多药少效，我即投以定喘汤全方加蛇胆陈皮末，初服 5 剂，喘咳大减，再进 5 剂，喘平咳止，诸症全除。

例 3：叶某，女，57 岁。1991 年 9 月 28 日初诊：患哮喘 20 年，形寒易感，近又感寒发作半月余，久治少效，喘咳胸闷痰多，喉间痰鸣，鼻流清涕，口腻多涎，渴喜热饮，纳可，便调，舌胖嫩有齿痕，苔薄白，脉沉弱。投以自制白果三子二陈汤合玉屏风散：白果 30 克，炙麻黄 10 克，杏仁 10 克，炙甘草 10 克，白芥子 10 克，苏子 10 克，莱菔子 10 克，法半夏 10 克，陈皮 15 克，云苓 15 克，黄芪 30 克，防风 15 克，白术 15 克，7 剂。1992 年 9 月 28 日复诊：服上方后，哮喘即除，因自坚持长服，至今年余未再复发。最近不慎感寒鼻塞甚（素患慢性鼻炎），哮喘有复发之势，守上方加苍耳子、辛夷花、白芷各 15 克，薄荷 10 克（合苍耳子散）再进 7 剂而愈。

哮喘是一种顽固难治之症，近效虽较易得，根治则颇为难。我对阳虚冷哮虽有一定心得体会，但对阴虚热哮则经验贫乏，碰到的也少，深感缺憾。有一哮喘病友，广医多药少效，偶有一次自食淡菜炖猪精肉后，哮喘大减，因而继续服用多次，竟获痊愈。从此验方具有养阴清热化痰作用来看，其证必属阴虚痰热哮喘无疑。猪为水畜，能滋肾阴。常见民间在热病后阴虚火旺时，服猪肉饼汤有显著效果。淡菜具滋阴潜阳之功，见于《温病条辨》"下焦"篇小定风珠方中。又从李时珍《本草纲目》所谓"淡菜生海藻上，故治瘿与海藻同"，能"消瘿气"来看，可见其不仅能滋阴，而且能消痰。因此，这个验方对阴虚痰热哮喘是值得重视的。

胸 膜 炎

徐某，男，55岁。

一诊：1971年9月25日。

患胸膜炎20余年。前10年间，右胸胁及其背部仅有不适感，此后逐渐由不适而疼痛。近四五年来，疼痛日益增剧，无法坚持工作，长期疗养无效。现在右胸胁终日逼闷疼痛不止，咳时尤甚，并引右颈右背以及胃脘亦痛，痛有向内吸着感，痛甚时胸脘痞硬灼热。频频噫气，半咳不畅，痰涎特多而常从口呕出，呈泡沫或水样，其中有的稠黏胶结，吐在地上久久不干，大便秘结，小便短少。由于右胸胁及背终日疼痛，右半身常有束缚感。近日胃脘胀痛较甚，食欲不振，舌苔白黄而腻，脉象弦数有力。投以三子养亲汤合葶苈大枣泻肺汤加味：白芥子5克，苏子5克，莱菔子5克，猪牙皂5克，甜葶苈子15克，大枣30克，旋覆花15克，橘络10络，丝瓜络10克。

二诊：9月26日。

服上方1剂，半咳见松，尿量增多，胃脘胀痛减轻，守上方再进。

三诊：10月3日。

再进上方 3 剂，胃脘胀痛全除，噫气减少，半咳已畅，不仅完全咳得出来，而且可以大声咳嗽。但右胸胁背疼痛依然如故，痰涎仍多，改用十枣汤加味：甘遂 5 克，大戟 5 克，芫花 5 克，大枣 10 枚，白芥子 5 克，旋覆花 10 克，法半夏 10 克，陈皮 10 克，云苓 15 克。

四诊：10 月 6 日。

服上方 3 剂，右颈右背疼痛和噫气呕痰以及舌苔均明显减退，自觉病去其半。惟右胸胁痛尚未见松，仍然便结尿短脉弦，守上方加甜葶苈子 10 克，瓜蒌实 30 克。

五诊：10 月 12 日。

再服上方 4 剂，右胸胁逼闷疼痛减去三分之二，右背痛已全止，右半身束缚感渐除。右胸胁及胃脘上连右侧颈筋仍有互相牵引之感，胃脘仍觉痞硬隐痛灼热，小便虽转长，大便仍秘结，有时肠鸣，舌苔薄白而腻，脉仍弦数，守上方出入：

甘遂 5 克，大戟 5 克，芫花 5 克，大枣 10 枚，白芥子 5 克，莱菔子 15 克，旋覆花 30 克，枳壳 15 克，瓜蒌实 30 克，橘络 10 克，丝瓜络 10 克。

六诊：10 月 19 日。

服上方 5 剂，右胸胁痛范围日益缩小，现仅感右腋下及右肩胛骨下如有痰吸着在内而闷痛，并仍牵引右侧颈筋以致时时噫气，每当噫气作时，必吐痰一口，色黄而稠黏，如噫气不作时，则感到舒适，胃脘痞硬减轻，胃痛由持续性转为间歇性，右半身束缚感全除。大便仍结，二三日一行，粪成条，肠鸣减少，精神、饮食基本恢复正常，自觉病去十之七八。但近日药下二三小时胃中有不适感，因暂停十枣汤以观察之。开方：甜葶苈子 15 克，大枣 10 枚，桔梗 15 克，枳壳 15 克，杏仁 10 克，瓜蒌实 30 克，旋覆花 30 克，莱菔子 15 克，橘络 10 克，丝瓜络 10 克，陈皮 10 克，前胡 10 克，甘草 10 克。

七诊：10 月 29 日。

服上方 6 剂，右胸胁痛范围稍见扩大，并牵引右背痛，舌苔薄白微黄而腻，脉仍弦数有力，仍用十枣汤加味：甘遂 5 克，大戟 5 克，芫花 5 克，大枣 90 克，白芥子 5 克，苏子 5 克，莱菔子 10 克，海浮石 15 克，海蛤粉 15 克。

八诊：11 月 4 日。

服上方 3 剂，右胸胁痛范围又见缩小，右背痛亦大减，大便逐渐见松，先硬后软，粪色深黄，日行一次，或间日一行。守上方加瓜蒌实 30 克，橘络、丝瓜络各 5 克。

九诊：11 月 13 日。

服上方 5 剂，右胸胁痛减十之九，背痛又全除，精神、饮食、二便均已正常。但胸脘仍稍有逼闷向内吸着感，仍微有咳痰，苔已退去，脉仍弦数，继予善后调理而痊愈。

此胸膜炎病历 20 余年，其顽固的程度不言而喻。从本例胸胁闷痛咳时尤甚痰涎特多而脉弦有力来看，实证的临床表现是比较突出的。初诊本应采用十枣汤，但因年老久病，未敢遽投，而选用较为平稳的葶苈大枣泻肺汤合三子养亲汤加味，虽然获得一些效果，但主症胸胁闷痛痰涎特多依然如故。至三诊时才放胆使用十枣汤加味，由于药证吻合，故初服 3 剂，患者即觉病去其半，继进 9 剂而病去十之七八。当时根据《内经》"大毒治病，十去其六"的精神和药下胃中不适的反应，曾在六诊时停用十枣汤而改用初诊方加减 6 天，不料病势退而复进，因仍用十枣汤加味再服 8 剂，终使悬饮十去其九，并予调理而安。可见用毒药治病，只要药与证符，就应大胆放手，除毒务尽，而不应踌躇不前，或半途而废。何况十枣汤实有履险如夷之妙，非其他逐水峻剂可比。这里有必要提出讨论的是甘遂、大戟、芫花的性味、功用及其与甘草相反的问题：①甘遂、大戟、芫花的性味，柯韵伯谓"辛苦气寒而秉性最毒，并举而任之，气同味合，相须相济。"曹颖甫《经方实验录》载张任夫胸胁胀痛干呕短气脉弦的悬饮案，服十枣汤后，即感咽喉有辛辣刺激甚于胡椒，并有烦热口干声哑等反应，约经2小时许，才泻下臭水，而胸胁舒适，转侧自如，调理而愈，从其药下即感咽喉有辛辣刺激甚于胡椒并有烦热声哑口干等反应来看，显然与李时珍所谓大戟"其味辛苦，戟人咽喉"之说一致（如研末用胶囊装吞，或同大量红枣水煎服，则可避免上述反应），也可能与芫花性味辛温有关（现代药理研究证明芫花根中的挥发性油状物能刺激皮肤黏膜发疱）。但甘遂前人均言苦寒无辛味，是否也与上述反应有关，则尚须探讨。从现代药理研究证明三药均对消化道黏膜有刺激作用来看，如果三药研末不用胶囊装吞，则必刺激咽喉而产生上述反应，甘遂似难例外。本例采用十枣汤煎剂，先服多剂，并无咽喉刺激反应，后来渐感胃中不适，在加重大枣为90克，以护其胃后，即无不适之感，可见前人所谓"得枣则不损脾"之说是可信的。②甘遂、大戟、芫花的功用，同为逐水，但前人认为同中有异。如张山雷说："甘遂苦寒，攻水破血，力量颇与大戟相类，故《本经》《别录》主治腹满浮肿，下水留饮，破癥坚积聚，与大戟主治大同小异，但兼能消食，通利谷道，稍与大戟不同，则攻坚之力，殆尤为过之。"黄宫绣说："芫花味辛而苦，气温有毒……与大戟、甘遂皆能达水饮窠囊隐僻之处。然此味苦而辛，苦则内泄，辛则外搜，故凡……里外水闭，危迫殆甚者，用此毒性至紧，无不立应。不似甘遂苦寒止泄经隧水湿，大戟苦寒止泄脏腑水湿。"又本例方用十枣汤还配合了控涎丹（《三因方》：紫大戟、白甘遂、白芥子微炒，各1两，为末，姜汁打糊丸如梧子大，每服10丸或20丸）。李时珍说："大戟能泄脏腑之水湿，甘遂能行经隧之水湿，白芥子能散皮里膜外之痰气，惟善用者，能收奇功也。"现代药理研究证明，甘遂、大戟、芫花均能刺激肠管，增加肠蠕动，产生泻下作用，并能利尿，芫花且有止咳祛痰功效。这是完全符合前人经验的。③东汉时并无甘遂、大戟、芫花反甘草之说，这可从《金匮要略》"痰饮"篇中治留饮脉伏心下坚满的甘遂半夏汤中甘遂与甘草同用得知。现代药理实验研究证明甘遂、大戟、芫花反甘草的作用与甘草用量有密切关系，即甘草用量与它们相等或少于它们时无相反作用，有时还可能解除它们的副作用；如甘草的用量大于它们时则有相反作用（不仅它们的泻下和利尿作用明显减弱，且有使其毒性增强的倾向）。这和上述《金匮要略》甘遂半夏汤方甘遂用大者三枚和甘草用如指大一枚的用量比例的经验似有共同之处。但近人杨永华曾亲身体验说："甘草与甘遂相反，而《金匮要略》甘遂半夏汤乃甘遂与甘草并用。予曾以甘遂一钱，甘草四钱，并服而验之，至二十分钟，觉肠鸣，至三小时后，腹痛，旋止，至六小时腹痛亦即止，无他异也。又单服甘遂末三分，至半小时觉胃内炎热，一小时肠胃觉痛，其力上下奔豚，时而肠鸣，时而绞痛，此乃刺激肠腺之蠕动，以助其泻泄之力，至二小时其疼由轻加重，三小时后大便一次，至四小时又入厕，方见溏便，后又水泻二次，始愈。经此实验之结果，乃知《金匮要略》二药并用，非特不反，且用甘草正所以缓和甘遂之猛烈，此如大承气汤中之用厚朴，以免硝黄绞肠之患，同一理也。"似此，则甘草量大于甘遂服之亦无害。可见动物试验的结果，证之人体，并不尽然。最近有学过中医的西医同志认为，甘草与甘遂、大戟、芫花相反，可能是指对体内水液的相反作用而言，即甘草中的主要有效成分为甘草素，水解后得甘草次酸，有类似肾上腺皮质激素样作用，能促进体内盐和水在体内滞留和钾离子的排出，健康人长期服用甘草浸膏后，能引起水肿；而这恰与甘遂、大戟、芫花的善于攻逐水饮以消除水肿的作用相反。又可能是指对胃肠黏膜的相反作用而言，即甘遂、大戟、芫花能刺激胃肠黏膜，而甘草则能保护胃肠黏膜，这种见解，虽亦可供参考，但仍有待深研。如李时珍引刘河间《保命集》云，凡水肿服药未全消失，以甘遂末涂腹绕脐令满，内服甘草水，其肿便去。又《百一选方》云，脚气上攻结成肿核及一切肿毒，用甘遂末水调敷肿处，即浓煎甘草汁服，其肿即散。二物相反而感应如此。清流韩詠病脚疾，用此一服，病去七八，再服而愈。"又如《金匮要略》水气病篇治水肿诸方，多用甘草配合发汗利水药奏功，并不禁用甘草。必须指出中医所谓相反的药物，是指同用会引起严重不良后果（甚至致死）者而言，否则就不成其所谓相反。所以临床中医一般是禁止同时使用相反药的。这和某些药物虽然作用相反，但常互相配合以成其功者，并无共同之处。因此，上述从刺激或保护胃肠黏膜来理解甘遂、大戟、芫花与甘草的相反作用，显然不符合中医所谓相反的本意。由此还可进一步设想，十枣汤中大枣的作用，同甘草相比，从保护胃肠黏膜来说是一致的。

但张仲景为什么不用甘草而用大枣配甘遂、大戟、芫花？这样配伍的十枣汤固然屡建奇功，但如配以甘草，是否一定就会引起严重不良后果？这都有待今后从理论到临床不断进行研究，以求得更为确切的解答。

肺 结 核

例1：丁某，男，61岁。

久患肺结核，骨蒸寒热不已，寐则盗汗淋漓，咳嗽痰多，不思饮食，神疲肢倦，少气懒言，大肉尽脱，卧床不起，脉虚细数。1961年6月14日初诊，投以六君子汤加味：党参15克，白术10克，云苓15克，甘草30克，黄芪15克，京半夏15克，炙陈皮10克，银柴胡15克，地骨皮15克。连服3剂，骨蒸寒热解除，胃纳渐开。但盗汗仍多，复诊守上方去银柴胡、地骨皮，加生龙骨、生牡蛎各15克。患者坚持此方服用半年多，日益食增神旺，终至病愈体丰。

例2：许某，男，28岁。

久患肺结核病，时轻时重。去年7月间咳痰带血，经治血止而咳不止，12月间在医院检查，发现右肺中下部有透光区。今年1月间又咳痰带血而色紫量多，并伴有低热、盗汗，持续半月咳始止，现仍干咳不已，胸部闷痛，气短，尿黄，大便干结，胃纳尚可，舌红，脉细弱。投以甘草30克，百部15克，百合15克，沙参15克，山药15克，桔梗15克，白及30克，合欢皮30克，党参15克，云苓15克，紫菀15克，冬花10克，橘络10克，丝瓜络10克，白果15克，核桃肉15克。

二诊：5月9日。

初服上方 5 剂，咳嗽胸痛基本解除，继进 10 剂而诸症消失，自觉病愈，因而停药，至 3 月中旬，因劳累过度，又咳痰带血，但量较少而色鲜红，三四天即自止，现唯劳动时稍感胸痛气促，休息即自缓解，有时干咳、低热、盗汗、尿黄，眠食舌脉正常，仍守上方再进。

三诊：1976 年 2 月 21 日。

再进上方 35 剂，诸症又渐消失，但在劳累时稍感胸痛气促。去年 10 月间在医院透视拍片复查，发现原有右肺中下部透光区已消失，但两肺上中部仍稍有阴影，因嘱仍守上方长服以巩固疗效。

例 3：杨某，男，30 岁。

久患肺结核病，咳痰胸痛，午后颧红，手足心热，咽喉口舌干燥，肌肉消瘦，舌红，脉细数。投以甘草 30 克，百部 15 克，百合 15 克，桔梗 15 克，沙参 15 克，天冬 15 克，麦冬 15 克，橘络 5 克，丝瓜络 5 克。

患者坚持服用上方 60 余剂，咳痰胸痛全除，体重增加 8 公斤，经过胸透复查，病已基本痊愈。

中医认为肺结核病是因肺脏阴阳失调而结核菌肆虐所致。一般来说，中医治病主要着眼于内在的正气失调，而把外来的邪气（细菌等）干扰放在次要地位，认为只要正气恢复，抗力充足，邪气就无立足之地，故须在扶正基础上祛邪。因此，中医诊治肺结核病，着重调整肺脏阴阳。但既要看到气虚、阴虚和气阴两虚的正虚方面。也要看到火亢、痰阻和血瘀的邪实方面，治法应在益气、养阴的前提下清火、祛痰、化痰。还要看到本病病机常常由上焦肺传入中焦脾以至下焦肾，而伤及先后天之本（尤其是后天之本的脾），必须从脾肾扶正培本（尤其是"补土生金"法），才能提高疗效。今就上述治验三例分析之：

例1虽属肺结核病，而且发展到肺肾两虚，金水不能相生，以致骨蒸寒热不已，寐则盗汗淋漓，脉象细数而虚；但因病久损及脾胃，土不生金，以致咳嗽痰多，不思饮食，大肉尽脱，神疲肢倦，气少声低。由于病机关键在脾，故采用"补土生金"法，投以六君子汤加黄芪、银柴胡、地骨皮3剂，而寒热顿除，坚持半年而病愈体丰。这里还须指出的是，当本病已传脾时，大都是用参芪为主药的"补土生金"法，但如已由气虚发展到阳虚时，又当大胆采用姜附为主药的"补土生金"法。例如有一妇人，患肺结核病年余，肌瘦面白，午后潮热颧红，子夜后至天明热渐退而身凉肢冷，咳痰稀而多，不思饮食，大便时溏，脉象微弱。前经数医多方治疗无效。后由一医毅然采用附子理中汤，连服3剂，诸症大减，调理1月，竟获痊愈，即其明证。

例2病属肺脏气阴两虚（偏于阴虚）所致。由于肺脏阴虚火亢，时伤血络，故常见咳血、低热、盗汗、尿黄、便结、舌红、脉细；由于肺气亦虚，故见气短；由于肺气失宣，肺络阻塞，故见胸部闷痛。但因肺阴偏虚，故干咳时多，病未传脾，故胃纳尚可。因此，方用百合、沙参、山药以润养肺阴，党参、白果、核桃肉以固补肺气，桔梗、甘草、紫菀、款冬花、橘丝、丝瓜络、百部、合欢皮、云苓以开肺通络，化痰止血。此方初服5剂，咳嗽胸痛即基本解除，继进10剂而诸症消失。后来虽因停药过早而病稍复发，但再进上方35剂，不仅临床症状全除，而且胸透复查原有病灶消失。嘱仍守上方长服以巩固疗效。

例3病属肺脏阴虚，肺络阻塞所致。故现咳痰胸痛，午后颧红，手足心热，咽喉口舌干燥，肌肉消瘦，舌红，脉细数等症。方用百合、沙参、天冬以润养肺阴，桔梗、甘草、百部、橘络、丝瓜络以开肺通络，化痰止咳。患者坚持服用此方 60 余剂，临床症状全除，体重增加 8 公斤，并经胸透复查，病已基本痊愈。

这里须加说明的是：①我之所以重用甘草治肺结核病，是以《金匮要略》所附《千金》甘草汤治上焦虚热肺痿为根据的。徐忠可注："肺痿之热由于虚，则不可直攻。故以生甘草之甘寒，频频呷之，热自渐化也。"若治上焦虚冷肺痿，则宜用甘草干姜汤（炙甘草配炮干姜）以温之。有一老友，是某医院内科主任，他告诉我曾用一味甘草流浸膏治愈过一些服西药无效的肺结核病，值得重视和研究。现代药理研究证明，甘草具有多方面的重要作用，如在呼吸系统方面，能镇静止咳（中枢性）和解痉平喘（支气管痉挛）；在消化系统方面，能解痉（肠管平滑肌）止痛和抗溃疡病；在心血管系统方面，能升高血压和降低胆固醇；在内分泌系统方面，具有肾上腺皮质激素样作用。此外，还能抗菌（结核杆菌、金黄色葡萄菌、大肠杆菌、阿米巴原虫及滴虫）、抗炎（关节炎）、退热、解毒（药物中毒、食物中毒、体内产物中毒）等。②百部为治肺结核要药。现代药理研究证明，百部对结核杆菌有抑制作用，但此药味苦，攻而不补，肺结核的虚证宜慎用。不可因为现代药理研究证明它有抑制结核杆菌作用就不辨寒热虚实而滥用之。否则，不但难以收到预期的疗效，且有可能引起不良的后果。③百合性味甘平（微寒），为润养肺阴的要药。近代医家对阴虚内热的肺结核病，大都喜用百合固金汤（百合、甘草、桔梗、贝母、生地、熟地、沙参、麦冬、当归、白芍），确有良效。但必纯属阴虚内热

者才适宜，若属气阴两虚者则应适当加减。若属脾气虚甚至
阳虚者又当禁用。

这里附录一例用"回龙汤"治愈的肺结核病案以供
参考：

患者吴某，1987年2月18日来信说："2月16日《江
西日报》'新春寄语'中见到您的大名，使我很高兴。回忆
40年代，我16岁在泰和县学徒时，身患肺结核病，当时虽
可凭'难民证'到省医院治疗，但治1年多，病情有增无
减，透视后大夫说到了晚期，这时我悲观失望。后因事去吉
安，经吴某介绍，请您诊治，吃了几帖中药，因我不能长期
留在吉安治病，您根据我的情况嘱我长服'回龙汤'，也可
以治此病，既方便，又有效。但学徒期间，利用别人的尿不
可能，只好用自己的尿，初时一个月内，犹豫不决，服不下
去，后想到您的医德和医术，坚定了我的信心，一直服了
14个月，18岁去透视过一次，肺结核病已经钙化，至今没
有复发过。今见报，知您尚在执教，特向您汇报一下，此方
很有作用。"

肺 脓 疡

刘某，女，72岁。

素患皮肤痒疹与头痛交替而作，至今未已。近时咳嗽
夜甚，痰多色白黄青绿相兼，夹血，有腥臭气，胸闷不痛，
口味酸苦，食欲减退，腰膝疼痛，舌苔白黄而腻，舌质紫
暗，脉弦数（西医诊断为肺脓疡）。1964年6月29日初诊，
投以《千金》苇茎汤合《金匮要略》桔梗汤加味：芦根15
克，白茅根15克，冬瓜仁15克，生苡仁15克，桃仁10克，
桔梗10克，生甘草15克，白芍10克，连服4剂，咳嗽大

减，痰由五花色转为白色，胸闷已舒，口不酸苦，食欲渐开，身不痒，头不痛，但仍腰酸痛。复诊守上方继进4剂以收功。后据患者女儿刘某因病就诊时面告，继进上方后，病即痊愈。

从本例咳嗽胸闷吐五花色腥臭痰等主症来看，病属肺脓疡无疑。本病是因湿热瘀浊蕴结腐败于肺中所致。法当开宣肺气，清利湿热，化瘀排脓。故用苇茎汤合桔梗汤获得速效。此方主药苇茎即芦根，为清肺良药，性味甘寒，功能清热生津，并能清利湿热，可以重用而无流弊，近时不少临床医生常用此为主药治疗急性肺炎有效，是亦清肺的明证。辅佐药：苡仁味淡性微寒，生用功能清利湿热，《药性本草》说它能治。"肺气积脓血，破毒肿。"《济生方》和《汪范方》均独任以治咳唾脓血。桃仁性味苦甘平，《本经》主治"瘀血血闭癥瘕。"《名医别录》"止咳逆上气。"瓜瓣究何所指，《金匮要略》原文不详，近人大都采用冬瓜子仁或西瓜子仁，冬瓜子仁性味甘寒（平），功能清热利湿。《本草纲目》用以治肠痈。《本草述钩元》"主腹内结聚，破溃脓血，凡肠胃内壅，最为要药。"西瓜子仁性味甘寒，亦为主治腹内结聚，破溃脓血，肠胃内壅的要药。由上述可见，千金苇茎汤确为主治肺脓疡的良方。又此方中的薏苡仁、桃仁、瓜瓣三药亦常用于肠痈，如《金匮要略》治肠痈所用的薏苡附子败酱散、大黄牡丹汤和《千金》治肠痈的薏苡瓜瓣汤等。又本例所配合的桔梗汤加白芍（亦可用赤芍或赤白芍同用），还含有《金匮要略》治肠痈的排脓散（枳实、芍药、桔梗）和排脓汤（甘草、桔梗、生姜、大枣）之意。王旭高注此二方说"排，斥也。脓，血肉所化也。前方枳实、赤芍，佐以桔梗，直从大肠泄气破血，斥逐其脓；后方甘桔姜枣，仍从上焦开提肺气，调和营卫，俾气行而脓自下。《经》曰：营气不从，逆于肉里，乃生痈肿。故欲消其痈，必先行气，欲排其脓，必先提气。举此以推，疡科之要可知矣。"于此亦可见肺与大肠相表里的理论在临床上妙用之一斑。

循环、血液系统

心脏病（冠心、高心、风心、肺心）

例1：张某，男，49岁。

一诊：1975年1月12日。

患"冠心病"，胸闷微痛，心悸心慌，脉搏有时数（120次/分）而促，有时迟（50次/分）而结，左脉按之细。头晕神疲肢倦，容易感冒，食欲减退，口淡乏味，大便时结时溏，尿黄，右胁时痛（有血吸虫病史），口干渴饮，口腔左侧有白斑，咽喉干燥有异物感（有慢性咽炎史），寐差，舌质红而苔稍呈灰白色。投以自制丹络蒌薤汤加味：丹参30克，橘络10克，丝瓜络10克，瓜蒌实30克，薤白10克，夜交藤30克，合欢皮30克，党参15克，焦白术15克，云苓15克，甘草10克，桔梗10克，青陈皮各10克，生黄芪10克，防风15克。

二诊：2月23日。

服上方30剂，胸闷心悸渐除，脉不促不结，左脉亦不细。舌上灰白苔减退，头晕减轻，大便基本正常。但仍纳差，腹胀矢气则减，守上方加山楂15克，六曲10克，谷麦芽各15克，鸡内金10克，大腹皮10克。

三诊：3月8日。

继进上方 40 剂，胸闷心悸未再发生，但心前区有时仍有微痛，腹胀渐除，食欲渐开，夜寐已安，守上方去山楂、六曲、鸡内金、青皮、夜交藤、合欢皮，加降香 10 克。

四诊：1976 年 2 月 3 日。

自服上方后，诸症全除，自觉病愈。乃住院治疗血吸虫病，经注射锑剂 18 针，因出现心律不齐而止。复查"冠心"运动试验又呈阳性。但疗养 3 个月后即转阴性，现虽微感胸闷心悸，但脉不结促，虽口苦或淡，有时腹胀，而胃纳尚可，嘱仍用一诊方坚持长服以巩固疗效。

例 2：孙某，男，36 岁。

一诊：1993 年 2 月 6 日。

患"冠心"病，心慌心悸，心前区闷痛，全身乏力年余，近时加剧，每于下午 4～5 时即作。平素易感，感即咳嗽，咯黄痰。现仍干咳未已，口干、口淡乏味，无饥饿感，有时脘腹胀痛，大便素结，2～3 日一行、不畅、矢气多，近月来饮酒多，大便转稀，日一行。舌红根部微黄，脉细弱。投以自制丹络蒌薤汤合香砂六君子汤：丹参 15 克，橘络 10 克，丝瓜络 10 克，瓜蒌皮 10 克，薤白 10 克，广木香 15 克，砂仁 10 克，白蔻仁 10 克，太子参 30 克，焦白术 15 克，云苓 15 克，甘草 10 克，陈皮 15 克，葛根 50 克。上药以 10 剂共研粗末，分成 30 包，每日用 1 包，开水泡服。

二诊：3 月 16 日。

药后显效，心慌心悸大减，胸闷痛除，胃亦不痛，大便畅行。仍胸有微闷。守上方再进 7 剂，每日水煎服 1 剂。

三诊：3 月 23 日。

心悸胸闷已除，仍不饥，舌红少苔，脉弱。守上方出入：黄芪 30 克，防风 15 克，白术 30 克，党参 30 克，云苓 30 克，甘草 10 克，法半夏 10 克，陈皮 15 克，广木香 10 克，砂仁 10 克，山楂 30 克，六曲 10 克，谷麦芽各 30 克，鸡内金 15 克，丹参 10 克，橘络 5 克，丝瓜络 5 克，瓜蒌皮 5 克，薤白 5 克。上药以 10 剂共研粗末，分成 30 包，每日用 1 包，开水冲泡代茶。

例3：龚某，男，78 岁。

1992 年 10 月 19 日初诊：素患"慢支肺气肿""冠心""心律失常""心功能不全"等病。近 1 周发生下肢凹陷性水肿，脚软行走困难，动则心悸气喘胸闷，形寒特甚，脘胀，纳差，大便呈不消化状，舌苔白润，脉结代。投以麻黄附子汤合自制白茅根汤加味：麻黄 15 克，熟附子 30 克，甘草 10 克，焦白术 30 克，黄芪 50 克，白茅根 50 克，生苡仁 30 克，赤小豆 30 克，泽兰 30 克，桑寄生 50 克，杜仲 30 克，鸡内金 15 克。10 月 23 日复诊：服上方 5 剂，水肿基本消退，现仅下午足跗微肿而已。已能行走自如，胃脘不胀，纳增，但仍怯寒甚，苔仍白润，脉仍结代。嘱守上方坚持长服以期竟其全功。

例4：陈某，男，65 岁。

一诊：1975 年 11 月 26 日。

患"冠心"病合并"高心"，经常胸闷心悸，气喘。血压常在 21.3/13.3 千帕左右，头昏胀而沉重，耳鸣，目胀，脚软，步履有飘浮感。腰酸痛，夜尿多，经常失眠，晨起咽喉口舌干甚而渴喜热饮，口淡而腻，纳差，只能进软食，不能进硬饭，食后脘腹作胀，时时矢气而不畅，大便软烂而不爽，舌红有瘀斑而黄腻，脉结代而左弦右细不任按。投以自制丹络蒌薤汤加味：丹参 30 克，橘络 10 克，丝瓜络 10 克，瓜蒌皮 15 克，薤白 10 克，夜交藤 15 克，合欢皮 15 克，党参 15 克，焦白术 15 克，云苓 15 克，炙甘草 10 克，陈皮 15 克，山楂 15 克，葛根 15 克，桑寄生 30 克，杜仲 15 克，续断 15 克。

二诊：12 月 4 日。

服上方 5 剂，血压降为 18.7/10.7 千帕，头部自觉轻松，夜能安寐，尿亦较少，食欲转佳，脘腹胀减，矢气通畅而次数减少，守上方再进。

三诊：12 月 9 日。

再服上方 5 剂，胸闷心悸明显好转，血压正常，睡眠安稳，胃纳增加，腹胀渐除，大便通畅，矢气减少，舌苔已退，左脉不弦，守上方再进。并嘱用上方加酸枣仁、柏子仁、磁石、枸杞子各 15 克，菊花、钩藤各 10 克，10 剂共熬成膏，长服以巩固疗效。

四诊：1976 年 3 月 9 日。

服上汤方和膏方后，胸闷心悸基本解除，寐安，纳佳，能进干饭，舌上黄苔和瘀斑均已消失，耳鸣目胀减轻，但血压尚不稳定，守上汤方加珍珠粉 1 克，夏枯草 10 克，决明子 15 克，青木香 10 克，膏方照原再进。

例5：孙某，女，19 岁。

一诊：1971 年 9 月 21 日。

患"风心"病，胸闷微痛，动则气喘，心悸头昏，怯寒肢冷，血压偏低（10.7/6.67 千帕），口淡不思饮食，胃脘及左胁下痞闷而按之微痛，舌苔薄白微黄而润滑，脉沉细弱。投以人参四逆汤加味：熟附子 10 克，炮干姜 5 克，炙甘草 5 克，党参 15 克，焦白术 15 克，桂枝 10 克，陈皮 10 克。

二诊：9月23日。

服上方2剂，胸闷大减，四肢回温，两脉见起，血压升至14.7/12千帕，但仍胃脘痞痛不思饮食。改用香砂六君子汤加味：广木香10克，砂仁10克，党参15克，白术15克，云苓15克，法半夏10克，陈皮15克，炙甘草5克，谷麦芽各15克，参茸黑锡丹1瓶。

三诊：9月26日。

服上方3剂，胃脘痞闷大减，但仍有微痛，守上方再进。

四诊：10月10日。

服上方3剂，胃脘痞痛全除，知饥食香，精神转佳。但停药多日，又感胸闷痛而动则气喘，脉又沉细。并有时左胸乳下阵痛而灼热（每隔二三天发作1次，每次持续1小时左右），守一诊方加云苓15克，参茸黑锡丹1瓶。

五诊：10月15日。

再进上方5剂，胸闷痛除，气不喘，心不悸，头不昏，但左胸乳胁下仍有灼热感，胃脘又感痞痛，并见面浮尿急而阴中不适。改方用自制白茅根汤加味：白茅根30克，生苡米15克，赤小豆15克，云苓30克，北沙参15克，柏子仁15克，党参15克，山楂15克，六曲10克，谷麦芽各30克。

六诊：11月5日。

连服上方10剂，左胸乳胁下灼热全除，心悸未再发作，面浮已退，胃脘痞痛又除而知饥食香，守上方加减以善后。1978年4月，据其胞姐孙某因病就诊时面告，她的"风心"病已痊愈，曾经医院反复检查证实，能担负繁重工作。

　　例6：周某，男，80岁。1976年1月25日初诊：久患"慢支"合并肺心病。近因重感冒而剧作十多天，症见寒热咳喘痰不易出（味咸），心胸闷痛，不能平卧，更不能起床，头晕，精神萎靡，不思饮食，小便不利，大便已十多日未解，夜不能寐，舌苔黄多白少而厚腻，脉象虚数。投以自制丹络蒌薤汤合桔梗汤加味：丹参30克，橘络10克，丝瓜络10克，瓜蒌实30克，薤白15克，桔梗10克，甘草10克，杏仁10克，枳壳10克，前胡10克，白前10克，云苓30克，白通草10克，山楂15克，六曲10克，谷麦芽各15克，朝白参6克，5剂。上方服第1剂，寒热即除，大便即通，咳喘胸闷气逼见松，痰较易出而味不咸。但服至第3剂，寒热又作，胸闷气逼加甚，乃守上方加红人参15克，麦冬15克，五味子15克，服至第5剂，诸症悉除，精神大好，欣然步行三四公里回家欢度春节。

　　本例病机一方面，表邪袭肺，痰热内闭，心肺气机阻滞，脉络不通，故现寒热咳喘气逼胸痛二便不利（肺主通调水道，又与大肠相表里，肺气阻滞于上，则二便不利于下），舌苔黄多白少厚腻等症；另一方面，素弱之心气不支，故现脉象虚数，精神萎靡、头晕不能起床等症。病属邪实正虚，法当攻补兼施。故用自制丹络蒌薤汤加味以开胸通络，清化痰热，宣畅心肺气机；又用朝白参以补心气。此方初服一剂，即获显效。其所以服至第3剂而病情反复者，是因方中仅用朝白参6克，培补心气之力不足，而正虚日甚，余邪退而复进所致。因即加入生脉散，其中红人参、麦冬、五味子各用至15克，服后不仅诸症迅速缓解，而且精神迅速恢复，病入坦途。由此可见，生脉散对心脏气液两虚欲脱重证是有其非常良好的作用的。

例 7：黄某，男，61 岁。

一诊：1988 年 10 月 3 日。

久患慢性气管炎，逐渐发展到肺气肿、肺心病。近因感冒风寒而急性发作，寒热咳喘，住入当地医院，经治无效，日益加剧，且出现尿毒症，已下病危通知，并劝其出院。现身微热而喘咳甚，痰板不得出，胸部紧逼，心里难过，上气不接下气，时出冷汗，小便不通，口干喜热饮，不思食，白天精神恍惚，有时谵语，入夜尤甚，舌苔黄腻，脉弦紧数不整。证属太阳寒水郁热于肺，趁虚并入少阴，心肾交困，膀胱气化不行所致。法当急投参附汤合生脉散以扶元固脱为主，兼用小青龙汤以宣肺化痰。方用：红人参 15 克，熟附子 15 克，麦冬 15 克，五味子 10 克，麻黄 10 克，桂枝 10 克，白芍 10 克，甘草 10 克，干姜 10 克，细辛 3 克，半夏 15 克，陈皮 15 克，云苓 15 克。

二诊：10 月 4 日上午。

昨晚 7 时半开始服药，每隔 3 小时一次，最后一次是下半夜 3 时半，药后曾吐出多口浓痰，昨夜谵语停止，今晨自云心里稍感好过些，精神略有好转，现已熟睡。昨日夜至今晨小便仍未通，时欲尿而不得，可见膀胱气机滞涩殊甚。除守上方再进 1 剂外，并嘱间服下方：麻黄 15 克，杏仁 15 克，桂枝 15 克，甘草 10 克，云苓 30 克，猪苓 30 克，泽泻 30 克，白术 30 克，木通 30 克。

三诊：10 月 5 日上午。

昨日中午小便 2 次，昨夜小便 1 次，但尿量甚少，未再谵语，舌苔见退，脉仍弦紧但已匀整。守上方出入：麻黄 20 克，杏仁 20 克，桂枝 15 克，白芍 15 克，陈皮 15 克，半夏 30 克，云苓 50 克，甘草 10 克，木通 15 克，细辛 5 克，五味子 10 克，白术 30 克，红人参 15 克，熟附子 15 克。

四诊：10 月 6 日上午。

心里难过大减，胸逼基本解除，但小便仍难出，昨日上午出院回家，直至夜间先后得少量小便 4 次，都是在床上努责而出，食欲稍开，今早进稀粥半碗和冲鸡蛋 1 枚。守上方出入：麻黄 30 克，杏仁 15 克，甘草 10 克，白术 30 克，云苓 30 克，猪苓 30 克，泽泻 30 克，肉桂 15 克，熟附子 30 克，红人参 10 克，五味子 10 克，半夏 15 克，陈皮 15 克，细辛 5 克，木通 30 克。

五诊：10 月 7 日上午。

昨日夜共得小便 4 次，量较多，较前天通畅，又得半泻大便 1 次，粪色黑，食欲渐开，昨日中午进软饭及精肉饼各一两多，今早吃了 1 枚冲鸡蛋，但心里又有些难过。守上方加重红人参为 15 克，减麻黄为 15 克。

六诊：10 月 8 日上午。

小便渐通利，昨日 3 次，尿呈黄色，昨夜一次比以前畅快，自觉头脑清醒，但精神、胃口仍较差，时有火气上冲，心胸烦闷不舒，大声呻吟则好受些，今晨掀被叫人给他脱衣服，口干渴思冷饮。证有阳回热起之势，改用生脉散合导赤散：生晒参 15 克，麦冬 30 克，五味子 15 克，生地 30 克，竹叶 15 克，木通 15 克，生甘草 10 克。

七诊：10 月 9 日上午。

火气上冲感减轻，二便通畅，但身热复炽，头额扪之灼手，口舌干燥喜冷饮，脉洪数。证由少阴转出阳明，佳象也。守上方合白虎汤：生石膏 30 克，知母 15 克，生甘草 10 克，粳米 30 克，生晒参 15 克，麦冬 30 克，五味子 15 克，生地 30 克，竹叶 15 克，木通 15 克。

八诊：10月11日上午。

服上方2剂，汗出热退，心里难过全除，小便自利，但大便不畅。守上方减生晒参为10克，五味子为10克，木通为10克，加杏仁10克，瓜蒌仁15克。

九诊：10月13日上午。

再进上方2剂，精神、饮食均佳，但仍有时火气上冲而烦躁，咳痰稠黏，小便热痛。守上方加减以善后。

本例太阳（肺、膀胱）与少阴（心、肾）同病，呈现内闭外脱之证。故既用参附汤合生脉散以救外脱，又用小青龙汤、麻黄汤、五苓散以开内闭（尤其是用大剂麻黄、五苓以开尿闭起了决定性作用）。最后病机由阴出阳，而见阳明经证，故用白虎汤清解。这是一例伤寒六经病机由阳入阴（太阳病并少阴）又由阴出阳（少阴转属阳明）的生动体现，值得深入玩味。

以上所述心脏病案都用了自制丹络蒌薤汤方为主。此方由丹参、橘络、丝瓜络、瓜蒌实、薤白五味药组成。前人对此主要有如下记述：

丹参：张山雷说，丹参专入血分，其功在于活血行血，内之达脏腑而化瘀滞，外之利关节而通经络，详核古人主治，无一非宣通运行之效。李时珍说，丹参色赤味苦，气平而降，入手少阴、厥阴二经，功能活血通络。

橘络：张隐庵说，橘络能行胸中之饮，又能疏达络气。赵学敏说，橘络能通经络滞气，又能活血。赵恕轩说，橘络通经络气滞脉胀，驱皮里膜外积痰，活血。

丝瓜络：李时珍说，丝瓜络通经络，行血脉，治血气作痛。

瓜蒌实：张山雷说："蒌实入药，古人本无皮及子仁分用之例。仲景书以枚计，不以分量计，是其确证。盖蒌实既老，其壳空松，故能通胸脯之痹塞，而子又多油，善涤痰垢黏腻，一举两得……自《日华子大明本草》有其子妙用一说，而景岳之《本草证》只用其仁，张石顽之《逢源》亦云去壳纸包压去油，则皆不用其壳矣，大失古人专治胸痹之义。观濒湖《纲目》附方极多，全用者十之九，古人衣钵，最不可忽。……所以欲用其全者，宁以蒌皮、蒌仁列为二物，乃能得其老者，始有实验。"

薤白：李时珍说，薤白治胸痹刺痛，下气散血。黄宫绣说，薤白实通气滑窍之佳品。王士雄说，薤白辛温，散结，定痛，宽胸，活血。谢安之说，薤白辛滑通利，上能开胸痹，下能泄大肠气滞。

基于上述，我所制丹络蒌薤汤方五药合用，具有活血化瘀，豁痰蠲饮，行气导滞，疏经通络的综合作用，能够开宣心胸之闭塞，解散心胸之结气，且五药相配，性味中和（丹参、瓜蒌实、丝瓜络稍偏于凉而薤白、橘络稍偏于温，两相配合，适得其中），对心脏病血气阻滞和痰饮停聚的心胸闷痛之实证，颇为适宜。惟方中瓜蒌必须皮与仁全用，并注重其皮（上述验案中的瓜蒌实，都是皮、仁各半合用，近时则多用其皮，而少用其仁）。但因心脏病多见虚实错杂之证，多用通补并行之法（实多虚少的则通中兼补，虚多实少的则补中兼通）；而本方则功专于通，故用时常须随证加入补虚之药，始克有济。心脏病的虚证，虽有气虚、阳虚、血虚、阴虚、阴阳气血俱虚之别，但以气虚、阳虚证较为多见，尤其是脾气虚者。

高血压病

例 1：曲某，男，53 岁。

一诊：1974 年 9 月 23 日。

久患高血压病，血压常在 22.7～26/14.7～16 千帕，体胖面红，头晕眼花脑胀，自觉上重下轻，行走有飘浮感，四肢乏力，腰酸痛，口苦，舌苔黄厚，左脉弦劲。投以龙胆泻肝汤方加减：龙胆草 10 克，黄芩 10 克，白芍 15 克，生甘草 10 克，夏枯草 15 克，决明子 15 克，菊花 10 克，钩藤 15 克，桑寄生 30 克，杜仲 30 克，续断 30 克，川怀牛膝各 15 克。

二诊：10 月 8 日。

服上方 5 剂，血压降至 20/12.4 千帕，头晕眼花脑胀解除，颇感舒适。由于工作繁忙停药多日，血压又稍见回升，但头脑仍然清爽，未再发生昏胀，弦劲脉见减退，守上方再进。

三诊：10 月 29 日。

再进上方 7 剂，血压再降至 20/12 千帕，但因事忙又停药多日，血压又稍回升，惟自觉舒适，毫无所苦。嘱守上方坚持长服以巩固疗效。

例 2：李某，男，37 岁。

患高血压病，头晕胀痛，心悸，动则气喘，全舌发麻，咽喉干燥，渴喜冷饮，寐少梦多，舌心有紫蓝斑点，舌根部苔深黄，脉弦细数。1971 年 9 月 6 日初投滋水平肝之剂无效。9 月 10 日改投龙胆泻肝汤方加减：龙胆草 12 克，黄芩 10 克，栀子 10 克，生地 30 克，丹皮 10 克，赤白芍各 15 克，丹参 30 克，生甘草 30 克。此方仅服 2 剂，头晕痛心悸气喘舌麻即大为减轻，舌心紫蓝斑点亦明显减退。因嘱守方坚持长服，以期竟功。

高血压病的肝阳上亢证有虚实之辨，虚证治宜滋水平肝，如杞菊地黄汤等方；实证治宜泻火平肝，如龙胆泻肝汤等方，二者不可混淆，否则无效。以上2例高血压病，都属于后者，故都用龙胆泻肝汤方加减以泻火平肝获效。方中龙胆草性味苦寒，为泻肝经实火的主药，凡高血压病而见肝阳上亢之实证的，必不可少。这里须加说明的是：现代药理研究证明甘草具有肾上腺皮质激素样作用，能够升高血压，所以近代临床治疗高血压病一般是忌用甘草的。上述例2案的高血压病，根据中医理论而大量使用甘草，主要是针对其心悸较甚，取其补心安神的作用；其次是它和白芍相配，具有酸甘化阴，柔肝缓急（符合《内经》"肝苦急，急食甘以缓之"之旨）的功能。从其服后不仅无害而且显效来看，可见单味药的成分，并不能决定复方的作用。何况它是与泻火平肝药同用，其服后有利而无弊。当然，在一般情况下，并无非用不可的必要，还是以不用或少用为稳妥。

例3：万某，女，32岁。

一诊：1971年9月19日。

久患高血压病。现血压为22.7/14.7千帕，头晕，巅顶胀痛，两目干涩发胀，耳鸣，心悸，寐少梦多，脉细弦数。投以菊花10克，钩藤10克，酸枣仁15克，柏子仁15克，川芎5克，云苓15克，知母10克，生甘草5克，杞菊地黄丸1瓶另服。

二诊：9月22日。

服上方3剂，两目干涩发胀减轻，近日夜卧胸闷，守上方加瓜蒌皮、薤白各 10 克。

三诊：9 月 26 日。

再服上方 3 剂，胸闷见松，夜寐渐安，但仍头顶胀痛耳鸣，守上方加减：

菊花 15 克，钩藤 15 克，磁石 15 克，决明子 10 克，黄芩 10 克，青木香 10 克，桑寄生 30 克。

四诊：10 月 8 日。

又服上方 3 剂，头顶胀痛耳鸣目胀干涩基本解除，但入暮面目微肿，久坐则腓肠肌胀急，守上方加白茅根 30 克，生苡仁、赤小豆各 15 克。

五诊：10 月 13 日。

又服上方 5 剂，腓肠肌胀急减轻，但入暮面目仍浮，且有干燥感，守上方更加桑叶 10 克，胡麻仁 15 克。

六诊：11 月 1 日。

又服上方 10 剂，面目浮肿渐消，夜寐甚安，血压已降至 16/10.7 千帕。但因行经停药多日，耳鸣复作，守上方出入：菊花 10 克，钩藤 10 克，黄芩 10 克，青木香 10 克，磁石 15 克，珍珠母 15 克，决明子 15 克，桑寄生 30 克。

七诊：11 月 15 日。

自服上方后，耳鸣全除，血压正常，嘱守方长服以巩固疗效。（1978 年 4 月间，患者友人孙某因病就诊时面告，她的高血压病早已痊愈，多年未见复发过）。

例 4：胡某，男，42 岁。

一诊：1971 年 10 月 28 日。

患高血压病 8 年。近两日来，头胀痛，面潮红，耳鸣，失眠，寐亦多梦纷扰，急躁易怒，头重脚轻有飘浮感，血压常在 18.4/12 千帕以上，舌红，脉细数。投以菊花 15 克，钩藤 15 克，黄芩 10 克，决明子 10 克，磁石 15 克，珍珠母 10 克，青木香 10 克，桑寄生 30 克。

二诊：10 月 31 日。

服上方 3 剂，头胀痛大减，但失眠依然，守上方加酸枣仁 15 克，云苓 30 克，川芎 5 克，知母 10 克，生甘草 10 克。

三诊：11 月 3 日。

自服二诊方后，夜寐转安，头胀痛基本解除，血压已降至 17.3/10.7 千帕。嘱守方坚持长服以巩固疗效。

以上 2 例高血压病，都属肝阳上亢的虚实相兼证。故既现有肝阳偏亢的头晕巅顶胀痛、急躁易怒和肝阴不足的两目干涩等症，又现有心肾阴（血）虚火旺的心悸耳鸣失眠等症（肝与心肾具有母子关系，平时互相依赖，病时互相影响）。本证治法以平肝息风泻火为主，滋阴养血以益肾宁心为佐。在泻实方面，主要采用了菊花、钩藤、决明子、珍珠母、黄芩、磁石、桑寄生、青木香等药。其中主药菊花性味芳香甘凉。"清头目风热，定风虚眩晕。"（《本草图解》），"凡清芬之药，气轻而升，多能治头目之疾。但香气胜者，无不辛燥，惟菊花秉秋金肃降之气，清芬不浊，绝无燥烈之弊，故治头目，疏风清热，抑降肝胆木火炎上之病，尤为驯良。"（张山雷），故菊花不仅能清散外风，而且能平息内风。《金匮要略·中风病》篇的侯氏黑散用以为君，实具深意，不可等闲视之。以上 2 例高血压病阳证用此为主药，则是取其清肝息风的优长。又：钩藤性味甘苦微寒，为少阴心、厥阴肝要药。肝主风，心主火，风火相煽，则风因火而愈盛，火亦因风而益炽。得此则风静火熄。决明子性味咸苦甘平微寒，为足厥阴肝家药。功能外散风热，又能内息风火。以其专入肝经，故为肝阳上亢的要药。现代药理研究证明它有降压作用，能治疗原发性高血压和某种肾性高血压，并对高血压头痛有良效。珍珠母性味甘咸而寒，功能滋肝阴，清肝火，主治眩晕耳鸣心悸等症。前人认为此药入心肝二经，与石决明仅入肝经者不同，故涉及神志病者，非此不可。石决明性味咸寒，功能潜阳息风清热明目，乃足厥阴肝经药。它与珍珠母功用基本相同，都适用于肝阳上亢之证，只是后者兼能入心安神，故应用的机会更多。但珍珠母的功效远逊于珍珠，过去只是因其药稀价昂而较少用。现因人工繁殖，市上珍珠供应充分，已成常用之药。珍珠味甘微咸，气寒无毒，入心肝二经，功能镇心气以安神，潜肝阳以息风。近人验证，此药对高血压病的肝经风阳上鼓的眩晕不能起床，服其粉剂一二分，立效。黄芩性味苦寒，功能清泻肝胆实火。为高血压病肝阳上亢的实证必用之药。青木香（马兜铃根）性味辛苦而寒，对高血压病的阳热实证有较好疗效。桑寄生性味甘苦而平，为平补肝肾，强筋健骨，祛除风湿，降低血压药。以其性味平和，故无论高血压病的阳证或阴证都可用（杜仲亦为平稳的降压药，常与桑寄生同用）。在补虚方面，主要采用了杞菊地黄丸和酸枣仁汤二方，前者滋养肝肾之阴以潜阳息风，后者滋养心肝之血以安定神魂。此外，还因耳鸣较甚而加磁石入肾以镇养精阴，敛降浮阳；面目浮肿而自制白茅根汤以清肾利水肿；夜卧胸闷而加瓜蒌皮和薤白以开豁心胸。

心 肌 炎

例1：邓某，女，32岁。

一诊：1995 年 12 月 18 日。

患病毒性心肌炎，住院治疗 4 个多月，未见明显效果。现症胸闷气逼，有时左胸隐痛，心悸时作，夜难安寐，精神萎靡，不愿起床活动，面部微肿，容易感冒，近日又咳嗽喉痛，口淡乏味，胃纳减少，舌质紫红而苔白黄腻，脉细弱甚。投以自制丹络蒌薤汤方加味：丹参 30 克，橘络 10 克，丝瓜络 10 克，瓜蒌实 30 克，薤白 15 克，党参 30 克，白术 15 克，云苓 15 克，炙甘草 15 克，黄芪 15 克，防风 10 克，桔梗 10 克，枳壳 10 克。

二诊：12 月 22 日。

服上方 5 剂，胸闷气逼见松，精神胃纳好转，咳嗽渐止，喉痛已除，近日时自肠鸣矢气，守上方再进。

三诊：12 月 27 日。

再服上方 5 剂，心悸减轻，精神更见好转，愿意起床活动，肠鸣矢气消失。近日又感冒微有咳嗽，守上方加重生黄芪为 30 克，防风为 15 克。

四诊：1976 年 1 月 8 日。

连服上方 10 剂，病情继续好转，已于 12 月 30 日出院回家疗养。现在上午已不感到胸闷气逼心慌心悸，下午虽仍有时微感胸闷心悸，但持续时间仅 1 分钟左右而已，面浮已退，胃纳增加，守上方再进。

五诊：2 月 5 日。

更进上方 15 剂，胸部闷痛基本解除，复查心电图明显改善，精神转佳，能够参加一些家务劳动，嘱守上方长服以巩固疗效。

例 2：万某，女，30 岁。

一诊：1975 年 11 月 28 日。

患病毒性心肌炎，左胸时有隐痛（每天三四次，每次持续 10 多分钟），不痛时则有不适或烧灼感，口舌干苦而不欲饮，口淡纳差，每餐只能进食 50 克左右，稍多食即胃脘胀痛，大便溏，容易感冒，舌淡有瘀斑而苔黄腻，脉细弱。投以自制丹络蒌薤汤方加味：丹参 15 克，橘络 10 克，丝瓜络 10 克，瓜蒌皮 10 克，薤白 10 克，党参 15 克，焦白术 15 克，云苓 15 克，炙甘草 5 克，陈皮 15 克，黄芪 15 克，防风 10 克，山楂 15 克，六曲 10 克，谷麦芽各 15 克，鸡内金 10 克。

二诊：12 月 3 日。

服上方 5 剂，胸痛次数减少，程度减轻，精神、胃纳均见好转，昨日下午起床行走较多后左胸隐痛 10 多分钟，同时胃脘亦痛（热敷后痛止），早上脘胀不思食，但口舌干苦已除，大便成条，舌苔见退，苔色由黄转白，守上方加木香、砂仁各 5 克，法半夏 10 克。

三诊：12 月 10 日。

服上方 8 剂，胸痛渐除，但仍脘胀便溏不思食，守一诊方再进。

四诊：1976 年 1 月 2 日。

守服一诊方至今，病情平稳，但疗效不如初服时明显，仍守上方出入而加重其量。

丹参 30 克，橘络 10 克，丝瓜络 10 克，瓜蒌实 30 克，薤白 15 克，党参 30 克，白术 15 克，云苓 15 克，炙甘草 15 克，陈皮 15 克，黄芪 15 克，防风 10 克，桔梗 10 克，枳壳 10 克。

五诊：2 月 2 日。

服上方 12 剂，胸痛基本解除，由于受寒胃中觉冷而不思食，因自改服二诊方 5 剂，胃中冷即除，食欲即好转，近日胸不痛，但有不适感，守四诊方加木香、砂仁、法半夏各10克。

六诊：2月18日。

服上方后，胃纳好转，每餐能进稀粥100克，胃痛基本控制，大便亦趋正常，但时吐口水，守五诊方加重白术为30克，再加益智仁10克。

七诊：2月28日。

服上方后，病情稳定。但近日胃脘有梗阻感，并有震水音，时时呕吐，食不下，只能进点流质饮食，大便微溏，舌苔黄厚，改用橘皮竹茹汤方加减：橘皮30克，竹茹10克，枳壳15克，法半夏15克，枇杷叶15克，云苓30克，生姜10克，党参30克，甘草5克。

八诊：3月1日。

服上方3剂，胃部震水音消失，但胃脘仍有不适感，口淡出水，不思饮食，时时噫气，食后反酸欲吐，舌苔明显减退，现仅舌根部苔黄，脉力好转。近日复查心电图已见改善。左胸闷痛消失已十多天，改用香砂六君子汤加味：木香10克，砂仁10克，党参30克，白术15克，云苓15克，炙甘草10克，法半夏15克，陈皮30克，生姜10克，白蔻仁10克，山楂肉15克，六曲10克，谷麦芽各15克，鸡内金10克，枳壳10克。

九诊：3月6日。

服上方5剂，胃脘舒适，食欲渐振，精神转佳，但舌上瘀斑尚未消失，改用下方善后：丹参30克，橘络10克，丝瓜络10克，瓜蒌实30克，薤白15克，党参30克，降香10克，赤白芍各15克，生地5克，蒲黄15克，五灵脂15克，桃仁10克，红花5克。

服上方后，舌上瘀斑消失，多次复查心电图正常，随访多年，未见复发。

例3：凌某，女，21岁。

一诊：1995年4月10日。

患心肌炎。低热时作时止已4年，近又低热1周，胸闷，心里难过，头后脑微痛，神疲乏力，大便不爽，有里急感，平素纳差，手足常冷。投以自制丹络蒌薤汤合补中益气汤加味：丹参15克，橘络10克，丝瓜络10克，瓜蒌皮10克，薤白10克，黄芪30克，党参30克，白术15克，炙甘草10克，当归10克，升麻15克，柴胡15克，陈皮15克，川芎10克，3剂。

二诊：4月13日。

热退，神旺，胸部已舒。头亦不痛。现唯胃肠不适，时有胀痛，今日水泻3次，守上方出入：黄芪30克，党参30克，苍白术各15克，厚朴10克，陈皮15克，广木香15克，砂仁10克，干姜10克，升麻10克，柴胡10克，炙甘草5克，再进7剂。

三诊：4月20日。

胃纳好转，腹不胀痛，大便不泻，但仍软烂不成条，日2次。近因学校考试，精神紧张，又头痛寐差，并感咽喉微痛，给予参苓白术散加味：党参30克，云苓30克，白术15克，生甘草10克，桔梗15克，扁豆15克，陈皮15克，山药30克，莲子30克，生苡仁30克，夜交藤15克，合欢皮15克以善后。

例4：兰某，女，25岁。

一诊：1975年10月28日。

患病毒性心肌炎，时感胸背闷痛，呼吸困难，心动悸甚

（无论动或静时都有），头晕，失眠，喉间灼热，自从上星期三参加一次追悼会后，每天下午胸闷心悸头昏尤甚，舌质红，脉细弱。投以自制丹络蒌薤汤方加味：丹参15克，瓜蒌实30克，薤白15克，橘络10克，丝瓜络10克，生地15克，赤芍15克，酸枣仁15克，柏子仁15克，夜交藤15克，合欢皮15克，桔梗10克，生甘草15克。

二诊：1976年2月16日。

服上方15剂，自云疗效显著。诸症基本解除，去年11月底复查心电图明显改善，情况一直良好。今年元月初因感冒高热住院，经治愈后，又感胸闷背痛，而且有规律地出现，即下午2～4时胸闷甚，晚上6～8时背痛甚，心悸在安静时明显而在活动时消失，每夜非服安眠药不能入寐，胃纳尚可，二便正常，舌边稍有齿痕，脉仍细弱，守上方再进。

三诊：3月4日。

服上方10剂，胸闷解除，背痛减轻，夜寐已安，纳增神旺，但心悸未止，心胸仍有时隐痛，面部微浮，守上方加生龙牡各30克，珍珠粉1克（冲）。

四诊：3月25日。

服上方10剂，诸症又基本解除，复查心电图亦基本正常。近日由于劳累，又微感头晕胸闷，但背不痛，寐安，纳佳。守上方加枸杞子15克，菊花5克。

五诊：5月4日。

连服上方25剂，未再发生心悸胸背闷痛，脉力好转，仍守上方加减以善后。

例5：涂某，女，36岁。

一诊：1976年6月16日。

久患病毒性心肌炎，时感胸闷心悸，动则气喘，夜寐多梦。近时低热不退已3个月，胃纳尚可，大便干结，舌质紫暗有瘀斑而苔黄，脉细弱。投以自制丹络蒌薤汤加味：丹参30克，橘络10克，丝瓜络10克，瓜蒌实30克，薤白10克，生地15克，赤芍15克，丹皮10克，葛根30克，山楂15克，党参15克，黄芪15克，天王补心丸2颗。

二诊：7月21日。

连服上方15剂，低热全退，其他症状均见好转，但舌脉仍如前，近日胃脘及手心有时灼热，守上方再进。

三诊：8月26日。

据其妹涂某因病就诊时面告，患者继服上方后，低热未再发生，其他症状继续好转，嘱仍坚持上方继续服用。1977年11月4日据其妹面告患者坚持服用上方，终获病愈，并经多次复查心电图均正常。

以上心肌炎案5例的病机主要都是心脏血脉瘀滞，故都用自制丹络蒌薤汤方为主。但前3例证偏气虚，故又辅以四君子汤、六君子汤、异功散、参苓白术散、玉屏风散、补中益气汤等方药以益气；后2例证偏血虚，故又辅以天王补心丸等方药以养血。具体地说：

例1和例2两案，除均现有心脏血脉瘀滞的左胸闷痛等症外，还都现有脾胃气虚的口淡纳差神疲便溏等症。故在用丹络蒌薤汤方为主的同时，都辅佐了补益中气的人参、黄芪、白术等药。但前案疗程比较顺利，患者坚持一方连服35剂，诸症基本解除，复查心电图明显改善，而病向愈。后案病情较重，疗程较长，主要是脾胃虚寒较甚，除曾合用过香砂六君子汤以健脾温胃外，还在七诊时因水停胃脘而专主过橘皮竹茹汤方加减以降其胃气，涤其水饮。至于例3案的病机与上述 2 例基本相同，只是气虚发热有异，故用丹络萎薤汤合补中益气汤获得良效。

例 4 和例 5 两案，除均现有血瘀的胸背闷痛等症外，还都现有血虚的心悸失眠舌红脉细等症。故在用丹络萎薤汤方为主的同时，都辅佐了养血安神的柏子仁、酸枣仁、生地等药。尤其是天王补心丸为养血安神的著名良方，对心脏病心血不足，心神不安的虚热证有良效。如例 5 案低热不退的血虚发热证，就是赖以退热的。这和上述例 3 案的低热不退，是属气虚发热证，宜用补中益气汤退热者比较，是相对应的。

心律不齐

例 1：蒋某，男，34 岁。

一诊：1975 年 7 月 15 日。

患频发性室性早搏已半年多。病起于 1974 年底一次剧烈球赛后，心悸时作，左胸闷痛，痛点固定，气短神疲乏力，不能多说话，有时口干口苦，小便黄，烦躁寐差，舌质暗红边有瘀斑而苔黄，脉弦而时结时促时代（偶有二、三联律）。久经中西医药治疗，曾服中药 200 余剂，疗效不显。近时早搏频繁，全休在家，深感忧虑。投以炙甘草汤全方：炙甘草 30 克，生地 60 克，麦冬 30 克，阿胶 6 克，麻子仁10 克，党参 15 克，桂枝 5 克，生姜 3 片，红枣 10 枚，白酒 2 匙（冲服）。

二诊：7 月 23 日。

服上方 5 剂，早搏大减，寐安纳可，脉弦见退，但仍感气短乏力，不能稍事体力劳动，守上方加重党参为 30 克。更加红参 3 克。

三诊：8月6日。

再进上方10剂，虽曾因感冒而中断服药4天，出现眼睑浮肿3天，早搏有所增加，但在感冒解除后，继续服药，早搏又大减。但服至第8剂后，胃脘有不适感。守上方加减：炙甘草30克，党参30克，黄芪30克，白术15克，云苓15克，生姜3片，红枣10枚，山楂30克，生地30克，丹参30克，瓜蒌皮15克，薤白10克，橘络10克，丝瓜络10克。

四诊：8月13日。

服上方5剂，早搏更见减少，气力渐见增强，稍能从事体力劳动，可以多说些话，胃脘已无不适感，舌色由暗而明，但咽喉稍感干燥，守上方加葛根15克。

五诊：9月20日。

继进上方15剂，早搏基本消失，咽喉干燥见减，舌边瘀斑消退，唯仍易感冒，感冒则早搏稍有增加，守上方加重葛根为30克，更加防风15克，桔梗10克。

六诊：12月29日。

更进上方15剂，感冒未再发生，早搏很少出现，气力渐增，能够从事家务劳动（只是在劳累后偶有几次轻微早搏而已）。但服药时胃纳见减，而停药后胃纳即增。守上方出入：炙甘草15克，党参30克，云苓15克，白术15克，黄芪30克，防风15克，丹参15克，橘络10克，丝瓜络10克，瓜蒌皮15克，薤白10克，山楂15克，六曲10克，谷麦芽各15克，鸡内金10克，生姜3片，红枣5枚，陈皮15克。

患者自服上方后，病告痊愈，上班工作。

例2：吴某，男，41岁。

　　患频发性室性早搏，两脉时结时促时代（二联律较多有时出现三联律），心前区常有压迫逼闷感，有时微痛。在某医院住院治疗，早搏未能控制，且感咽喉口舌干燥，鼻腔有如火灼，舌红，大便比较干结。但胃纳尚可，夜寐尚安。1976 年 1 月 23 日初诊投以炙甘草汤全方：炙甘草 30 克，生地 60 克，麦冬 30 克，阿胶 6 克，麻仁 10 克，党参 15 克，桂枝 5 克，生姜 3 片，红枣 5 枚，白酒 2 匙，连服 5 剂，早搏基本控制（每次药下，可控制早搏达 7～8 小时），自觉轻松舒适。但咽喉口舌鼻腔仍感干燥灼热，大便仍干结。复诊守方再进 15 剂，心前区压迫感消失，仅稍感牵拉隐痛，两脉二、三联律消失，但有时偶现四联律，口舌鼻腔干灼热已除。最后嘱守方长服以现固疗效。

　　《伤寒论》炙甘草汤方所主治的心动悸脉结代，是因心脏气血虚弱导致气血瘀滞而成。由于气血虚弱，心神失养，故心动悸；由于气血瘀滞，心脏阻涩，故脉结代。结、代与促三脉都有歇止，止有定数的叫作代脉（如二联律、三联律等），止无定数的叫做结脉（迟中一止）、促脉（数中一止）。由于《脉经》指出"脉结者生，代者死。"故《古本伤寒论》（其实是后人伪托之作）改炙甘草汤证条的"脉结代"为"脉结促"。今天看来，不仅脉结促者可生，即代脉也非必死。而且结、促、代三脉可以在同一病体上先后出现。炙甘草汤方以炙甘草补心安神为主，配合人参、阿胶、生地、麦冬、麻仁、大枣以补养气血，又配合桂枝、生姜、清酒以通利经脉，既能"生血之源"，又能"导血之流"，故对心脏气血虚弱导致气血瘀滞的心动悸脉结代有良效。但应指出，炙甘草汤证的病机属虚（气血虚弱）实（气血瘀滞）相兼而以虚为主，炙甘草汤方的治法为补（补养气血）通（通利经脉）并用而以补为主。因此，炙甘草汤方应用于心脏气血虚弱导致气血瘀滞的心动悸脉络代，必须是虚多实少的才适宜。而且还要根据心脏气血两虚病情的寒热多少而灵活加减其温清药量，才能恰到好处。如属实多虚少的，就不大适用。若属单纯气虚而寒或血虚而热的，那就更不宜用了（但可加减使用，如去参、桂、姜、酒，以专力于滋养阴血而清热，或去胶、地、麦、麻以专力于温养阳气而祛寒）。

以上 2 例频发性室性早搏，恰与《伤寒论》炙甘草汤相吻合，故均用炙甘草汤方获得良效。这里仅就例 135 案加以分析：

从其病机来看，由于心气不足，故心悸气短神疲乏力不能多说话；由于心血不足，心神失养，故心悸烦躁寐差，心火上炎故口干口苦苔黄脉弦（木火同明之象）；由于心脉瘀滞，故左胸闷痛而痛点固定，舌质暗红而有瘀斑，脉结代。但因气血虚弱现象较重，而心脉瘀滞现象较轻，故属虚多实少之证。

从其治法来看，由于本例属虚多实少之证，故采用补通并用而以补为主的炙甘草汤全方。方中重用炙甘草以补心安神，既配合党参、生地、麦冬、阿胶、麻仁、红枣以补养气血（其所以养血药多于补气药者，是因本例血虚火旺病情较重，必须大养心血以平心火）；又配合桂枝、生姜、白酒以通利经脉（其所以温通药量较小者，是因本例气血瘀滞病情较轻，而血虚火旺病情较重之故）。

由于药证相符，故一诊 5 剂，即获显效。从其早搏大减而寐安脉弦见退来看，可见心脉渐通，心火渐平，而心神渐安；但从其仍感气短神疲乏力不能稍事体力劳动来看，可见气虚未复，方中补气药力不足，故在二诊时除加重党参外，更加红参以增强其补气的作用。三诊时，虽然病情并未因感冒受挫而继续好转，但由于连服炙甘草汤全方（其中滋养阴血的药量较重）15剂后，引起胃脘不适，故不得不减去阿胶、麦冬、麻仁的滋润药（并相应地减去了桂枝、白酒的温热药），而加入黄芪、白术、云苓、山楂以益气健脾助运，丹参以清心活血化瘀，瓜蒌皮、薤白、橘络、丝瓜络以开胸疏通脉络。再进5剂，早搏更见减少，气力渐见增强，舌色由晦转明。但因咽喉干燥，而在四诊时加入葛根以升津润燥。又服15剂，早搏基本消失，舌上瘀斑亦除，病已向愈。唯以体虚一再感冒，故在五诊时加入玉屏风散以防止感冒。连服15剂，感冒即未再发生，"早搏"极少出现。最后仍守上方加减以巩固疗效，终使患者恢复健康，上班工作。

近时有些西医同志采用炙甘草汤方治疗某些心脏疾病，获得较好疗效。但临床运用此方治疗心脏病，必须注意禁忌症。如：

（1）浮肿者禁用：凡因水湿停留而发为浮肿的心脏疾病，如果误用此方，常使浮肿更甚而恶化病情。因此，方中的甘草、阿胶、生地、麦冬等滋阴药能够助长水湿的缘故。

（2）中满、便溏者禁用：凡心脏病而见中焦脘腹痞闷胀满之症的。多因脾胃中气失运，不能升清降浊所致。此方不仅炙甘草壅中助满为必禁之药，即阿胶、麦冬、生地、红枣等滋腻药也不适宜。又因脾虚生内湿而致大便溏泻者也当禁用，因为方中有胶、地、麦、麻等凉润药的缘故。

（3）咳血者禁用：凡心脏病而见咳血之症的，是因心火上克肺金所致。此方中有桂枝、生姜、清酒等辛热药能助火克金的缘故。

低血压休克

白某，男，72岁。1988年2月22日晚初诊：患低血压休克症，已昏迷多次，每次经用升压西药虽能使血压上升，但不久即又下降，无法稳定。诊得六脉细弱，左寸尺沉微。证属心肾阳气虚甚欲脱。法当温补心肾阳气以固脱。但因患者平素气阴两虚，青光眼虽已治愈，唯眼压有时仍较高，又当在补阳的同时兼顾其阴。方用参附汤合生脉散：朝红参10克另煎汁冲，熟附子10克先煎40分钟，麦冬10克，五味子10克，3剂。2月24日晚复诊：服上方1剂，血压即上升，接服2～3剂后，血压基本稳定在正常范围（现为14.7/9.33千帕），精神好转，行动、说话有力，脉力增强。唯昨今两日未解大便，腹微满，口鼻稍有灼热感。守上方去附子，加重麦冬为15克，再进3剂，另用"开塞露"通便。3月3日下午患者亲属面告，服上方后，血压一直稳定，仍守复诊再进3剂而愈。

贫　血

谢某，女，16岁。

一诊：1992年11月3日下午。

患缺铁性贫血。面色萎黄，头晕神疲，形寒易感，夜间常出虚汗，唇舌淡白，脉细弱。血红蛋白下降至40克/升。素患胃脘胀痛，不饥，食少，投以当归补血汤合香砂六君子汤加减：黄芪50克，当归10克，太子参30克，焦白术15克，云苓15克，炙甘草5克，陈皮15克，广木香10克，砂仁10克，大腹皮10克，枳壳10克，甘松15克，佛手

15克，山楂15克，六曲5克，谷麦芽各30克，鸡内金10克，3剂。

二诊：11月7日下午。

腹胀解除，食增，神旺，头不晕，虚汗止，守上方再进3剂。

三诊：11月10日下午。

面色转华，唇色红润，血红蛋白上升到110克／升的正常范围，但仍脘腹微胀，守一诊方再进3剂以巩固疗效。

白 血 病

例1：李某，男，35岁。

初诊：1980年11月24日晚7时30分。

患者自幼体弱多病，常感头昏乏力，容易失眠，多愁善感。近因精神受到刺激，失眠1周，且低热不退，乃于1980年10月16日住入某医院。入院后，查血发现幼淋0.42，白细胞2.9×10^9／升，骨穿确诊为"急性淋巴性白血病"。接受"化疗"1个疗程后，合并大叶性肺炎，高热不退，白细胞降至0.6×10^9／升。经用多种抗生素和清肺消炎中、西药治疗无效，体温持续在40℃上下不退。现虽高热而多汗肢冷，心背微寒，面白如纸，唇舌亦淡白，神疲肢倦，卧床不起，少气懒言，声低息微，脉虚数无力。并伴咳嗽胸痛，咯铁锈色痰，恶心厌食。从其主证来看，显属气虚发热，法当甘温除热，乃急投补中益气汤：黄芪、党参各50克，白参、白术各15克，洋参、升麻、柴胡、陈皮、炙甘草各10克。2剂。

二诊：11月28日晚6时40分。

上方因有争议，延至26日才开始服用，前日体温降至

38.7℃，昨日体温降至 38.3℃，精神稍有好转，无任何不良反应。今日医院停药观察，体温又升至 38.7℃。守上方加重柴胡 15 克，更加青蒿 15 克，再进 3 剂。11 月 31 日上午患者家属告知我，上方因配药困难，直至昨日下午 5 时才服下，当晚 7 时体温 38.8℃，9 时下降至 38.1℃，直至今晨未再上升，精神见好。

三诊：12 月 1 日晚 8 时 50 分。

体温下降至 38℃ 以下（早晨、中午 37.9℃，下午 37.4℃），精神转佳，今晨起坐竹椅上良久（从 11 月 7 日高热起，一直卧床，从未起坐过），说话声音渐扬，食欲亦见好转，昨日恶心减少，今日未再恶心。守上方再进 4 剂。

四诊：12 月 5 日晚 7 时。体温下降至 37.5℃（今晨 37℃），精神日益好转。唯仍咳嗽胸微痛，咯少量铁锈色痰。守上方加减：黄芪、党参各 50 克，红参、白术、柴胡、炙甘草、桔梗各 10 克，当归、升麻、陈皮、橘络、丝瓜络、枳壳、洋参各 10 克。再进 4 剂。

五诊：12 月 9 日。

体温正常已 3 天，精神、饮食、说话恢复正常，咳嗽胸痛明显减轻。守上方加减以竟全功。

本例守上方加减调治到 12 月 28 日，咳嗽胸痛全除，铁锈色痰消失，经透视复查肺炎痊愈。1981 年 13 日复查血象，其中白细胞已上升到 3.9×10^9/升，幼淋为 0.01，患者上班工作。

本例"急淋"合并肺炎，高热而咳嗽胸痛吐铁锈色痰，在西医用多种抗生素和中医用各种清肺消炎药无效的情况下，我根据其高热而肢冷背寒，面白如纸，唇舌淡白，神疲肢倦，卧床不起，少气懒言，声低息微，恶心厌食，脉虚数等一派脾胃气虚已极之象，断为脾虚阴火证，采用甘温除热法，投以补中益气汤方。当时该院血液病房的中西医对此是有争议的。甚至有的认为本例肺炎高热痰血，明是肺热灼伤阳络，如果再投升提温补之方，岂非火上添油，助长热伤血络，而使肺大出血吗？但因病已垂危（医院已下病危通知）舍此又别无他法，只得勉强同意病家意见，"死马当作活马医。"不料服后不仅没有助热伤络使肺大出血，反而高热渐退至正常，"急淋"为之缓解，肺炎亦随之消失。由此可见，中医面对西医所确诊的任何病种，都必须在中医理论指导下，严格遵守辨证论治的原则，即根据其寒热虚实的不同证候，采取温清补泻的不同治法，才能提高疗效。本例病情矛盾的主要方面在于脾胃气虚已极，而肺热灼伤阳络，则仅处于病情矛盾的次要地位。因此在治法上，只要用补中益气汤解决了脾胃气虚这个矛盾的主要方面，其肺热伤络的次要方面也就迎刃而解了。这其中含有脾土气足，则能生肺金，而使其病自解之意。当然，如其肺炎是属中医的实热证，而非虚寒证的话，那就必须采用清泻法，而决不可用温补法了。但从本例久服西药抗生素（从临床上体验，很可能是寒凉性的）和中药清肺消炎无效来看，也可见其是属虚寒证，而非实热证。如果当时不能及时改正治法，显然其后果是不堪设想的。

例2：熊某，女，63岁。

患急性粒细胞白血病，经住院化疗未能缓解，近又合并肺部感染（两肺炎变），服用先锋霉素1周无效，继以大剂青霉素等亦未能控制。乃出院寄希望于中医。1991年1月26日初诊时，高热（39℃），身痛，咳嗽痰多，精神萎靡，少气懒言，起坐为难，面色萎黄，纳差，欲吐，舌淡苔白，脉浮弦数而按之细弱甚。投以补中益气汤合青蒿鳖甲汤方加减：黄芪50克，党参50克，白术15克，甘草10克，当归10克，升麻10克，银柴胡10克，青蒿15克，鳖甲30克，地骨皮15克，丹皮15克，秦艽15克，生熟地各30克，赤白芍各30克，川芎10克，云苓15克，麦冬15克，五味子10克，葛根50克，丹参30克，桔梗15克，杏仁15克，川贝母15克，橘络10克，丝瓜络10克，白花蛇舌草120克煎汤代水煎药，3剂。1月29日二诊：热退，精神好转，但咳仍甚，腹泻日七八次，呕吐，守上方去赤白芍、丹皮、秦艽、生熟地、麦冬、杏仁，加山药、莲子各30克，半夏、陈皮各10克，生姜5片，红枣10枚，再进3剂。1月31日三诊，吐止，泻减，咳减，食增神旺，守二诊方再进5剂。2月6日四诊：未再发热，身痛止，仍咳吐痰涎，日泻2次，口淡乏味，不思饮食，舌质转红，苔薄白润，守上方加减：白花蛇舌草120克，煎汤代水煎药，党参30克，焦白术15克，云苓30克，半夏15克，陈皮15克，炙甘草10克，白前10克，前胡10克，桔梗10克，枳壳10克，杏仁10克，苏子10克，莱菔子10克，白芥子5克，丹参30克，山楂30克，麦芽30克，六曲10克，鸡内金15克，生姜3片，红枣5枚，夜交藤30克，合欢皮30克，再进5剂。2月11日五诊：吐泻已止，知饥思食，每餐可食米饭2两，精神好，能起坐一上午，夜寐渐安，咳痰减少（昨早晚痰中夹血丝少许），大便成条，日2次，舌正红少苔，脉已不弦，脉力渐旺。守四诊方去白芥子、生姜、红枣，加川贝母15克，白茅根30克，紫菀15克，冬花15克，酸枣仁30克，再进5剂。2月19日六诊：诸症基本解除，肺炎痊愈，"急粒"缓解。

本例与前例"急淋"合并肺炎同中有异的是前例纯属气虚，故专主补中益气汤以益气；本例属气阴两虚，故用补中益气汤合青蒿鳖甲汤和生脉散以气阴两补，同中有异。

嗜酸性细胞增多症

李某，男，19 岁。

一诊：1973 年 3 月 24 日。

久患失眠，头晕，心悸，胸部时感逼闷（素患心律不齐，心肌缺血）。近时低热不退已 1 月余，神疲肢倦，不思饮食，时腹胀满疼痛，大便溏泻。昨今两日在某西医院检查，发现血白细胞高达 41.7×10^9/升，其中嗜酸性细胞为 0.84，诊断为嗜酸性细胞增多症。脉细弱而数。方用参苓白术散加减：党参 15 克，焦白术 15 克，云茯苓 15 克，炙甘草 10 克，陈皮 10 克，山楂 15 克，六曲 10 克，谷麦芽各 15 克，鸡内金 10 克，莲子 15 克，山药 15 克，扁豆 15 克，炒苡仁 15 克，酸枣仁 15 克，柏子仁 15 克，夜交藤 15 克，合欢皮 15 克。

二诊：3 月 29 日。

服上方 3 剂，脘腹胀痛加甚，守上方加广木香、砂仁、佛手片、大腹皮、莱菔子各 10 克。

三诊：4 月 5 日。

服上方 5 剂，脘腹胀痛解除，大便溏泻停止，食欲已增，夜寐已安，精神转佳，昨在某西医院复查，白细胞下降至 14.7×10^9/升，其中嗜酸性细胞为 0.34。守上方去大腹皮、莱菔子再进。

四诊：4 月 12 日。

服上方 5 剂，低热解除，其他症状继续好转。咋日又在某西医院复查，白细胞下降至 9.4×10^9/升，其中嗜酸性细胞为 0.07，患者自觉舒适。但仍有时胸闷心悸，守上方加减以善后。党参 15 克，白术 10 克，云苓 15 克，炙甘草 10 克，莲子 15 克，山药 15 克，扁豆 15 克，炒苡仁 15 克，酸枣仁 15 克，柏子仁 15 克，夜交藤 15 克，合欢皮 15 克。

从本例素患胸闷心悸失眠来看，固属心血不足以养心神之候；但从其久热不退，大便溏泻，不思饮食，神疲肢倦，脉弱来看，可见其病机已由心及脾，而且脾虚已占主导地位。因此采用参苓白术散以健脾和胃为主，另加柏子仁、酸枣仁、夜交藤、合欢皮等养心安神为佐，连服 13 剂，失眠解除，低热全退，血象迅速恢复正常。至于初服 3 剂而脘腹胀痛加甚，则是由于胃气壅滞较甚所致，故在增加行气导滞药后，脘腹胀痛即除。而在脘腹胀痛解除后，又立即减少行气导滞药，以免过服耗气。这是因为由气虚导致气滞的虚实夹杂之证，虽宜消补并用，但往往产生补而壅气，消而耗气的缘故。

白细胞减少症

章某，女，38 岁。

患慢性阑尾炎多年，因体弱未敢作手术治疗。血白细胞常在 3.0×10^9/升以下，头晕神疲肢倦，少气懒言，嗜卧多梦，饮食减少，经常低热而胸脘怯寒，脉细弱。投以补中益气汤全方：黄芪 30 克，党参 30 克，白术 15 克，炙甘草 10 克，当归 10 克，陈皮 10 克，升麻 10 克，北柴胡 10 克，连服 10 剂，白细胞即升至 5.0×10^9/升，其他症状均明显好转，因守方再进 10 剂而愈。

本例低热头晕神疲肢倦饮食减少脉细弱等脾气虚象与前

例基本相同，但本例白细胞减少与前例白细胞增多则相反，由于病异证同则治法一致，故都用补脾益气方药获得良效。但两例同中有异的是，后例白细胞减少在补脾益气中用了升麻、柴胡；前例白细胞增多则没有在补脾益气中使用具有升提作用的升麻、柴胡。

血小板减少性紫癜

例1：苏某，女，27岁。

一诊：1964年7月6日。

患原发性血小板减少性紫癜症，手足心有出血点，肢体皮肤时现青斑，齿龈压之出血，甚至不压亦出血。惊悸恐惧，夜不能寐，胸闷咳嗽，饮食减少，舌红苔黄，脉虚细数。投以犀角地黄汤合六味地黄汤：犀角粉6克冲服，生地10克，赤芍10克，丹皮5克，熟地10克，山萸肉10克，山药15克，云茯苓15克，泽泻5克。

服上方第1剂，夜得安寐，黄苔见退，胸闷咳嗽松减，目觉舒适。但接服第2剂后，又感不适，头晕肢冷，呼吸若不相续，急用朝白参10克，煎汤频服，服后又感舒适，乃守上方加朝白参10克再进。

二诊：7月12日。

服犀角地黄汤、六味地黄汤、独参汤合方3剂后，白天感到舒适，晚上仍难安寐，惊悸不宁，但胃纳尚佳，脉力渐强。投以朝白参10克，熟地10克，酸枣仁15克，山药15克，阿胶珠10克，生甘草10克。

三诊：7月15日。

服上方3剂，精神、胃纳均佳，脉力增强。近日肢体皮肤未再发生青斑，但手足心出血点及齿血仍前。胸闷全除，咳嗽痰黄,前晚安睡通宵,昨晚又不安寐。投以白参 10 克,熟地 10 克,酸枣仁 15 克,柏子仁 15 克,山药 15 克,夜交藤 15 克,阿胶珠 10 克,川贝母 10 克,犀角粉 6 克冲服,生甘草 15 克。

四诊:7 月 18 日。

服上方 3 剂,夜寐较安,手足心出血点及齿衄见减。但惊悸恐惧仍前,站立不稳。投以白参 10 克,党参 15 克,五味子 10 克,麦冬 10 克,百合 30 克,生地 10 克,黄芪 15 克,生龙牡各 30 克,生甘草 15 克。

五诊:8 月 2 日。

服上方至今,手足心出血点消失,齿衄全止,经查血小板已趋正常,仍守上方出入以巩固疗效。

例 2:黄某,女,36 岁。

一诊:1974 年 6 月 13 日。

患血小板减少性紫癜,肢体皮肤时见出血点,经常齿衄(以手稍压牙龈即出血),经查血小板 70×10^9/升,血压偏低,常在 12/8 千帕左右,容易感冒,头晕,神疲肢倦,寐少梦多,唇舌干燥,左腹部时有隐痛,舌淡红,脉细弱。投以生黄芪 15 克,红参 10 克,白术 15 克,云苓 15 克,生甘草 10 克,酸枣仁 15 克,柏子仁 15 克,生地 15 克,阿胶10 克,白芍 10 克,制乳没各 10 克,藕节 30 克,仙鹤草 15克,白及 15 克,云南白药半瓶。

二诊:7 月 3 日。

服上方 15 剂,肢体皮肤出血点消失,齿衄服药即止,停药又出,左腹部隐痛解除,精神转佳。近日下午潮热,头晕并有烘热感,守上方加枸杞子 15 克,菊花 10 克,玉竹15 克,桑寄生 30 克,红枣 30 克。

三诊：8 月 19 日。

再进上方 10 剂，复查血小板升至 105×10^9/升，血压升至 13.3/9.33 千帕，停药十余日，血小板又降至 70×10^9/升，更进上方 10 剂，又回升至 80×10^9/升，肢体皮肤仍有少数出血点，其他症状均见好转，守上方去乳香、没药、白药，红参改为党参 15 克。

服上方后，病告痊愈，随访 3 年，未见复发。1977 年 3 月 27 日复查血小板为 154×10^9/升。

上述 2 例血小板减少性紫癜，都属中医所谓"虚斑"，其病机主要有明虚血热妄行和气虚不能摄血以及气阴两虚而血不循经之分，治法当调整阴阳气血，以使血安其经。它和外感温病由于血中热毒炽盛，灼伤阳络而发斑发疹，治宜清热解毒凉血散血者不同，前者多属虚证，后者多属实证，不可混淆。个人临床所见，虚斑多属气阴两虚（或偏于气虚，或偏于阴虚）而血不循经之证，今就上述两案加以分析：

例 1 案的虚斑，本属气阴两虚而偏于阴虚以致血不循经之候，但因初诊辨证欠细，仅认为是阴虚血热妄行，而投以犀角地黄汤合六味地黄汤，初服 1 剂，虽然稍见效验，但接服第 2 剂则感不适，而见头晕肢冷呼吸若不相续的气虚欲脱之象，因急投独参汤以补气固脱，服后始感舒适。继守气阴两虚而偏于阴虚的病机；方治以益阴清热凉血为主，补气摄血为佐，经过将近 1 个月的治疗，终使血安其经而痊愈。

例 2 案的虚斑，则属气阴两虚而偏于气虚以致血不循经之候。故方用四君子汤加黄芪以补气摄血为主，并用阿胶、生地、白芍、玉竹、枸杞、红枣、枣仁、柏子仁等以益阴养血和乳香、没药、白药、白及、仙鹤草、藕节等以活血化瘀止血为佐获效。

这2例虚斑都属气阴两虚而血不循经之证，故均用气阴两补之法获效。但前一例虚斑失眠舌红苔黄脉细数，阴虚之象比较显著，故方中养阴清热凉血之药较多；后一例虚斑头晕神疲肢倦舌淡红脉细弱，气虚之象比较显著，故方中补中益气摄血之药较多。

神经与精神系统

脑血栓

例1：陈某，男，48岁。

一诊：1988年7月4日上午。

患脑血栓病右半身不遂已1年多，现渐好转，但右手足仍欠灵活，感觉迟钝，右脚行走时内旋，伸舌歪斜，舌紫暗有瘀斑，脉细涩。投以补阳还五汤方加味：黄芪50克，当归10克，川芎5克，白芍50克，甘草10克，生地15克，地龙15克，桃仁5克，红花10克，葛根50克，桂枝10克，生姜5片，红枣10枚，3剂。

二诊：7月7日上午。

右脚行走时内旋稍见好转，自觉轻松，精神见好，寐安，大便硬结成条，守上方再进3剂。

三诊：7月9日中午。

大便呈泥糊状、金黄色，每日二三次，其他情况尚好，守上方减白芍为30克，加白术30克，并嘱每日煮食莲子200克。

四诊：7月22日上午。

服上方 10 剂，右脚行走时内旋明显好转，步履渐正。大便日行 2 次，软烂不成条。舌紫暗瘀斑明显减退，脉已不涩，脉力渐增。守上方减去生地，加重黄芪和葛根各为 90 克，再加山药、莲子各 30 克，继进 5 剂。

五诊：7 月 26 日上午。

右脚行走基本正常，大便逐渐成条，守上方再进 5 剂。

六诊：7 月 31 日下午。

药效稳定，守上方加重黄芪、葛根各为 120 克再进。

七诊：8 月 9 日下午。

服上方 8 剂，患者自云病已基本痊愈，因嘱坚持长服以竟全功（患者服至 8 月底，右手足开始有触电发麻感，自觉灵活舒适，但伸舌仍呈歪斜状。服至 9 月中旬，伸舌已不歪斜）。

例 2：黄某，男，46 岁。

初诊：1991 年 6 月 8 日上午。

1991 年 1 月 21 日在"九四"医院检查确诊为脑血栓病，右半身不遂经治好转。现右手肩肘酸软无力，提不起来，右手前臂呈强直性内屈，肌肉萎缩，右足虽能行走，但亦无力，下楼时发抖，右手指抓不拢，无握力，有时震颤，每天上午 10 时至下午 5 时右手指及背肿胀，指节僵硬至傍晚始渐消退平复，舌红苔薄白黄，脉细弦。眠食二便尚正常。投以补阳还五汤合止痉散加味：

汤方：黄芪 60 克，当归 30 克，川芎 10 克，赤白芍各 15 克，地龙 15 克，桃仁 5 克，红花 5 克，桂枝 10 克，炙甘草 5 克，生姜 3 片，红枣 5 枚，山药 30 克，石斛 30 克。7 剂。

散方：蜈蚣 7 条，全蝎 7 克。共研细末，分作 7 包，每天1包，分3次随药送吞。

二诊：6月19日。

右足力量增强。下楼已不发抖，但右手仍无力，手背到时仍会肿胀，右手指苍白，拇指不能上抬外展，脉左弦右缓弱，舌淡红苔白润。守上汤方加重黄芪为90克，再进7剂。散方照原再进。

三诊：6月29日。

右足行走已正常，右手力量亦增强，活动范围扩大，唯右手指及背仍会肿胀，舌苔淡白，脉弦缓。守上汤方加重黄芪为120克，再进7剂。散方照原再进。

四诊：7月10日。

右手从肩至腕关节、肌肉恢复较好，唯腕以下到时仍会肿胀，活动不利，但双手指颜色已渐接近（过去右手指苍白）。守上汤方（黄芪120克，当归30克，川芎10克，赤白芍各30克，地龙15克，桃仁5克，红花5克，桂枝10克，炙甘草5克，山药30克，石斛30克，桑枝30克）及散方（照原）再进7剂。

五诊：7月20日。

右手食、中、无名三指已能弯曲活动，唯拇指、小指仍不能活动，每天定时手指肿胀已不明显，外观双手皮色及抚之温度一样，自云下午右手冷，睡时发抖（白天右手腕不会发抖），须用左手抓住。守上汤方去山药、石斛，加山甲珠10克，鸡血藤30克，伸筋藤30克，再进7剂，散方照原再进。

六诊：7月27日。

右小指已能活动。守上汤、散方再进7剂。

七诊：8月17日。

右拇指稍能下屈。近日睡时头昏眼花，守上汤方加天麻、钩藤、菊花各 15 克，枸杞子 30 克，山药、石斛各 50 克，再进 7 剂，散方照原再进。

八诊：9 月 4 日。

头昏眼花消失。守上汤方（黄芪 120 克，当归 15 克，川芎 10 克，赤白芍各 15 克，地龙 15 克，生地 15 克，桃仁 10 克，红花 10 克，桑枝、鸡血藤、伸筋藤各 30 克，丝瓜络 10 克）及散方（照原）再进 7 剂。

九诊：9 月 11 日。

药后诸症减轻。惟近周曾有 2 天腹泻日 4～5 次。守上汤方加党参 30 克，白术 30 克，云苓 30 克，炙甘草 10 克，莲子 30 克，再进 7 剂，散方照原。并嘱此后守上汤方坚持长服，以期竟其全功。

以上 2 例证属气虚血瘀所致。故用益气活血化瘀的补阳还五汤方为主获得良效。

王清任《医林改错》创立的治疗中风半身不遂的补阳还五汤方（"生黄芪四两，归尾二钱，赤芍一钱半，地龙一钱，川芎一钱，桃仁一钱，红花一钱。水煎服。初得半身不遂，依本方加防风一钱，服四五剂后去之。……如已病三两个月，前医……用寒凉药过多，加附子四五钱。如用散风药过多，加党参四五钱。……若服此方愈后，药不可断，或隔三五日吃一副，或七八日吃一副……"），其中重用黄芪四两（120 克）为君，是具有无可替代的妙用的。因为一般补气药不但不能活血化瘀，且有壅滞之弊。惟有黄芪一药，既能补气，又能活血化瘀。故《本草逢原》说到黄芪"性虽温补，而能通调血脉，流行经络，而无碍于壅滞也。"这就是王氏创立补阳还五汤方特重黄芪的理由所在。此方治疗中风半身不遂的气虚血瘀证确有良效，不可因其黄芪用量太大而畏之。

脑震荡后遗症

例1：邓某，女，38岁。

患脑震荡后遗症。病起于上月头部被打伤，当时昏倒不知人事，醒后头顶麻木，继而头顶和前额以及左侧刺痛拒按，眩晕欲吐，夜寐不安，口干渴喜凉饮，舌苔微黄，脉象弦数。1974年10月14日初诊，投以桃红四物汤加味：桃仁10克，红花5克，当归15克，川芎10克，赤白芍各15克，生地15克，地龙15克，山甲珠5克，丹参30克，双钩藤15克，菊花10克，葛根15克，白芷10克，甘草10克，连服3剂，头部如针刺样疼痛基本消失，眩晕麻木大减，守上方再进3剂而痊愈。

例2：周某，男，22岁。

患脑震荡后遗症，经常头晕且胀，尤以后脑受伤处为甚，且有沉重感，间或作痛。1972年5月11日初诊，投以桃红四物汤加味：桃仁10克，红花5克，当归尾10克，川芎5克，赤芍10克，生地10克，地龙10克，丹参15克，制乳没各5克，山甲珠5克，钩藤10克，菊花10克，连服8剂，病去十之七八；复诊守方再进5剂而基本痊愈；最后用杞菊地黄汤加减收功。

例3：雷某，男，59岁。

患脑震荡后遗症。病起于1974年底，因头顶被铁器击伤后，渐致头晕且痛，时作时止，至今未已，经治少效。头晕痛一般在傍晚6～7时剧作，发作前必面部潮红，发作时即需上床静卧，晕痛甚则干呕，发作过后，口苦口干渴饮，头脑昏沉如醉，卧床如在舟车中，头重脚轻有飘浮感。近时已发展到终日头晕痛持续不止，现且巅顶胀痛拒按不可近手，并有如鱼背脊的一条状突起不消。经常失眠，即使入寐亦多梦纷扰，手足心热，食欲减退，大便时结，小便时黄，舌紫暗而边多瘀斑，苔黄，脉弦细数。1975 年 8 月 31 日初诊，投以桃红四物汤加味：桃仁 10 克，红花 5 克，当归 10 克，川芎 10 克，赤白芍各 30 克，生地 15 克，地龙 15 克，山甲珠 5 克，天花粉 15 克，制乳没各 10 克，山楂肉 30 克，夏枯草 10 克，菊花 10 克，珍珠粉 1 克，连服 3 剂，头顶胀痛明显减轻，可用手摸，口苦口干见减，胃纳好转，夜寐见安，脉弦见退。二诊守上方再进 5 剂，头顶条状突起渐见消退，头痛部位由巅顶移向后脑，行走步履渐稳。三诊守上方加重山甲珠为 10 克，地龙为 30 克，更加蜈蚣 1 条，全蝎 3 克，再进 5 剂，头晕痛续减，巅顶条状突起基本消失，舌上黄苔见退，纳增神旺。四诊守上方再进 13 剂，头晕痛续减，步履稳健，过去走路需人陪伴，现在可以独自行走，并可小跑，寐安梦少，舌边瘀斑见退，但近月咽喉口舌干燥。五诊守上方更加元参 15 克，再进 7 剂，曾有 3 天未发生头痛，现头痛局限在额顶偏右侧，并有麻木感，舌边瘀斑明显减退，仅右边略见残迹，咽喉口舌已不干燥，纳佳，寐安，二便正常，脉已不弦，苔仍微黄。六诊用桃红四物汤合杞菊地黄汤加减：桃仁 10 克，红花 5 克，当归 10 克，川芎 10 克，赤白芍各 15 克，生地 15 克，熟地 15 克，制首乌 15 克，枸杞子 10 克，菊花 5 克，山药 15 克，云苓 15 克，泽泻 5 克，丹皮 10 克，僵蚕 10 克，地龙 15 克，蜈蚣 1 条，全蝎 3 克，山甲珠 5 克，珍珠粉 1 克，再进 14 剂，头顶胀痛昏晕麻木基本解除，现仅久久摩擦微有痛感而已。过去从不敢掉头向后，否则晕甚欲倒，现在即使掉头向后，也不感到昏晕，食欲大振，每餐能食 150～200 克米饭，舌上瘀斑全退，脉细。最后用杞菊地黄汤合四物汤加减作丸剂以巩固疗效。

例 4：雷某，男，44 岁。

患脑震荡后遗症已六七年。病起于 1968 年 1 月 19 日，头为铁器击伤，当时出血晕倒，经治后，遗留头痛至今未已。近时头痛每周必发作二三次，甚至每天都痛，尤其在天气骤变和用脑过度时以及发怒后，头痛必剧作。左手足痹冷，左手肌肉稍见萎缩，胃纳减少，寐可而梦多，舌苔白腻，脉象细弱。1974 年 12 月 21 日初诊，投以补阳还五汤加味：黄芪 15 克，当归尾 10 克，川芎 10 克，赤白芍各 10 克，地龙 15 克，桃仁 10 克，红花 5 克，桂枝 5 克，防风 10 克，细辛 3 克，山甲珠 5 克，制乳没各 10 克，丹参 15 克，党参 15 克，焦白术 15 克，云苓 15 克，甘草 5 克，陈皮 15 克，生姜 10 克，大枣 5 枚。连服 5 剂，头痛未作，显有被制止之势。但药后感到腹胀，胃纳甚差；二诊守上方去黄芪、党参、白术、云苓、甘草，加山楂、谷麦芽各 15 克，六曲、鸡内金各 10 克，再进 5 剂，头痛未作，腹胀渐除，胃纳仍差，口淡，左手足尤其足冷甚；三诊用补阳还五汤合当归四逆汤加味：黄芪 15 克，桃仁 10 克，红花 5 克，桂枝 10 克，细辛 5 克，木通 10 克，生姜 10 克，大枣 5 枚，丹参 15 克，制乳没各 10 克，再进 5 剂，头痛已被控制，半月余未发作，但胃纳仍差，腹仍微胀，时时矢气，大便溏泻日二三次；四诊守上方加党参、白术、云苓、山楂、谷麦芽各 15 克，六曲 10 克，再进 5 剂，头痛未再发作，便溏减为日行一次，但胃纳仍差；五诊用补阳还五汤合异功散加减：黄芪30克，当归10克，川芎10克，赤白芍各10克，地龙15克，党参15克，白术15克，云苓15克，炙甘草10克，陈皮10克，肉豆蔻15克，桂枝10克，桑枝30克，防风15克，再进5剂，不仅制止了头痛复发，而且胃纳好转，精神渐振。此后虽曾偶有头痛发作，但次数甚少，程度很轻。经过善后调理至1975年3月底，头痛痊愈，一直稳定到6月间，即使在天气骤变时头亦不痛。最后用八珍汤加味收功。

例5：李某，男，45岁。

1969年后脑外伤，遗留头昏、头胀，尤其后脑有紧张发热感，并伴有脑鸣、目胀。项强不能左顾右盼，右边头皮麻木，感觉减退。后脑连项、背直至足跟有拘急紧张感，行走时尤为明显，走路时只能前进或后退，不能左右转，只能采取"目不斜视"的姿态，因而只能深居简出，不敢上街。稍看书报，后脑即有抓紧、扭转感。记忆力及思维能力极差（例如看《江西日报》，"江"字需认三遍才能认清，再认"西"字；待把"西"字认出，前面的"江"字又忘记了），动作迟钝，严重时目不欲睁，口不欲言，身不欲动。当此之时，遇来访者，无论亲朋好友，只好概不理会，已多年不能看电影、电视了。现饮食二便睡眠尚可，夜寐时常突然感到舌边刀划样疼痛，即时起床照镜，又无异常，舌正红，苔微黄，脉缓耐按而欠流利。因过去服药甚多，遂对中医药略有所知，自云服补中益气药（如参芪等）则胃脘连胁饱胀不食、头更昏；服凉肝息风药（如钩藤、菊花等）则迟钝、健忘加重；服活血通络药虽较平稳，但于病无效。投以桃红四物汤方加益气养阴等药：当归10克，赤芍30克，白芍30克，甘草5克，红花5克，桃仁10克，地龙15克，生地30

克，川芎 5 克，丹参 15 克，橘络 10 克，丝瓜络 10 克，山甲珠 5 克，葛根 30 克，菊花 10 克，枸杞子 15 克，山药 30克，莲子 30 克，党参 15 克，焦白术 15 克。服药 3 剂，每剂都自觉有一股气上冲头顶，持续五六分钟之久，服至第 4剂、第 5 剂时，后脑觉有两条筋舒展开来。但有肝区胀、鼻干、目涩、腹胀等反应（但能矢气）。继服 7 剂，诸症见减。因守方连服 4 个月而愈。

例 6：马某，女，51 岁。

1990 年 10 月 16 日中午初诊：患脑震荡后遗症 3 年多。现症头昏胀痛引项背腰腿尽痛，头皮及手足发麻，肢冷，常抽筋，周身皮肤时起散在性紫斑，怕风寒，易感冒，少气懒言，不思饮食，稍多食则脘腹胀痛，大便常结，六七日一行，有时小便黄热，夜难入寐，心烦心悸，舌红，脉弦。投以当归 10 克，川芎 5 克，桂枝 10 克，白芍 15 克，甘草 5 克，生姜 3 片，红枣 5 枚，葛根 30 克，防风 15 克，天麻 10 克，白术 15 克。山楂 30 克，谷麦芽各 30 克，鸡内金 15 克。10 月 27 日复诊：服上方 3 剂显效，因自加服10 剂，头项背腿痛基本解除，头皮及手足麻冷抽筋、皮肤斑点、脘腹胀痛均消失，不烦不悸，尤以纳开神旺为著。患者慕名不远千里前来求治，由于服药获得高速疗效，深感不负此存，决定回家调养，要求处方善后，因嘱守上方坚持长服以巩固疗效。

脑震荡后遗症是因血瘀脑海所致。前期多属实证，专主活血化瘀可愈；后期由实转虚，则多见虚实错杂证，必须攻补兼施才能奏效。

例 1、例 2、例 3 三案都属实证，故专用桃红四物汤方加味活血化瘀获效。其中前 2 案病情较轻，收效较速。后

1 例病情较重，从其头顶胀痛不可近手，并有如鱼背脊样的条状突起不消，舌紫暗而边多瘀斑来看，可见血瘀深固；又从其头晕卧床如在舟车中、头重脚轻有飘浮感、脉弦数来看，可见瘀热伤肝而风阳上鼓。因此，不仅在活血化瘀方面用药较多而量较大；并加入镇肝息风的珍珠粉和搜风止痉的蜈蚣、全蝎，服药至 33 剂才获得头顶胀痛及其条状突起与舌上瘀斑基本消失的显著疗效，病情基本控制。惟本案因血中瘀热日久，致伤阴血，以致伴有失眠、手足心热等症，虽然证属实多虚少，前期只宜攻而不宜补，但后期则应攻补兼施。这就是本案在后期改用桃红四物汤合杞菊地黄汤的理由所在。

　　例 4、例 5、例 6 三案都属虚实错杂证，但前 2 例属实多虚少证，故用攻中兼补法。其中例 153 案的病机，一方面既有血瘀的邪实，另一方面又有气血两亏尤其是脾气不足的正虚。故在治法上采用了补阳还五汤合异功散等方以攻补兼施。既用活血化瘀温经通脉方药为主以攻其邪实，又用益气养血健脾助运方药为佐以补其正虚。上方服后，虽然瘀血解除较快，但脾胃纳化功能则改善较慢。从初服 5 剂感到腹胀，继去党参、黄芪、白术、甘草的壅补，而加山楂、六曲、谷麦芽、鸡内金的消导则腹胀渐除来看，可见瘀血头痛的实中兼虚证在邪实占主要地位时是宜攻忌补的。又从改方 5 次，服药 25 剂，在头痛停止 1 个多月后，胃纳始见好转来看，可见心神为瘀血所阻碍，心火不能生胃土，必然影响脾胃纳化功能，久而导致脾胃虚弱。因此，只有首先扫清了瘀血障碍，使心神舒畅，恢复了火土相生的关系后，健脾开胃药才易生效。这就是本例在瘀血头痛解除后，于五诊时再合用异功散而胃纳即见好转的理由所在。例 5 案的病机既有血瘀的邪实，又有气阴两亏的正虚。故在治疗上，既用活血化瘀通经活络药为主以攻其邪实，又用益气养阴药为佐以补其正虚。并在服药得效后，守方坚持服至 4 个多月，始获痊愈。后 1 例（例 6 案）属虚多实少证，故取补中兼攻法，采用了补阳还五汤去桃仁、红花的破瘀，在益气养血中，合桂枝汤等以通经活血，获得良效。

偏 头 痛

例 1：刘某，男，57 岁。

1991 年 7 月 25 日初诊：患偏左头痛 2 年，初则 1 年发 2 次，今年每月发 1 次，此次已发半月，头痛连目，目珠欲脱，泪多，恶闻响声，闻声则头痛欲裂，一般为昏痛，偶有刺痛，伴恶心，失眠，口渴喜冷饮，饮食二便正常，舌红瘦薄，脉细弦略数。投以自制芍甘芎芷汤合杞菊地黄汤加减：赤白芍各 30 克，生甘草 15 克，川芎 15 克，白芷 30 克，枸杞子 15 克，菊花 15 克，熟地 30 克，山萸肉 10 克，山药 30 克，云苓 15 克，制首乌 30 克，桑椹子 30 克，夜交藤 30 克，合欢皮 30 克。8 月 29 日二诊：服上方至今，头痛迄今未发作，寐安。近日小便急胀不适，守上方去夜交藤、合欢皮，加木通 10 克，泽泻 10 克再进。10 月 10 日三诊：服上方至今，仅 9 月 6 日发作头痛一次，持续仅半天（过去需 1 周），程度比以前减轻，不发时左头目有昏胀感。小便已不急胀，仍口渴喜冷饮，舌深红苔薄白，脉已不弦，但仍细而略数。守上初诊方改生甘草为炙甘草，加泽泻 10 克，丹皮 5 克再进。12 月 30 日患者同乡因病前来就诊时面告，患者自服上方至今，头痛未发作，病已痊愈。

例2：刘某，男，34岁。

一诊：1992年2月26日。

患偏头痛10余年，时作时止。发时右头顶掣痛，或头右角连右目掣痛，甚则呕吐不食，服止痛片可暂缓解，近两年加剧，每周发作1次，每于吸烟、饮酒、喝茶及紧张、疲劳时多发，香菇和鸡等食入即发。发作时伴血压下降，心跳减慢，面色苍白，四肢无力，平素大便结，眠食小便正常，舌红苔薄黄，脉弦细小。投以自制芍甘芎芷汤加味：赤白芍30克，甘草15克，川芎10克，白芷15克，桑叶15克。5剂。

二诊：3月4日。

服上方后，头痛如故（本周一下午4时痛作，至周二下午7时痛止，痛时不思饮食，饮食下咽即吐），守上汤方加减：赤白芍各30克，甘草10克，川芎15克，白芷30克，藁本10克，天麻10克，法半夏15克，陈皮15克，云苓30克。再进7剂，每剂2煎混和分3次（早、中、晚）服。并另给止痉散方：蜈蚣30克，全蝎30克，共研细末，每服3克，日3次（早、中、晚），随药送吞。

三诊：3月13日。

头痛减轻（不仅程度减轻，而且持续时间缩短）。但头3剂时有头顶及唇周发木的反应，后无。现头顶闷，活动时连项有牵拉感。舌苔晨起黄厚，进食后变薄黄，脉细。守上汤方再进7剂，散方照原再进。

四诊：3月30日。

头痛呕吐不食基本解除，仅有不连眼球的小痛约二三日一次，时间短，休息即缓解，但仍头昏，自云服止痉散后唇周及头痛部位有麻木不仁感。口腻，大便日一行不成形，眠食小便正常。守上汤方再进7剂，散方照原再进，但减量为每服1.5克，并用生甘草30克煎汤送吞。

偏头痛又名偏头风，是以肝风致病得名，故临床医生大多从肝风辨证论治。但肝风有阴阳之辨，不可混淆。本证多属风阳恣肆，气郁血瘀所致，法当柔肝息风，解郁化瘀。我所制芍甘芎芷汤方，即以芍药甘草汤柔肝息风为主，佐以川芎、白芷解郁化瘀，用治本证，随证加味，每获良效。有人认为风阳恣肆之证，不宜用芎芷辛温之药。这里略加说明：

川芎：自李杲提出"头痛必用川芎，如不愈，加各引经药，太阳羌活，阳明白芷，少阳柴胡，太阴苍术，厥阴吴茱萸，少阴细辛"以后，川芎就成为通治外感和内伤头痛的药物。但川芎所治之头痛，究竟是外风，还是内风？根据《本草经疏》"芎秉天之温气，地之辛味，辛甘发散为阳……阳主上升，辛温主散"之说，则其所治之头风自属外风；但如根据《汤液本草》"搜肝气，补肝血，润肝燥"之说，则其所治之头风又属内风。一般来说，辛温入肝之药是不可能平熄内风的。故张山雷说："肝阳不扰，风从何来，肝家之风，惟气火旺盛者乃习习生风，此自内而动，非外风侵袭可比。治肝风者，涵敛以求其潜息，犹虑不及，岂有更用升腾，助其飙举。果以芎之辛升，搜剔肝阳自动之风，宁不僭越飞扬，天旋地转。此误以泄散外风之药，作为疏散内风之用，此害伊于胡底。"但内风为病不一，有风火上炎而治宜平肝泻火的龙胆泻肝汤证；有热盛动风而治宜凉肝息风的羚角钩藤汤证；有阴虚风动而治宜柔肝息风的大定风珠证；有风痰上涌而治宜息风化痰的半夏白术天麻汤证；有肝风挟浊阴冲逆而治宜温肝降逆的吴茱萸汤证；还有内风走窜上下内外、皮肤、肌肉、经络、筋脉、关节、脏腑为其所扰而产生的种种病证，其中有的是因内风走窜而血气瘀滞以致"血因风郁"为病，治当活血以息风。所谓"治风先治血，血行风自灭"，即指此而言。如黄宫绣说："血因风郁，得芎入而血自活，血活而风自灭……头痛必用以除其郁。"由此可见，川芎为血中气药，能入血分以行气开郁而搜剔内风，其能治内风郁滞于血分的头痛是不容置疑的。至于高血压病眩晕头痛的肝阳上亢证，虽然一般忌用辛温升散药，但据上述川芎不同于一般风药的特点，在对证方中少量用以为佐，也是未尝不可的（何况现代药理研究证明川芎还有降压作用）。

白芷：李时珍指出，白芷治伤风头痛，血风头痛，皆效。《本草经百种录》更指出："凡驱风之药，未有不枯耗精液者。白芷极香，能驱风燥湿，其质又极滑润，能和利血脉而不枯耗，用之则有利无害"。可见白芷也和川芎一样是内外风犯气分或血分以致眩晕头痛的良药。但张山雷认为，"《百一选方》谓都梁丸因王定国病风头痛……三服而病如失……是为阳虚风眩之实验（王定国病风头痛，至都梁要求明医杨介治之，连进三丸，即时病失，恳求其方，则用香白芷一味，洗晒为末，炼蜜丸如弹子大，每嚼一丸，以清茶或荆芥汤化下。遂名"都梁丸"）。若阴虚气火上浮而为风眩，则又不可同日语矣。"这是从白芷性味辛温芳香推论而及。其实白芷和川芎一样不同于一般的风药，阴虚眩晕头痛有时用以为佐也是有利无弊的。上述白芷质极滑润，能和利血脉而不枯耗津液，用之有利无害之说实不我欺。因此，芍甘芎芷汤方由二柔二刚药组成，即芍、甘药柔而不凝滞，芎芷药刚而不燥烈，刚柔相济，共奏平肝息风、解郁化瘀之功。以上所述偏头痛治验都是以此为基本方获效。

眩　晕

例1：陈某，男，42岁。

1991年6月2日初诊：患眩晕时作时止已4年，至去年下半年眩晕加甚，至今年4月整天持续不止，耳鸣，恶心呕吐，尿清、尿短、尿频、尿有余沥，阳痿，容易感冒，舌淡苔白微黄，脉细弱。投以半夏白术天麻汤加减：天麻15克，党参30克，白术15克，云苓30克，炙甘草10克，法半夏10克，陈皮10克，黄芪30克，防风15克，珍珠粉2瓶（冲）。7剂。另给红人参30克，鹿茸10克，蛤蚧1对。共研细末，每服5克，日2次，随上汤药送吞。7月3日复诊：服上汤方30剂，散方1剂，眩晕基本消失。守上汤方再进15剂，散方加重蛤蚧为2对再进1剂，以巩固疗效。

例2：杨某，女，52岁。

1993年2月11日初诊：自1986年起，发生头昏，面赤，目蒙，甚则眩晕不能行走，目眴；流涎，腰疼、膝痛，大便易结，小便深黄，自觉"火大"，睡多梦，或失眠，方用天麻钩藤饮合自制芍甘归鸡汤加味：天麻15克，钩藤15克，枸杞子30克，菊花15克，桑寄生50克，杜仲30克，川断30克，当归10克，白芍15克，甘草10克，鸡血藤30克，延胡索30克，夜交藤15克，合欢皮15克，珍珠粉2瓶冲服。5剂。2月22日复诊：药后头脑清爽，自觉药力向头冲，便通尿清，守上方再进5剂。3月2日三诊：头晕基本解除，腰、膝痛亦大减，仍守上方再进以巩固疗效。

眩晕为肝风内动所致，故《内经》有"诸风掉眩，皆属于肝"之训。但肝风有阴阳之别，必须明辨分治：肝风阳证，多见肝肾阴虚阳亢之症，治宜滋水涵木以清肝，如杞菊地黄汤之类；肝风阴证，多见肝脾阳虚阴盛之症，治宜安土息风以温肝，如半夏白术天麻汤（我常用由半夏、白术、天麻、陈皮、茯苓、甘草、生姜、大枣、蔓荆子组成的《医学心悟》方）之类。一般认为上述半夏白术天麻汤为治风痰眩晕的主方，故方中以天麻息风和二陈汤化痰为主。其实从本方以二陈汤合白术、生姜、大枣来看，健脾和胃之力甚强，因而本方亦可称之为安土息风的主方。

失 眠

例1：田某，男，43岁。

一诊：1974年10月5日。

患失眠已五六年，每晚只能入睡二三小时，即使寐亦多梦纷扰，有时甚至彻夜不眠，以致头常昏痛，健忘、心悸、汗多，间或胸部逼闷而气难透出，神疲肢倦，四末稍有震颤，舌伸出口亦颤动，便溏日行两次，晨起咳嗽痰多色白，舌苔薄黄，脉细弦稍数。方用酸枣仁汤加味：酸枣仁30克，茯神15克，知母15克，生甘草15克，川芎10克，柏子仁30克，夜交藤30克，合欢皮30克，丹参30克，五味子10克，党参15克，莲子15克，山药15克。

二诊：10月15日。

服上方5剂，失眠显著改善，每晚能入睡五六小时，寐梦减少，头昏痛亦减轻。但仍咳嗽痰多。守上方加法半夏、陈皮、竹茹各10克，枳实5克。

三诊：10月22日。

再进上方5剂，失眠基本解除，患者大感舒适。嘱守上方长服以巩固疗效。

例2：刘某，女，61岁。

一诊：1974年10月15日。

久患失眠，头常昏痛，手足麻痹，腰痛，夜尿频数，面脚浮肿，口干不欲饮，食欲不振，胃中灼热，腹胀时痛，大便秘结，舌淡红少津，脉细弱。投以酸枣仁汤加味：酸枣仁15克，云茯苓15克，知母10克，生甘草10克，川芎10克，柏子仁15克，夜交藤16克，合欢皮15克，莲子肉15克，山药15克，白茅根30克，生苡米15克，桑寄生30克，桑枝30克。

二诊：10月20日。

服上方5剂，失眠显著改善，面脚浮肿消退，夜尿减少，肢麻减轻，大便不结，但胃纳仍差，守上方加党参、沙参、石斛、山楂、谷麦芽各15克，六曲、鸡内金各10克。

三诊：10月27日。

再进上方5剂，失眠基本解除，其他症状均见好转，现惟脘腹仍感胀满，有时按之微痛，改用参苓白术散加减以善后。

例3：黄某，女，36岁。

1992年4月22日初诊：患失眠四五年，近10余日彻夜无眠，烦躁，多言，多动，记忆力减退，头两侧及后脑痛，畏寒，肢凉，大便偏结，舌红而边有齿痕，脉细弱。投以酸枣仁汤合生脉散加味：酸枣仁30克，川芎10克，云苓30克，甘草10克，知母10克，党参30克，麦冬15克，五味子10克，柏子仁30克，夜交藤30克。3剂。4

月 29 日复诊：服上方至第 2 剂后有睡意，第 3 剂后睡如常人，头痛畏寒等症消失。守上方再进 7 剂。6 月 15 日三诊：服上方后，一直睡眠正常，已无不适。要求巩固疗效。仍守上方再进 7 剂。

心主血藏神，心血充足，血中阴阳平调，不寒不热，则神宁而寐安，若心血不足，或血中阳亢而热，或血中阴盛而寒，则神不宁而失眠，故失眠为心病主症之一。但因肝藏血藏魂，人卧则血归于肝，肝血足以涵养肝魂，则魂宁而夜寐无梦或少梦，否则魂不宁而夜寐多梦。由于心神和肝魂关系极为密切，病时常相牵连，故失眠又多与肝（胆）有关。且因人之所以能够神安寐熟，有赖于心肾相交，水火既济，如果肾水不能上济心火，必使心神不安而失眠，故失眠又多与肾有关。此外，失眠还多与脾胃有关，这是因为胃络通心"胃不和则卧不安"，而脾土又为心肾水火相交的媒介的缘故。

以上案例都属养血安眠法的治验，并都以酸枣仁汤为主方。此方以酸枣仁为君药，此药性味甘酸平润，具有滋养心肝阴血以安定神魂的良好作用。它不仅能养肝血，敛肝魂，以治肝胆血虚不眠之症；也能养心血，安心神，凡因心虚精神失守，惊悸怔忡，恍惚健忘的，在所必用。《金匮要略》用以治"虚劳虚烦不得眠"。尤在泾注："人寤则魂寓于目，寐则魂藏于肝。虚劳之人，肝气不荣，则魂不得藏，魂不藏，故不得眠。酸枣仁补肝敛气，宜以为君；而魂既不归，必有浊痰燥火乘间而袭其舍者，烦之所由作也，故以知母、甘草清热滋燥，茯苓、川芎行气化痰，皆所以求肝之治而宅其魂也。"这里有必要指出的是，此方中的川芎，性味辛温走窜，上行头目，下行血海，为血中气药，既能养血活血化瘀，又能行气解郁止痛。它在本方中的作用是，能使其滋养阴血而不致凝滞，安静神魂而不致闭塞。且血虚火旺失眠，肝气多郁而不舒，而常见头痛或胁痛等症。因此，在养血清火药中，伍以一味辛温走窜疏肝解郁的川芎，是有利而无弊的。何况现代药理研究证明：川芎具有中枢抑制作用，能延长睡眠时间，并能降压，还能使冠脉流量增加和血管阻力下降，有抗急性心肌缺血缺氧作用，能改善冠心病心绞痛患者的心肌供氧不平衡状态。更可知川芎在本方中的必要性。又前人根据首乌生精血而藤夜交、合欢生血脉而叶夜合，认为它们能养血安神以治失眠之症，验之临床，确有一定的疗效，且其养血安神无滋腻之弊，为最平稳的安眠药，但非重用不为功。又夜交藤还能疏通经络以治痹痛心痛，调和营卫以治寒热身痒。合欢皮还能和血止血，消肿止痛，长肉生肌，续筋接骨。因此二药不仅适宜于脑神经疾患血虚心神不安的失眠，也可用于心血管有关疾患血虚脉络瘀滞的心胸闷痛。

舞 蹈 病

周某：男，6岁。

一诊：1974年10月4日。

患舞蹈病已经2月。初于7月29日被自行车撞倒，左后脑部受伤出血，昏迷不醒多时。继于8月22日因腹痛服"颠茄酊"止痛后，全身皮肤起红点。不久，突然发生神志不清，腰部肌肉跳动，旋即不规则地手脚乱动，口眼肌肉也随之而跳动，片刻自止。从此每天必阵发四五次，每次发作都是在疲倦欲睡时，以连打哈欠开始，此时如果不让他睡，使其头脑清醒，即可勉强制止其发作，或虽发作而至睡熟后亦自停止。不发作时，一切正常，只是神情容易冲动，最近减为每日发作二三次，而每晚睡前必发，持续约30分钟，发时手足冷，头身肢体软弱不能支持，发作停止时，语声低细地呼喊喉痛，索茶饮。每餐饭（尤其是晚饭）后常吐清水，有时打呃，大便干结难下，夜间盗汗，舌红，脉弦。投以羚角钩藤汤加味：羚羊角5克，钩藤30克，白芍30克，生甘草15克，生地15克，川贝母10克，地龙15克，竹茹10克，茯神15克，生龙牡各30克，蜈蚣3条，全蝎5克。

二诊：10月11日。

上方因配药未齐，延至6日午后才开始服第1剂（1剂2煎分4次服，1日服2次，分2日服完，下同）头煎，当晚仍发作一次，但持续时间缩短为20分钟左右。7日继续服第2剂二煎，当日全天未见发作，夜能安寐。8日和9日继续服第3剂头、二煎，又连续2天未见发作，神情不似过去那样容易冲动，夜寐甚安。但9日晚7时和10日早上8时左右，都曾发呆1次，持续约20分钟，发作过后，自诉脚不适。饭后已很少吐清水，夜间盗汗停止。守上方去羚羊角（但嘱仍用原药煎汁冲入后煎剂中），加菖蒲、远志各10克。

三诊：10月17日。

11日服药后，大便先黄后黑，次数较多。12日守上方加重蜈蚣为6条，全蝎为10克，再进2剂。并嘱将羚羊角原药焙干研末分6次冲服。13日早晚虽未曾发呆，但届时说话声音低细，持续时间缩短为10分钟左右。大便稀溏呈泡沫状，日四五次，每晚小便达五六次，口不渴。14日守上方加重菖蒲为15克，再进2剂。15日和16日早晚虽仍发作语声低细，但持续时间缩短为 5 分钟左右。大便日行二三次，小便已正常。近日饭后不吐清水，也不打呃，但早饭后想睡觉。改方如下：菖蒲 15 克，远志 10 克，法半夏 10 克，陈皮 10 克，云苓 15 克，甘草 10 克，竹茹 10 克，枳实 5 克，蜈蚣 6 条，全蝎 5 克。

四诊：10 月 21 日。

17 日和 18 日服上方后，早晚虽仍发作语声低细，但持续时间缩短为 3 分钟左右，早饭后已不再想睡觉。守上方加地龙 15 克，钩藤 10 克，再进 2 剂，19 日和 20 日早晚仍有一阵语声低细，20 日晚发作持续时间延长至 30 分钟左右，发作过后，脚挛急痛。改方如下：白芍 30 克，甘草 15 克，熟地 15 克，制首乌 15 克，龟板 15 克，鳖甲 15 克，生龙牡各 30 克，玉竹 15 克，钩藤 15 克，地龙 15 克，蜈蚣 6 条，全蝎 10 克。

五诊：10 月 29 日。

21 日和 22 日两天未再发作语声低细。23 日晚发生 1 次烦躁辗转床褥，自作深呼吸，持续约半小时，但说话声音正常。24 日至 27 日 4 天，白天情况良好，惟晚上 8 时许自诉脚挛急痛。28 日全天安好。但今日就诊时，又发生脚挛急痛，约半小时恢复正常。守上方出入：白芍 30 克，甘草 30 克，龟板 30 克，鳖甲 30 克，木瓜 15 克，川牛膝 15 克，钩藤 30 克，地龙 30 克，蜈蚣 6 条，全蝎 10 克，羚羊角 30 克。

共研细末，蜜为丸。每服 10 克，日 3 次，温开水送吞。（1978 年 3 月底，我因讲学到该地，访知其自服上丸方后，病即痊愈。并于 1975 年上小学读书，今已升入三年级。据其父母面告，他的头脑不但不迟钝，而且较聪明，每门功课的考试成绩都在 80 分以上。）

根据患者的临床表现，我认为病属肝经阳亢风动走窜上下经络的实证，法当以凉肝息风为主，故采用羚角钩藤汤加减。此方本为治疗外感热病实风内动的主方，但从本例内伤杂病实风内动用之亦效来看，可见中医理论在临床上是有普遍指导意义的。唯运用中医理论临床辨证，必须精细，切戒粗疏。如本例肝经阳亢风动，究竟是实证，还是虚证？如果没有弄清，就漫然处方用药，本属肝风实证而误作肝风虚证处理，投以凝滞的滋肝潜阳息风如大定风珠等方药，必难取效。本例初诊时，从盗汗舌红大便干结难下来看，似属肝经阴虚风动的虚证；但从手足抽搐口眼腰部肌肉跳动而脉弦来看，则显然属于肝经阳亢风动走窜上下经络的实证。纵有一二阴虚兼症，也处于从属地位。因此，采用羚角钩藤汤加减方，以羚羊角、钩藤凉肝清热息风和地龙、蜈蚣、全蝎通经活络搜风为主。又因肝经阳亢风动而生痰热，故配川贝母、竹茹以清热化痰，且川贝母尚能治疗风痉，竹茹还能入络舒筋。又因肝经阳亢风动必致神魂不宁，故配朱茯神、生龙牡以安定神魂。又因肝经阳亢风动容易耗伤阴液，故用生地、白芍、甘草养阴柔肝。继因出现痰热时蒙心窍的早晚发呆，故在二诊时，守上方去羚羊角，加菖蒲、远志以开心窍。在三、四诊时曾改用温胆汤加菖蒲、远志、蜈蚣、全蝎、钩藤、地龙，以继续清化痰热，开窍息风。当风阳平定，痰热清除后，以滋阴养肝柔筋为主，通经活络祛风为佐，以靖其余波，并作丸剂以巩固疗效，终获痊愈。

重症肌无力

胡某，男，18 岁。

初诊：1985 年 11 月 17 日。

患重症肌无力，左眼睑下坠遮盖其目不能视，浑身无力，腰痛，下肢有时挛急而痛，有时胸部逼闷，说话声音难出，自觉舌大，脉细弱。方用黄芪 120 克，山药 60 克，川断 30 克，桔梗 15 克，枳壳 15 克，甘草 10 克。

二诊：1988 年 4 月 4 日上午。

右眼睑下坠，经 1985 年至 1986 年年底用大剂黄芪为主的上方治愈，已 1 年多未复发。近因结婚，旧病复发，并由右眼转为左眼，浑身乏力，脉沉细弱。方用补中益气汤：黄芪 120 克，党参 30 克，白术 15 克，当归 10 克，升麻 15 克，北柴胡 10 克，陈皮 10 克，炙甘草 5 克。

三诊：4 月 12 日上午。

服上方 7 剂，在服第 1 剂、2 剂时，左眼睑下坠即恢复正常，病若失，持续到服第 4 剂亦然。但服至 5 剂后又复如故，只是精神比以前好，自觉舒适。近时腹部阵痛（下午及晚间明显），痛则欲便，粪如烂粥不成条，色黄。守上方加减：黄芪 120 克，党参 30 克，红人参 10 克，白术 30 克，陈皮 15 克，广木香 15 克，升麻 15 克，北柴胡 15 克，炙甘草 10 克。

四诊：4 月 18 日上午。

服上方 5 剂，左眼睑下坠基本恢复正常，腹痛渐止，但有时筋惕肉瞤。嘱守上方长服以巩固疗效。

肋间神经痛

李某，女，45 岁。

久患两胁尤其是右胁时痛，每当精神稍受刺激即发作，发则胁痛牵引两侧少腹亦痛，胸腹有紧束感。近又复发，食欲减退，食后脘胀，舌红苔薄白，脉弦细。1971 年 11 月 8

日初诊，投以逍遥散全方：柴胡 10 克，白芍 10 克，甘草 10 克，当归 10 克，焦白术 10 克，茯苓 10 克，薄荷 5 克，生姜 10 克，连服 3 剂，胁痛即止，胸腹即舒，而食增神旺。但停药后，因事焦急，胁痛又作，再进 3 剂，胁痛又止，而停药又作，并感口苦口干，守上方加丹皮 5 克，栀子 5 克，再进 3 剂，胁痛又止。此后坚持上方，每发即服，服后即止，连服数月，遂不复发。

这是 1 例典型的肝郁胁痛症，故投以逍遥散全方即效。后因事焦急复发而伴有口苦口干之症，即木郁生火之象，故加丹、栀。这里还应指出的是，肝郁有阴阳之辨，肝郁阳证治宜清疏肝气，如丹栀逍遥散，已如上述。肝郁阴证治宜温疏肝气，我常用逍遥散少加肉桂末和冰片末获效。例如胡某，女，58 岁。患肝郁胁痛阴证，久治无效，投以上方即愈。

梅 核 气

例 1：黄某，女，30 岁。

患梅核气已 1 个多月。喉间如有物梗，吐之不出，吞之不下，并有干燥感，干咳，口渴，右胁时痛，但胁痛时则喉不梗，喉梗时则胁不痛，纳可，脉细。1975 年 5 月 8 日初诊，投以逍遥散加减：柴胡 10 克，当归 10 克，白芍 15 克，甘草 10 克，薄荷 5 克，郁金 10 克，香附 10 克，合欢皮 30 克，代代花 10 克，绿萼梅 10 克，桔梗 10 克，枳壳 10 克，元参 10 克，川贝母 10 克。5 月 29 日复诊，初服上方 2 剂，喉梗即除，继进 8 剂，诸症消失。

例 2：黄某，男 20 岁。

患梅核气，咽喉如有物梗，吐之不出，吞之不下，并感干燥疼痛，胸部逼闷，口干渴喜冷饮。投以逍遥散加减：柴胡5克，当归10克，白芍10克，甘草10克，薄荷5克，郁金10克，香附10克，桔梗10克，枳壳10克，元参15克，银花15克，连翘15克，连服5剂，喉痛全除，喉梗减去十之七八，但仍有干燥感，口仍干渴，守上方再进5剂而痊愈。

梅核气是因情怀不畅，肝气郁结所致。主症为咽喉有异物感，吐之不出，吞之不下，但并不妨碍饮食，却与精神情绪的变化直接相关，愉快时毫无所苦，生气后即病情加重，本症与现代医学的"癔病球"近似。治宜疏肝解郁为主，首选方为逍遥散。《医贯》强调指出："余以一方治木郁，而诸郁皆愈，逍遥散是也。方中柴胡，薄荷二味最妙。"是真有得之言。个人临床体验，此方对梅核气确有良效，上述两案即其例证。

周围神经炎

例1：姚某，男，37岁。

一诊：1974年9月23日。

患周围神经炎已1年。初因铁锤击伤右手中指，发生疼痛麻痹，经久不愈。至今年3月，渐觉两脚如有物挤压，脚心冰冷，并由下而上发展为上下肢奇痒，须用力搔抓方快，渐致手足麻木冰冷，尤以两足为甚，五月天气已暖，仍穿三双线袜和棉鞋，尚有冷感。麻木从手足指、趾起，上行过腕、肘与踝、膝而达于前臂和大腿，尤以踝关节以下毫无冷热痛痒知觉。曾经中西医治疗获效，上肢症状基本消失，惟下肢症状依然。从8月26日起，病情又加剧，经全市中西医会诊治疗无效。现上下肢麻木冰冷，尤以下肢脚心为甚，不知痛痒，饮食日益减少，体重明显下降，脉细弦而缓。投以当归四逆汤方加味：当归15克，桂枝10克，白芍15克，炙甘草10克，细辛3克，木通10克，生姜10克，大枣30克，黄芪30克，鹿茸2克（末冲）。

二诊：10月4日。

服上方12剂（前6剂以鹿角胶代鹿茸），手足麻木明显减退，已由腕、膝关节松解到手足指趾尖，并稍有知觉，脚心由冷转热。但胃纳仍差，守上方加党参、白术、云苓各15克。

三诊：10月9日。

再进上方5剂，病情更见好转，尤以右脚趾尖知觉恢复为明显。但两脚有筋掣和针刺或触电样感，胃纳仍差，疲倦嗜睡而梦多，大便日行2次，量少色黄黑，小便正常。由于昨日天气转凉，左脚心又稍有冷感，守上方加重白芍和炙甘草各30克。

四诊：10月13日。

再进上方3剂，手足知觉基本恢复，冷感亦除。现仅踝关节以下仍有轻微麻痹感，胃纳已开，饮食增进，守上方加减以善后：当归15克，桂枝10克，白芍15克，炙甘草10克，生姜10克，大枣30克，黄芪30克，鹿茸2克（末冲），党参15克，白术5克，云苓15克，桑枝120克（煎汤代水煎药）。

嘱服5剂后，仍用本方10剂蜜丸长服以巩固疗效。1978年4月间，我因讲学到患者所在地，会见他的爱人，询知其病早痊愈，并已4年未再复发过。

从本案症见上下肢麻木冰冷脉细弦而缓来看，显属阳气不足，肝经血脉不通之候。这和《伤寒论·厥阴病》篇所谓"手足厥寒，脉细欲绝者，当归四逆汤主之"，是完全吻合的。故采用当归四逆汤为主温补肝阳以通血脉。又从其脚心冷甚来看，由于脚心为肾经主穴涌泉所在地，冷彻脚心，肾阳必虚，故加鹿茸以壮肾阳。又从其四肢麻木不知痛痒来看，可见卫外之气虚甚，不能畅行肤表，故加黄芪以大补卫气。由于药证吻合，故获良效。当归四逆汤对神经、血管、关节的多种慢性疾病（如周围神经炎、血栓性脉管炎和慢性风湿性关节炎等）的虚寒证均有效。黄芪能固补卫气，又能利营卫之气，凡营卫间阻滞，无不尽通。故前人用以主治痈疽久败疮，排脓止痛，破癥癖瘰疬瘿赘，止盗汗自汗及肤痛。由此可见，它既是补药，又是通药，具有既补且通的优点，配伍得宜，无论是气虚、血（阳）虚或因虚而致气血瘀滞等证都可获得应有的并非它药可替代的良效。例如，补阳还五汤本是一个活血化瘀的著名方剂，但为什么方中黄芪用量特大？其理由就在于此。这里还须进一步指出的是，鹿为仙兽而多寿，其卧则口鼻对尾间以通督脉。鹿之精气全在于角。角本下连督脉，鹿之角于诸兽为最大，则鹿之督脉最盛可知，故能补人身之督脉。督脉为人身骨节之主，肾主骨，故又能补肾。凡角初生，软嫩者为茸，秉壮健之性，故能补肾家真阳之气。鹿角生用则散热行血消肿，熟用则益肾强精活血，炼霜熬胶则专于滋补。由此可见，鹿角胶茸主要是善治精髓骨血之病。近人徐究仁说："余同乡有许昶者，忽得脚软不能行，乞余往诊。余诊其脉，沉而细，周身肥白，饮食如常，惟下肢软弱，跬步不能，毛窍竖起，冷汗时出，按之肌肉，且失温度，余断为肾阳虚衰，气化失调。即唐韩昌黎所谓软脚病也。为疏金匮肾气丸十剂，并嘱继服鹿角胶，当自效。许依法施治月余，果获痊愈。迨十七年春而旧恙复发，两脚软冷如故。忆余前次为其治愈之方，虽已忘却，尚记有鹿角胶一物，遂购服试之，讵料服未一月，竟日臻痊愈。按鹿角胶咸温无毒，《神农本草》名曰白胶，李时珍谓其纯阳能通督脉，《别录》主腰痛折伤，《日华》主脚膝无力，孟诜主强骨髓，益阳道。盖肾主骨，骨为干，肾藏精，精生髓，以其有强壮肾命之功，故皆主之也"。本案手足麻木冰冷尤以脚心为甚，服当归四逆汤加鹿茸、黄芪后，脚心即由冷转热，这显然应归功于鹿茸。

例2：郑某，男，39岁。

1973年9月24日初诊：患周围神经炎。病起于上月10日作报告后，突然右手抬不起来，继而两手及脚震颤酸麻疼痛浮肿，尤以右手及右脚为甚，曾先后跌倒7次不能自起，心悸，失眠，食欲不振，舌红，脉弦细数。投以大定风珠加减：炙甘草15克，白芍15克，阿胶10克，生地15克，麦冬15克，龟板15克，鳖甲15克，生牡蛎30克，五味子5克，钩藤15克，菊花10克，连服21剂，手足震颤疼痛基本解除，酸麻大减，浮肿消失，肢力增加，心悸渐止，夜寐已安，知饥思食，因自守上方再进以巩固疗效。1974年2月22日复诊：继服上方后，病已基本痊愈4个多月，现仅有时微感手足震颤而已。但仍心悸，纳差，继予健脾益气，敛肝息风为主：党参15克，白术15克，云苓15克，炙甘草15克，白芍10克，五味子10克，山萸肉15克，黄芪15克，六曲10克，谷麦芽各15克，鸡内金10克，以靖余波。

例3：邓某，女，16岁。

一诊：1993年2月17日。

去年 11 月起病头晕，至春节前继发右手麻，节后发展到右足麻，以至右半身麻木运动不灵，右足尚能跛行，但不能持久，久则疲累难支，夜寐时自发笑，时吐痰水，口淡乏味，不饥不思食，喜热饮，尿少色黄如茶，大便结，三四日一行，舌苔白腻，脉细涩。投以补阳还五汤方加味：黄芪50 克，当归 15 克，赤白芍各 15 克，川芎 10 克，地龙 15克，桃仁 10 克，红花 10 克，天麻 15 克，白术 15 克，法半夏 15 克，陈皮 15 克，云苓 30 克，甘草 5 克，党参 30 克，防风 30 克，秦艽 15 克，川牛膝 15 克，木瓜 10 克，生苡仁30 克，桑寄生 30 克，杜仲 15 克，续断 15 克。

二诊：2 月 20 日。

服上方 3 剂，右上下肢由麻木而渐知疼痛，跛行显著改善，时吐痰水减少，食欲好转，夜寐已安，不再发笑，今日大便 1 次，粪成条色黄黑，守上方加枸杞子 15 克，菊花 10克，钩藤 10 克，僵蚕 15 克，再进 3 剂。

三诊：2 月 24 日。

右手足痛感增加，跛行消失，但步履仍欠稳健，头晕吐痰均见减轻，自从 20 日大便 1 次后，至今未解，但腹不胀，尿仍黄，舌尖红，苔薄黄，脉仍细涩。守上方加减：黄芪120 克，当归 30 克，赤白芍各 30 克，川芎 15 克，地龙 15克，桃仁 15 克，红花 15，鸡血藤 30 克，防风 30 克，秦艽30 克，生大黄 10 克，党参 30 克，白术 15 克，云苓 30 克，甘草 10 克，法半夏 10 克，陈皮 30 克，川牛膝 15 克，木瓜10 克，生苡仁 30 克，桑寄生 50 克，杜仲 30 克，续断 30 克。患者服此方后，病获痊愈。

本例虽未经西医确诊为周围神经炎，但因其手足发麻严重，与上 1 例类似，故附此以便对照研究。

神 志 病

例1：盛某，女，28岁。

体肥不孕，心情抑郁，致患神经官能症，日益加重。近时烦躁不寐，言语不休，时吐白沫痰，舌红，脉细弱。1962年8月25日就诊，投以百合地黄汤合甘麦大枣汤、生脉散加味：百合30克，生地15克，甘草30克，小麦30克，红枣30克，党参15克，麦冬10克，五味子5克，生龙牡各30克，酸枣仁15克，柏子仁15克，山药15克，枸杞子10克，患者坚持上方服用1年多，病获痊愈。随访多年，未见复发。

例2：岳某，男，55岁。

1989年3月受刺激后患神经官能症哭笑无常，喜说话，心中明白，口中说不清，稍激动即难以控制，甚至昏厥，须臾自醒，纳可，口干喜冷饮，失眠，心中烦热，头昏乏力，心悸易惊，神情抑郁，畏缩，面色晦暗，形瘦，舌红苔白腻，多齿痕，脉沉细弱。1991年6月15日初诊，方用百合地黄汤合甘麦大枣汤、生脉散加味：百合30克，生地30克，甘草10克，小麦30克，红枣10枚，党参30克，麦冬30克，五味子15克，酸枣仁30克，柏子仁30克，菖蒲10克，远志10克，生龙牡各30克。1991年11月13日家人告知，服上方30剂，病获痊愈，已上班工作。

例3：李某，男，25岁。

初诊：1990年6月3日上午。

患神经官能症8年多，精神不振，多疑，终日坐卧不安，自言自语，面红，汗多，夜难入寐，大便结，三四日一行，甚至非灌肠不解，渴喜冷饮，舌苔白黄相兼而润，边有齿痕，脉细数。方用百合地黄汤合甘麦大枣汤、生脉散、温胆汤加味：百合 30 克，生地 30 克，甘草 10 克，小麦 30 克，红枣 10 枚，党参 30 克，麦冬 15 克，五味子 10 克，竹茹 10 克，枳实 10 克，法半夏 10 克，陈皮 10 克，云茯苓 30 克，菖蒲 10 克，远志 10 克。

二诊：6 月 12 日上午。

服上方第 1 剂后，泄泻 1 次，此后未再发生，但大便从此每日畅行 1 次，时自矢气，情绪好转，虽仍多疑，但自言自语减少，夜寐见安，守上方再进。

三诊：7 月 1 日上午。

服上方共 24 剂，多疑基本解除，心情好多了，开始会修饰自己（如刮脸、剪指甲等），睡眠、饮食、二便正常。守上方再进。

四诊：7 月 18 日上午。

病情稳定好转，嘱守上方长服以巩固疗效。

例 4：陆某，男，36 岁。

初诊：1993 年 3 月 20 日。

自 1985 年起，因精神受刺激患神经官能症，经常失眠，思想难以集中。一度精神失常，自觉烦闷，深夜出走，反复发作，多疑，悲观，春季及受刺激后多发，发则难以自控，一般二三天可恢复正常。服西药镇静剂后口苦小便赤，神疲，平时嗜睡，易怒，舌紫红少苔，脉寸关缓滑，两尺不应。方用百合地黄汤合甘麦大枣汤、生脉散加味：百合 30 克，生地 30 克，生甘草 15 克，小麦 30 克，红枣 10 枚，种洋参 10 克，麦冬 15 克，五味子 10 克，生龙牡各 30 克，菖蒲 15 克，远志 15 克，竹茹 10 克，知母 15 克，丹参 30 克，川贝母 15 克，天竺黄 15 克。

二诊：3 月 31 日。

服上方 7 剂，精神见好，不嗜睡，夜寐安，两尺脉已应指。有时脘闷不适，大便软烂色青黄，矢气多。守上方加山药、莲子、焦白术各 30 克，枳壳 15 克，陈皮 15 克，佛手 15 克，再进 7 剂。

三诊：4 月 12 日。

脘闷解除，矢气仍多，喜喝白开水，大便成软条色黄，有时仍感烦闷，说些不应该说的话。守二诊方去知母、川贝母、天竺黄，减枳壳、陈皮各为 10 克，加半夏 10 克，云苓 30 克，再进 7 剂。

四诊：4 月 26 日。

精神好，夜寐安，大便正常，舌脉平，惟无饥饿感，胃纳稍减。守三诊方加山楂、谷麦芽各 30 克，六曲 10 克，再进 7 剂。

五诊：5 月 14 日。

病情稳定好转，舌脉已平，嘱守上方长服以巩固疗效。

以上 4 例治验，都属精神病中的阳热证，并以百合地黄汤合甘麦大枣汤、生脉散为主方获得良效。考《金匮要略》百合地黄汤所主治的百合病，尤在泾注"全是恍惚去来，不可为凭之象。惟口苦，小便赤，脉微数，则其常也。所以者何？热邪散漫，未流于经，其气游走无定，故其病亦去来无定，而病之所以为热者，则征于脉，见于口与便，有不可掩者矣。"又《医宗金鉴》注："平素多思不断，情志不遂，或偶触惊疑，卒临景遇，因而形神俱病，故有如是之现证也。"百合味甘平微苦，功能养阴清热润燥，不仅常用于肺胃阴虚燥热之病，而且对心肝血虚火旺之症具有养血安敛神魂之功。故张山雷指出"按百合之花，夜合朝开，以治肝火上浮，夜不成寐，甚有捷效，不仅取其夜合之义，盖甘凉泄降，固有以靖浮阳而清虚火也。"生地气味甘寒，功能滋肾阴，养心血，既能生新血，又能消瘀血，且能清火润燥，凉血止血，有养阴泻心之力，无腻膈碍胃之弊。由此可见，百合与生地二药相配，对心肝血虚而神魂不宁的失眠惊悸恍惚错乱等症，是有妙用的。《金匮要略》主治脏躁的甘麦大枣汤中的甘草，早在仲景就用以主治烦悸惊狂卧起不安悲伤欲哭等症，后世更历言其安定神魂之功。小麦《名医别录》用以除热止烦；《千金》说它"养心气，心病宜食之"；《本草经疏》说它"入手少阴经，……肝心为子母之脏，子能令母实，故主养肝气。"大枣《本经》主治大惊，《千金方》用以治烦闷不眠。由此可见，三药相配，对心肝血虚而神魂不宁的失眠惊悸恍惚错乱等症，也是有其妙用的。但两方同中有异的是，前方甘寒比较长于清心热，后方甘平比较长于缓肝急。《温病条辨》生脉散属酸甘化阴法，本用以治上焦温病津气散脱之证，但此方不仅能敛养津气以固脱，也能敛养神魂以安眠。如人参《本经》用以"安精神，定魂魄，止惊悸，开心益智"；麦冬《名医别录》用以"保神"，《本草拾遗》用以"去心热"，《本草图解》用以"定心脏惊悸"；五味子近时临床常用以治"心悸失眠"等，足以证明。

消化系统

消化性溃疡

例1：陈某，男，40岁。

胃脘痛已10多年，早经钡餐检查确诊为胃窦炎和十二指肠球部溃疡，曾先后发生吐血、黑便 3 次（1965 年 10 月和 1972 年 7 月以及 1974 年 1 月）。每当形寒饮冷，胃脘即痛而喜按喜温不思饮食，不吐酸水，经常大便溏泻。自从发生胃痛后，逐渐夜不安寐，入寐约半小时即醒，至今未获改善。近时胃脘痛甚，舌淡苔白，脉缓细弱。1974 年 7 月 25 日初诊，投以香砂六君子汤加味：广木香 10 克，砂仁 10 克，党参 15 克，焦白术 15 克，白茯苓 15 克，炙甘草 10 克，法半夏 10 克，陈皮 10 克，合欢皮 15 克。并给予自制胃痛散方：甘草 90 克，陈皮 90 克，冰片 15 克，乳香 50 克，没药 50 克，延胡索 50 克，乌贼骨 30 克，鸡内金 60 克，共研细末，每服 0.5～3 克；日 3 次，温开水送吞。1975 年 1 月 5 日二诊：服上方至今，胃脘痛除，纳开食香，虽进干饭亦不胃痛，只是在过饱时稍感胃胀而已。但仍寐差多梦。守上汤方和散方再进以巩固疗效。1976 年 2 月 14 日三诊：继服上方后，胃痛痊愈 1 年多，每天能进米饭 500 克左右，夜寐亦安。近因春节肉食较多，有时胃脘微痛，大便软烂不成条，且常日行 2 次，口臭，舌苔白腻，脉缓细弱。仍给予香砂六君子汤加山楂、六曲、谷麦芽和胃痛散方以巩固疗效。

例 2：曾某，男，32 岁。

胃脘痛已多年，去年 12 月 24 日经某大医院钡检发现食道主动脉弓压迹下可见一（0.5 厘米 ×2.5 厘米）袋状突出影，钡剂存留时间较长，确诊为食道憩室。今年 1 月 14 日又从该院钡检复查发现食道憩室仍如前。近时胃痛饥时即作，痛甚则呕吐酸水，并曾吐血一次，饮食喜热恶冷，只能进软食，不能进硬饭，胸中烦热，夜寐不安，舌红有瘀斑，脉缓。1974 年 1 月 16 日初诊，投以香砂六君子汤加味：广木香 10 克，砂仁 10 克，党参 15 克，焦白术 10 克，白茯苓 15 克，炙甘草 5 克，法半夏 10 克，陈皮 10 克，竹茹 10 克，枳实 10 克，山楂 15 克，六曲 10 克，谷麦芽各 15 克，鸡内金 10 克，夜交藤 30 克，并给予胃痛散：原方加牡蛎 60 克，佛手 60 克，沉香 30 克。6 月 10 日复诊，服上汤方 10 剂，散方两料，胃病基本解除，胃纳明显增加。最近胃已不痛，但仍感胸中烦热，夜寐不安，大便结。前日仍往该院钡检复查，发现食道钡剂通过顺利，黏膜清晰，钡剂通过食道上端主动脉弓稍下方有一轻度局限性扩张，但无明显食道憩室。因守上散方加丹参 90 克，黄连 30 克，继进以巩固疗效。

例 3：万某，男，50 岁。

胃脘痛多年，曾经钡检确诊为十二指肠球部溃疡。胃痛时作时止，近时复作，饮食大减，肌肉瘦削，大便秘结，神疲肢倦，头晕欲倒，血压 10.7/6.67 千帕，夜寐不安，容易感冒，同时患有肾炎和肝炎，面浮脚肿，血检蛋白倒置，尿检常见蛋白及红、白细胞，肝区时痛，不能向右侧卧。舌红苔黄，脉细弱。1974 年 9 月 7 日初诊，投以胃痛散方加鹿茸 15 克。11 月 24 日复诊，服上散方后，胃痛全止，食增神旺，体重增加，血压升至 12/8 千帕，头已不晕，夜寐渐安，大便不结，肝区痛减，能够右侧而卧，血检蛋白倒置明显好转，尿检蛋白及红、白细胞消失。守上散方继进以巩固疗效。

胃痛为临床上最常见的证候之一。其病机虽有寒热虚实之辨，但多属于虚寒。当脾胃虚寒尚处在气虚阶段时，我最喜用香砂六君子汤。回忆抗战时，随家迁居峡江县黄泥岗村，患胃痛甚剧，卧床 1 个多月，粒米不进，每天只能喝些汤水，大肉尽脱，形容憔悴，势颇危殆。当时我行医未久，经验贫乏，在中西医药杂投无效的困境中，幸自试用此方获效。并坚持服至病愈为止。从此香砂六君子汤方给我留下极其深刻的印象，凡遇此证，必投此方，常常收到满意的效果。此方功能健脾温胃，既能补气虚，又能行气滞，补气而不壅气，行气而不伤气。故《中国医学大辞典》指出："此为通补兼施之方，……补而兼通，则功力倍宜，通而兼补，则元气大振，相得益彰矣。"凡脾气虚弱而胃寒气滞作痛者，服之每获良效。由于脾气虚弱，运化不良，常有食积胃脘，故多加入山楂、六曲、谷麦芽、鸡内金以助运化而消食积。其中鸡内金以胃治胃，能消能补，尤为治疗胃病的良药（民间验方用鸡肫焙干研细末，调入适量红糖服之，治顽固胃病有效）。山楂既能消化肉积，又能和血化瘀，对胃脘久痛入络，由气滞导致血瘀的，甚为适宜。谷芽能助脾胃生发之气，不仅能和中助运，而且能补中益气。麦芽既能消化食积，又能疏泄肝气，很适用于木土不和的病症，而胃脘痛症多兼肝气不调，故常用之。六曲既能健脾开胃消食行水解散风寒湿热邪气，也稍能行血化瘀，对气滞食积水停血瘀的脘腹胀痛之症都适用。因此，这五味药适应范围较广，并不局限于食积，我曾名之为"五消饮"。香砂六君子汤加山楂、六曲、谷麦芽、鸡内金具有良好的健胃开胃进食作用，远非西药健胃剂所能及。例如有一食道癌患者，在某大医院手术和放疗后，饮食下咽虽畅利无阻，但毫无食欲，既不感到饥饿，食亦不知其味，每天只能强食100～150克，恶心欲吐，腹胀，舌质暗淡而苔黄厚腻，脉弦。患者迫切要求开胃进食，而西医对之无可奈何。请我会诊，投以香砂六君子汤加五消饮：广木香5克，砂仁5克，党参15克，焦白术10克，云苓15克，甘草5克，法半夏10克，陈皮10克，山楂15克，六曲10克，谷麦芽各15克，鸡内金15克，连进5剂，食欲即开，知饥食香，每天能进食300～350克，几乎恢复到病前水平，足资证明。

我对西医所谓溃疡病的胃痛，常用自制胃痛散方取效，尚称满意。此方以甘草、冰片、乳香、没药、延胡索、乌贼骨、鸡内金、陈皮为主，随症适当加味，共研细末，每服1.5～3克，日3次，温开水送吞。方中以补益脾胃、缓中止痛的甘草和通利气机、流畅血行、善止胸腹诸痛的冰片为主；并用鸡内金以胃治胃，能补能消，陈皮和降胃气，乳香、没药、延胡索、乌贼骨活血化瘀为佐。现代药理研究证明，甘草有抗胃酸和缓解胃肠平滑肌痉挛以及保护溃疡面的作用，故多用以治疗胃及十二指肠溃疡病。但如果不配以适量的陈皮，则服后往往增加脘腹胀满，这是因为甘草能填中助满的缘故。乌贼骨具有制止胃酸分泌过多的作用，故亦常用于溃疡病。但此方主要是用以活血化瘀，而且攻中有补，并不只是取其制酸，即使胃酸不多，只要是属于久痛血瘀的溃疡病证，亦可采用。又乌贼骨善能止血，对溃疡病出血也很适宜（黄元御《玉楸药解》认为乌贼骨善能敛新血而破瘀血，具有缩瘿消肿，拔疔败毒，敛疮燥脓等作用）。我制此方还有一个想法是：中医治疗疮疡常用上述诸药以解毒化腐生新，消肿散结止痛，如春灵膏（甘草、冰片、蟾酥、樟脑）、海浮散（乳香、没药）、犀黄丸（牛黄、麝香、乳香、没药）、醒消丸（乳香、没药、麝香、雄黄）等，这些疮疡常用有效之药，对胃肠中的溃疡当亦有效。多年临床实践证明，这个想法是对的。因为有不少溃疡病患者在服此散方后，不仅临床症状消失，且经钡检证明溃疡确已愈合。此方曾被随诊学生命名为"溃疡愈合散"，但我因其尚缺乏大量而翔实的统计材料，故仍名之曰"胃痛散"。

以上治验，大都属于脾胃气虚内寒的气滞血瘀之证，故均采用香砂六君子汤合自制胃痛散方获效。这里须加说明的是：

（1）脾胃气虚内寒的胃痛痼疾，往往易受外寒而引发或加重。这是因为维护体表防御外邪的卫气来源于脾胃（故有"胃为卫之本"之说），脾胃气虚，生化无源，致使卫气不足以固表，外邪自易乘虚而入的缘故。因此，在用香砂六君子汤健脾的同时，常常合用玉屏风散补卫气以固表。

（2）胃痛而寐差多梦，多属"胃不和则卧不安"，但和其胃则卧自安，一般不必加用养心神之药。但如果因脾虚不能生血奉心以养心神，其卧不安是因心血虚而神不宁的，则应适当加用酸枣仁、柏子仁、夜交藤、合欢皮、丹参等药。只是丹参和柏子仁性偏凉润，脾虚胃寒较甚的，虽有寐差多梦的血不养心之证，也应慎用或不用为妥。尤其是大便溏泻的，更不宜再用柏子仁等以滑其肠。惟夜交藤和合欢皮则药性平和可重用而无流弊。

（3）胃痛而腹胀甚的，即使是脾胃气虚法当补中益气的，也应严防其填中助满。

浅表性胃炎

例1：万某，女，44岁。

1991年3月28日初诊：患浅表性胃炎，胃痛年余，近周加剧，进食即作，作则脘胀而喜按，得呕稍舒，此次呕亦不舒，坠胀痛甚，痛时伴肢冷出汗，畏寒喜暖，舌苔薄白，脉沉细弱。投以黄芪建中汤合良附丸方：黄芪30克，桂枝15克，炒白芍15克，炙甘草10克，生姜3片，红枣5枚，饴糖60克冲化，制香附10克，高良姜10克。4剂。4月1日二诊：服上方后胃痛止，但仍未能进米饭，守上方再进3剂。4月4日三诊：再进上方后，胃痛未再作，中午可进米饭，纳后胃脘亦不胀，脉力渐旺，守上方再进4剂。4月11日四诊：胃无不适，诸症悉除。嘱守上方长服以巩固疗效。

本例胃痛是属脾胃虚寒所致，法当温建中气以祛寒止痛，黄芪建中汤合良附丸方对此有良好效果，本案即其1例。我对气虚胃寒痛证最喜用香砂六君子汤合五消饮方，但亦常用此法。

例2：魏某，男，32岁。

一诊：1992年10月14日。

患浅表性胃炎4年。胃脘偏右、连右胁隐痛，灼热，于饥饿及疲劳时加剧，每日痛作五六小时，以白天为主，泛酸，不嗳气，脘不胀，纳可，多饮喜热，大便易溏，小便黄，近年怯寒易感，最近5天感冒头昏时痛，咳嗽多黏稠痰，声嘎，鼻塞。舌苔薄白，脉缓弱。先投自制防荆汤为主：防风30克，荆芥10克，薄荷10克，甘草15克，桔梗15克，杏仁10克，连翘15克，甘松30克，黄芪50克，白术30克，太子参30克，云苓30克。3剂。

二诊：10月17日。

感冒解除，胃痛仍存。改用香砂六君子汤合五消饮方：广木香10克，砂仁10克，党参30克，焦白术15克，云苓30克，甘草10克，法半夏10克，陈皮15克，山楂50克，六曲 10 克，谷麦芽各 30 克，鸡内金 15 克。3 剂。

三诊：10 月 20 日。

胃痛大减，矢气多，纳增味佳。守上方再进 4 剂。

四诊：10 月 31 日。

服上方至今，胃痛一直未作，睡眠、饮食、二便正常，嘱守上方长服以巩固疗效。

本例亦属脾胃气虚寒痛证，但因初诊正当风寒感冒在身（素易感冒），故先以自制防荆汤方为主以祛邪，辅以玉屏风、四君等以扶正，服 3 剂感冒解除后，即继以香砂六君子汤合五消饮方 3 剂，服后胃痛大减，矢气多，纳增味佳，再进 4 剂而愈。

例 3：毛某，女，43 岁。

1993 年 1 月 30 日初诊：患浅表性胃炎，胃病 20 余年。近 10 天来，每于清晨空腹时恶心呕吐，胃脘疼痛不休，腹胀，便溏日二行，怯寒喜暖，口干不欲饮，口淡乏味不思食，头昏乏力，舌质暗淡，苔白腻，脉细弱。投以香砂平胃散加味：广木香 10 克，砂仁 10 克，焦苍术 10 克，川厚朴 10 克，陈皮 15 克，甘草 5 克，藿香 15 克，紫苏 15 克，生姜 5 片，山楂 15 克，六曲 10 克，谷麦芽各 15 克，鸡内金 10 克。3 剂。2 月 2 日复诊，服上方后，恶心呕吐胃痛悉除，头不昏，能进食，唯仍便溏日一行，口干苦，舌红苔白薄腻，中心微黄，脉沉弱稍数。改用香砂六君子汤方为主：广木香 10 克，砂仁 10 克，党参 30 克，焦白术 15 克，云苓 15 克，甘草 5 克，法半夏 10 克，陈皮 15 克，藿香 15 克，川黄连 3 克，川厚朴 10 克，生姜 5 片，山楂 15 克，六曲 10 克，谷麦芽各 15 克，鸡内金 10 克。嘱长服以巩固疗效。

本例胃脘寒痛属虚实夹杂证。初因寒滞阻中，故先投香砂平胃散方为主以治其标实；俟寒滞消除后，即继以香砂六君子汤为主以治其本虚。这种本虚标实的胃痛，临床上比较多见，必须先用消法治其标实，而后用补法治其本虚，才能奏效。如果不循先后缓急之序，先用香砂六君子汤方以治其本虚，必致填中助满，而增加腹胀。

例4：刘某，女，30岁。

1991年1月13日初诊：患浅表性胃炎七八年，近半年加剧。胃痛下半夜明显，怯寒，神疲乏力，不饥，乏味，纳呆，口臭，牙龈出血，习惯性便秘，尿频（饮入即欲溺），舌苔薄白，脉细数。投以丹参饮方加味：丹参30克，檀香15克，砂仁10克，百合30克，佛手30克，甘松30克，甘草10克，山楂30克，六曲10克，谷麦芽各30克，鸡内金15克。4剂。1月16日二诊：服上方后，诸症减轻。但大便五日未解，守上方加生大黄5克，再进7剂。1月27日三诊：再进上方后，胃痛消失，大便通畅（服大黄则每日都解，停大黄则隔日一行），时时嗳气，胃纳已开。守上方加减以调理之。

本例胃痛属寒热错杂证。丹参饮方寒药与温药合用，对此有良好效果，配以百合（寒药）佛手（温药）方，其效尤著，本案即其例证。但此方只能治标，不能治本。胃痛寒热错杂证治本较难，投药稍偏，即难接受，当采平补调治之法，如资生丸等方以徐图之。

上述4例浅表性胃炎案，一为建中祛寒法，即用黄芪建中汤合良附丸以建立中气，温胃祛寒；二为先表后里法。即先用防荆汤解散风寒以治其表，后用香砂六君子汤合五消饮补中兼消以治其里；三为先消后补法。即先用香砂平胃散合五消饮的消法以治其标，后用香砂六君子汤合用五消饮补中兼消法以治其本；四为寒热平调法。即以寒药与温药合用的丹参饮与百合佛手方平调之。

萎缩性胃炎

例1：刘某，女，50岁。

患萎缩性胃炎（经胃镜检查确诊），胃脘冷痛而胀满，口干不欲饮水，厌食，每餐只能勉强进食50～100克，大便干结时多，稀溏时极少，舌前部光剥，后部黄腻，脉细弱。投以异功散合五消饮加味：党参15克，焦白术10克，云苓15克，甘草5克，陈皮15克，山楂30克，六曲10克，谷麦芽各15克，鸡内金10克，枳壳10克。

另用山楂片煎汤代茶。

二诊：9月5日。

服上方5剂，由于外感风寒，内伤生冷，从本月2日起，胃痛较甚，腹泻日二三次，昨晚至今早泻止，胃亦不痛，守上方去枳壳，加广木香、砂仁各5克，法半夏10克，再进5剂，另给资生丸加减方（党参、白术、云苓、陈皮、山药、莲子、扁豆、芡实、苡仁、谷麦芽各15克，甘草、木香、砂仁、白蔻仁各5克。以10剂蜜丸，每用10克，日3次，温开水送吞）同服。

三诊：9月12日。

药后胃脘胀痛基本解除，只是有时微痛或稍感不适而已。自云这1周感到从未有过的舒适，食欲渐开，不再厌食，但仍食少寐差，守上汤方加山药、莲子各30克，再进10剂。

四诊：9月23日。

159

药后病情稳定好转。但昨因受寒，胃脘又痛而食减。改用香砂六君子汤合五消饮加味：木香 10 克，砂仁 10 克，党参 15 克，焦白术 10 克，甘草 5 克，法半夏 10 克，陈皮 10 克，山楂 15 克，六曲 10 克，谷麦芽各 15 克，枳壳 10 克，鸡内金 10 克。

五诊：9 月 28 日。

服上方 7 剂，胃中舒适，食增神旺，因而上班工作。但由于劳累过度，又感胃痛较甚，前日开会时突然头晕肢厥冷汗出而感到支持不住，因即回家休息，昨日胃痛见减，脘胀不思食，头昏神疲肢倦，口干不欲饮，大便尚成形，脉弱。守一诊方出入：党参 30 克，焦白术 10 克，云苓 15 克，甘草 5 克，陈皮 15 克，山楂肉 30 克，六曲 10 克，谷麦芽各 15 克，鸡内金 10 克，延胡索 10 克，红参 6 克。

六诊：10 月 4 日。

服上方 5 剂，胃痛止而微胀，口味好转，寐安，神旺，二便正常，舌后部苔白腻，前部仍光剥。守上方去延胡索，加白蔻仁 5 克，砂仁 5 克，枳实 10 克，青木香 15 克，再进 5 剂。

七诊：10 月 10 日。

药后胃痛未再发生，但仍脘胀，食仍乏味，精神、睡眠尚佳。守四诊方加味：木香 5 克，砂仁 5 克，党参 15 克，焦白术 10 克，云苓 15 克，甘草 5 克，法半夏 10 克，陈皮 15 克，山楂 15 克，六曲 10 克，谷麦芽各 15 克，鸡内金 10 克，枳壳 15 克，川厚朴 10 克，大腹皮 10 克。

八诊：10 月 16 日。

服上方 5 剂，脘胀渐除，口味仍差，舌仍光剥，口干，咽喉如冒火，寐差，今晨大便软烂不成形，肢体有酸软感。

改用参苓白术散加减：党参 30 克，焦白术 15 克，云苓 15 克，甘草 5 克，山药 30 克，莲子 30 克，石斛 15 克，沙参 5 克，玉竹 15 克，山楂 30 克，鸡内金 10 克，枳壳 15 克。

九诊：10 月 21 日。

服上方 5 剂，舌上光剥明显好转，胃脘胀痛全除，精神、眠食均佳，大便成形，昨经西医作胃镜复查，发现原有萎缩性胃炎病理改变基本消失，现仅见有浅表性胃炎，守上方再进 7 剂。

十诊：10 月 27 日。

药后情况良好，食香，寐安，舌上光剥渐除，脉力已旺。嘱守上方长服以巩固疗效。

1978 年 1 月 7 日患者面告，近赴上海某医院作胃镜检查，证实原有萎缩性胃炎确已完全消失。

例 2：胡某，女，50 岁。

一诊：1990 年 9 月 5 日。

胃脘隐痛多年，食后嗳气脘胀，从不反酸，矢气较多，大便时结时溏，粪色或黄或黑（黑时较多），神疲乏力，容易感冒。今年 7 月 24 日作胃镜检查，确诊为慢性萎缩性胃炎。现仍不饥食少，口干口苦，近时便溏色黑，舌质淡，边有紫暗瘀斑，苔白腻，脉迟缓细弱（心动过缓每分钟 40 余次）。投以香砂六君子合五消饮加味：广木香、砂仁各 10 克，太子参 30 克，焦白术 15 克，云苓 15 克，炙甘草 5 克，法半夏 10 克，陈皮 15 克，山楂 30 克，六曲 10 克，谷麦芽各 30 克，鸡内金 15 克，黄芪 30 克，防风 15 克。

二诊：9 月 27 日。

服上方 20 剂，诸症好转，白腻苔见退。守上方再进。

三诊：11 月 27 日。

共服上方 70 剂，胃纳好转，大便成条色不黑，舌边瘀斑消失，现仅偶有胃脘隐痛而已。嘱守上方服至胃脘隐痛全除为止。

四诊：1991 年 3 月 20 日。

坚守上方服至 130 余剂（其他中西药均停服），于 3 月 7 日在原胃镜检查的医院复查，证实病灶已大见好转（胃粘膜由灰白色转为红白相间）。现仅感胃脘有时隐痛，食后微胀，大便已基本正常，心动过缓明显好转（每分钟已达 60 次左右）。嘱仍坚守上方长服以巩固疗效。

慢性萎缩性胃炎常见气阴两虚证（更多见偏气虚者），益气常用异功散（或香砂六君子汤）；养阴常用自制芍甘百佛汤或益胃汤。但因本证常由气虚导致气滞而消化不良，必须消补并用，才能提高疗效，故常配以自制五消饮方，其中尤重视山楂。因为山楂乃本病增加胃酸的最佳妙品，我最喜用之。

例 3：吴某，女，63 岁。

1993 年 5 月 13 日初诊：患萎缩性胃炎，胃中灼热已两年。现胃中灼热如一团火，却不欲饮冷而反喜热饮，口苦，大便干结难下，肛门灼热，尿热，而又形寒易感，胃脘胀多痛少，从不泛酸，咽及食道有梗阻感，知饥识味而纳少，舌紫暗，脉弦缓。投以补中益气汤合益胃汤加减：黄芪 50 克，党参 50 克，炙甘草 15 克，生甘草 15 克，焦白术 15 克，升麻 10 克，柴胡 10 克，沙参 30 克，麦冬 15 克，生地 15 克，玉竹 15 克，百合 30 克，佛手 30 克，丹参 30 克，山楂 50 克，鸡内金 30 克，滑石 30 克。5 月 25 日复诊：服上方至今，大见效验，胃中灼热显著减退，二便灼热也见减轻，颇感舒适。嘱守上方长服以期竟其全功。

本例萎缩性胃炎的主症为胃中灼热如一团火，却不欲饮冷而反喜热饮，且形寒易感而脉缓不数，脾虚阴火证昭然若揭；但因气虚之中夹有阴虚的大便干结难下等症，又属气阴两虚（偏于气虚）之证。故采用补中益气汤补脾益气的甘温除热法为主，并佐以益胃汤等的滋养胃阴法，获得良效。

例4：朱某，男，62岁。

一诊：1993年2月13日。

患萎缩性胃炎已20余年，自前年下半年起加重。现胃脘闷痛作胀日夜无已时，午后尤甚，得嗳气、矢气则稍舒，知饥而乏味纳少（以流质为主），有时嘈杂而从不泛酸，口干口苦，渴喜热饮，大便素结而现暂转软，形寒易感，四肢欠温，舌红苔白黄而厚腻、边有齿痕，脉细弦而缓。投以芍甘百佛汤合五消饮加味：白芍30克，甘草10克，百合30克，佛手30克，山楂50克，六曲10克，谷麦芽各30克，鸡内金30克，甘松30克，陈皮30克，延胡索30克，川楝子15克，广木香15克，青木香15克。

二诊：2月16日。

服上方3剂，胃脘胀痛大减，口仅微苦，已不干渴，食已知味，但不敢多食。守上方再进。

三诊：2月20日。

再进上方4剂，胃脘胀痛继续减轻，仍形寒肢冷。守上方加黄芪30克，焦白术15克，防风15克再进。

四诊：3月2日。

服上方至今，病已大好，近日下半夜及早上胃脘已无不适感。嘱守上方长服以巩固疗效。

本例萎缩性胃炎是属气阴两虚而偏于阴虚的寒热错杂

证。故采用自制芍甘百佛汤合五消饮、金铃子散、玉屏风散等获效。

慢性胃炎

例1：张某，女，40岁。

1992年3月6日初诊：患慢性胃炎3年。胃痛遇寒即作，大便常年秘结，二三日一行，夏季尤甚，便结时胃痛加重。近时便结胃痛甚，舌淡少苔，脉细弱。投以小建中汤合良附丸加味：桂枝10克，白芍20克，炙甘草10克，生姜3片，红枣5枚，冰糖60克，当归15克，制香附10克，高良姜10克。3月9日二诊：服上方3剂，胃脘痛止，大便不结，守上方再进5剂。3月15日三诊：近日遇寒胃亦不痛，大便每日畅行1次。惟黄带多，守上方去香附、高良姜，加白果、芡实、生苡仁、扁豆、山药、莲子、石斛各30克，黄柏15克，再进5剂。3月24日四诊：胃痛未再发作，便通，带减，嘱守上方长服以巩固疗效。

本例慢性胃炎以胃脘寒痛，遇寒而作，而大便秘结（夏季尤甚）为主症，经用小建中汤合良附丸3剂即获得痛止便通的高速疗效，其理由是：《伤寒论》小建中汤所主治的"阳脉涩，阴脉弦"的"腹中急痛"，是属土虚木旺，阴阳两虚而偏于阳虚所致，法当培土柔木，温阳为主，佐以滋阴，而小建中汤即属此法，故能主治本证。有人认为，小建中汤只能温阳，而不能滋阴。这种认识是不够全面的。必须指出，本方即桂枝汤倍白芍加饴糖而成，其所以加饴糖固属温阳培土，其所以倍白芍则为滋阴柔木。如张山雷说："仲景以芍药治腹痛，一以益脾阴而摄纳至阴耗散之气，一以养肝阴而和柔刚木桀骜之威。"是诚有得之言。又桂枝加芍药所主治的太阴病"腹满时痛"，亦属土虚木旺，阴阳两虚而偏于阳虚之证。故其方虽无建中之名，而有建中之实，只是未用饴糖，其力较弱而已。至于桂枝加大黄汤（桂枝加芍药汤加大黄）所主治的太阴病"腹大实痛"，则属太阴脾虚（阴阳两虚而偏于阳虚）兼阳明胃实之候，故用其方以补脾虚温阳为主，兼滋阴，而兼攻其胃实。根据个人体会，以上三证，由于兼有阴虚内热，故其大便多是秘结的。临床上所碰到的脾胃虚寒脘腹痛症，大便溏泻的固多，大便秘结的亦不少，前者纯属阳虚，法当专主温阳，如理中汤证：后者属阴阳两虚而偏于阳虚，法当温阳为主兼滋阴，如小建中汤证。这就是我对虚寒胃痛是否采用理中汤（或香砂六君子汤）或小建中汤的准则。小建中汤方包含芍药甘草汤在内，《伤寒论》用以治脚挛急痛，对松弛筋脉肌肉挛急以解痉止痛有卓效，且能润肠通便，故麻子仁丸方中用之。这就是本例胃痛便结甚之所以服药仅 3 剂即痛止便通的理由所在。

例2：胡某，女，38岁。

1991 年 6 月 20 日初诊：患慢性胃炎 1 年多，胃脘痞塞满闷灼热，饥而不欲食，食不知味，口不干渴，头昏眼花，神疲乏力，嗜卧，白带多，舌苔白，脉细弱。投以六君子汤加味：党参 30 克，焦白术 15 克，云苓 30 克，炙甘草 10 克，法半夏 15 克，陈皮 15 克，枳实 15 克，黄芪 30 克，山药 30 克，扁豆 30 克，生苡仁 30 克，芡实 30 克，白果 30 克。6 月 24 日二诊：服上方 4 剂，胃脘痞满灼热解除，现已无不适感，白带减少，食增，神旺，守上方再进 7 剂。7 月 1 日三诊：胃无不适，白带亦渐止，嘱守上方长服以巩固疗效。

本例慢性胃炎是因气虚导致气滞，以致脾难升清，胃难降浊，而填中注下所致，由于脾难升清故头昏眼花，神疲乏力，嗜卧；由于胃难降浊而填中生热，故胃脘痞塞满闷灼热，饥而不欲食，食不知味；由于脾虚生湿，湿浊下注，故白带多；从其口不干渴，舌苔白，脉细弱来看，可见证偏虚寒。故采用六君子汤加黄芪以温养脾气而助其升清为主，并加善消心下痞满的枳实以破滞气而助胃降浊为佐（寓《金匮》枳术汤法）。至其所加山药、芡实、白果、生苡仁、扁豆等，则为白带而设。我在临床上，常用异功散加这类药以健脾去湿止带，每获良效，本案即其例证。

胃 下 垂

例1：李某，男，39岁。

一诊：1974年11月20日。

腹胀多年，近时尤甚，经某医院钡检发现胃下垂10厘米，同时肾脏也有轻度下垂。现在腹胀特甚，入暮肠鸣，大便溏泻日4～5次，胃酸较少，食欲不振，神疲肢倦，面色无华，腰痛，舌淡，脉缓弱。投以补中益气汤加减：黄芪30克，党参15克，焦白术15克，陈皮15克，升麻15克，柴胡10克，枳壳30克，葛根30克。

二诊：12月15日。

服上方第1剂、第2剂、第3剂时，入暮肠鸣加剧，左腹部疼痛。服至第4剂、第5剂时，入暮虽仍肠鸣甚，但不疼痛。服至第6剂、第7剂、第8剂、第9剂、第10剂时，自觉胃肠气机通畅，腹胀减轻十之六七，胃纳增加。但腰仍痛。守上方再进。

三诊：1975年12月3日。

继进上方 25 剂，腹胀基本解除，大便未再溏泻，病已向愈。今年 1～8 月情况一直良好。但从 9 月起，由于饮食失调，又微有腹胀便溏，且腰痛，舌苔黄腻，脉缓。守上方加桑寄生 30 克，杜仲、续断各 15 克再进。

四诊：1976 年 12 月 28 日。

服上方加味后，病情又有好转。本月初因发生胃痛 10 多天不止，13 日到某西医院钡检，发现胃炎，但原有的重度胃下垂大见好转，仅见轻度下垂一二厘米而已。现胃痛渐止，口味虽佳但多食则饱胀难消，大便日行一次而成条（早上解则不成条）色黄，带有粘液，劳累时仍感腰痛，除守上汤方酌减其量外，并给予胃痛散方，嘱坚持长服以期竟其全功。

例 2：李某，男，50 岁。

一诊：1971 年 9 月 22 日。

患胃下垂、胃中灼热已十多年，虽尚能食，但食下不久，即感胃中灼热（早晨空腹时则无此感），继以脘腹胀满，入暮较甚，至下半夜尤甚，时或嗳腐吞酸，从心下以手向左胁下按之则痛，平素大便不实，常呈淡黄色稀糊状，间或成条，近三日大便结如羊矢，日行三次而量甚少，神疲肢倦，舌根苔微黄腻，脉迟而右部稍弦。投以异功散合五消饮：党参 15 克，焦白术 10 克，云苓 15 克，甘草 15 克，陈皮 15 克，山楂 10 克，六曲 10 克，麦芽 30 克，鸡内金 15 克。

二诊：9 月 24 日。

服上方 2 剂，胃中灼热稍减，大便日行一次，粪软成条，但嗳气而不吞酸。守上方再进。

三诊：9 月 26 日。

再服上方 2 剂，胃中灼热减半，时时矢气而自觉舒适，噫气减少。但胃脘仍有微胀，至下半夜仍胀甚。近日因感冒风寒，头昏身痛咳嗽。守上方加防风 10 克，荆芥 5 克，枳实 10 克，半夏 10 克，再进 2 剂。

四诊：9 月 29 日。

药后昨日全天胃中已无灼热感，一直稳定到今晨，惟感冒症状加重。咳喘痰黄而稠，咽喉微痛，背亦痛。守上方加桔梗 15 克，杏仁 10 克，前胡 10 克，薄荷 3 克，橘络 5 克，丝瓜络 10 克，紫菀 10 克，冬花 10 克。再进 3 剂。

五诊：10 月 4 日。

药后感冒解除，胃中灼热未再发生。现惟胃脘仍有微胀，噫气减少而矢气增多（自云如果噫气多而矢气少，则病必剧）。嘱守一诊方长服以巩固疗效。

例 3：王某，男，45 岁。

一诊：1971 年 9 月 6 日。

患胃下垂，胃脘痞满已年余，并时有灼热感，口淡，不思饮食，头晕，神疲肢倦，舌苔淡黄滑腻，脉弱。投以异功散合五消饮：党参 15 克，焦白术 15 克，云苓 15 克，甘草 10 克，陈皮 15 克，山楂 10 克，六曲 10 克，谷麦芽各 15 克，鸡内金 15 克。

二诊：9 月 9 日。

服上方 4 剂，痞满减轻，胃纳渐启。守上方再进 3 剂。

三诊：9 月 12 日。

药后食增神旺，脉力转强，但胃中仍有时灼热而微痛，守上方再进 3 剂。

四诊：9 月 15 日。

药后胃中热痛全除，舌苔亦退，惟遇阴雨天气胃中稍感不适而已。仍守上方再进以巩固疗效。

例 4：张某，女，41 岁。

一诊：1975 年 1 月 21 日。

患胃痛 10 多年，去秋加剧，经西医确诊为胃下垂，心下痞硬胀满而喜按，饭后则痛，粥后则只胀而不痛，腹虽知饥而食不下，每餐只能进食 50 克，如强食 100 克即痛，喜热饮食，口不渴。近月来，病由心下延及胸口胀痛而逼闷，心下悸，大便三四日一行，先硬后软成条，粪色灰黄带黑。四肢乏力，行走困难，脉细弱。投以枳橘汤加味：枳实 15 克，陈皮 30 克，甘草 15 克，瓜蒌实 30 克，薤白 15 克，桔梗 10 克，炒莱菔子 16 克。

二诊：1 月 22 日。

服上方 1 剂，胸口稍觉宽松。守方再进。

三诊：1 月 31 日。

再服上方 8 剂，心下及胸口痞硬胀痛基本解除，心下悸亦止，胃纳增加，每餐能食 100～150 克，而且食后不痛（一度曾吃年糕也不痛），大便正常，四肢有力，行走轻快。现仅脘腹微胀，面部微浮，睡眠较差，守上方加白茅根 30 克，生薏苡仁、赤小豆各 15 克再进。

四诊：3 月 5 日。

服上方 5 剂，胃痛基本痊愈，面浮消退，夜寐亦安，口味甚好，仅饭（尤其是进油腻食物）后胃脘稍感不适或吐酸水，当腹饥尚未进食时，胃有隐痛，但得食则止。改用香砂六君子汤合五消饮以善后：广木香 10 克，砂仁 10 克，党参 15 克，白术 15 克，云苓 15 克，炙甘草 10 克，法半夏 10 克，陈皮 30 克，山楂 15 克，六曲 10 克，谷麦芽各 15 克，鸡内金 10 克。

患者自服上方后，病即痊愈。据其爱人的同事某于 1976 年 7 月 6 日上午因病就诊时面告，患者病愈至今，已经 1 年多未见复发。

中医认为胃下垂的病机，主要是脾胃升降失调，即脾不升清，胃不降浊，以致中焦痞塞不开，多呈虚实错杂之象。因为脾不升清，清气下陷，固属虚；而胃不降浊，浊气填中，则属实之故。但有偏虚或偏实之辨，故治法在攻（消）补兼施中，有应以补为主而以攻为佐的，也有应以攻为主而以补为佐的，还有应先攻而后补的。在选方择药上，一般多采用补中益气汤，但此方升清有余，降浊不足，长于补虚，短于攻实，必须善为加减，才能提高疗效。我用本方治此病，常常加入枳壳、枳实以降泄胃之浊气，疗效尚称满意。

胃下垂也有不采用上述攻补兼施治法而采用消补兼施法的。如例2、例3之用异功散合五消饮获效是其例。其中值得指出的是2例都以胃中灼热为突出，虽尚能食，但食下不久即感胃中如焚，继以脘腹胀满而入暮尤甚，神疲肢倦，平素大便溏时多而结时少。初诊时，适逢大便结如羊矢已3日，舌苔微黄，脉迟而稍弦。当时有一学生随诊，她从主症胃中灼热和当前大便结如羊矢以及能食苔黄脉弦着眼，认为病属脾胃阴虚内热所致，主张采用增液汤等养阴清热。经过共同深入细致的分析，才认识到本例实属脾胃气虚的阴火热中证。这可从其胃中灼热平素大便溏薄时多而当前神疲肢倦脉迟等症上看得出来。于是放弃了甘寒养阴法，采取了甘温除热的消补兼施法。经用异功散合五消饮以补脾气而助运化，6剂而胃中灼热全除。又从本例胃中灼热是食后即作而空腹则止并伴有脘腹胀满嗳腐吞酸神疲肢倦来看，可见李杲根据《内经》"有所劳倦，形气衰少，谷气不盛，上焦不行，下脘不通，胃气热，热气熏胸中，故内热"而提出的"饮食不节则胃病，胃病则气短精神少，而生大热"的理论，是符合临床实际的。这种胃中灼热之症是因脾脏气虚不运，胃腑谷气停滞，而阴火内焚所致，它和胃腑阴虚阳亢的阳火炽盛的胃中灼热而饥时尤甚，大便但结不溏，舌质干红，脉象细数之症是同中有异的。前者属于气虚阴火的虚热证，必须甘温才能除其热；后者属于阴虚阳火的虚热证，必须甘寒才能清其热。二者阴阳大别，是不容混淆的。

本证如果误认为是属阳火而用甘寒甚至苦寒的清热法，则不仅不能除其热，反而会使病情恶化。例如，李某，女，49岁。素体瘦弱，患胃中灼热已三四年，饥时尤甚，饮冷则舒，通身皮肤灼热，手足心热，晨起胃脘有气包突起，约半小时自消，大便秘结，小便黄热，白带多，头晕，脉细数而虚弱。1971年9月12日初诊，按脾胃阴虚内热证处理，投以增液汤加石斛、沙参、石膏、甘草4剂，胃中灼热稍减，气包未再发生。但因大便仍然秘结不行，乃用增液汤合泻心汤以清下之。再进2剂，胃中灼热未见续减，大便依然艰涩难下，患者迫切要求通便，因矛增液承气汤2剂，仅服1剂，感到胃中异常难受，虽得微泻几次而不畅，食欲大减，神疲肢倦，患者不敢再服，而别求医治。这是我临床辨证不细的1例挫手案。本例实属脾胃气阴两虚的阴火证。虽然胃中灼热而饥时尤甚饮冷则舒，并伴有皮肤灼热，手足心热，便秘尿黄、脉细数等症，显属胃中阴虚内热所致；但从其素体瘦弱，白带多，头晕，脉虚弱等症来看，可见脾气素虚。脾虚则饮食不为肌肉而身体消瘦。脾虚则清阳不升，湿浊下注，带脉不固，而头晕白带淋漓。并由脾气虚导致阴血虚，引起虚火内炽，而现胃热肤热手足心热，脉虽细数而虚弱等症。其大便秘结不行，不仅是阴虚肠燥，更主要的是中气虚弱而无力传导。故虽润以增液而仍不下，攻以硝黄虽得微泻而不畅，且觉胃中异常难受。可见本例虽属脾胃气阴两虚的阴火证，但其病机的主要方面则在于脾气虚。本当遵守东垣之法，"以辛甘温之剂补其中而升其阳，甘寒以泻其火则愈。"并应知本证是"大忌苦寒之药泻胃土"的。奈因当时见未及此，投甘寒养胃之增液法，尚属以次为主，虽未中肯，犹有微效；继用苦寒泻胃之泻心、承气法，则属损其不足，故使中气不支，而致胃中异常难受。这就无怪乎患者不敢再服而别求医治了。

至于例4案的胃下垂，则属虚实错杂证的实多虚少者，法当先攻后补。故先用枳橘汤加味以攻其实，而后用香砂六君子汤合五消饮以补其虚（补中兼消）。

胃 扭 转

黄某，男，42岁。

一诊：1974年12月27日。

久患腹胀，经治多年不愈。曾经某医院钡检发现胃扭转和贲门狭窄、食道粗糙。近时腹胀微痛，且有气向上窜，以致胸背和手臂亦痛，牙根酸痛，口干口苦，晨起必吐浓痰而色黄量多，时时噫气，虽尚能食而不饥不香，大便不成形，夜寐多梦，舌质红，脉弱。投以橘皮竹茹汤合温胆汤加减：陈皮30克，竹茹10克，法半夏10克，枳实10克，赤茯苓15克，生甘草5克，枇杷叶15克，麦冬15克，北沙参15克。

二诊：12月31日。

服上方3剂，腹胀和胸背痛减轻，晨起吐黄稠痰见少。

但仍饭后腹胀甚，大便日行一次不成形，口干口苦。守上方加山楂 15 克，六曲 10 克，谷麦芽各 15 克，鸡内金 10 克。

三诊：1975 年 1 月 7 日。

再进上方 5 剂，腹胀减其大半，胸背痛全止，晨起已不再吐黄稠痰，但喉间仍有痰粘难出之感，口苦不干，大便量少仍不成形，下肢酸软，脉已不弱。守上方加葛根、玉竹各 15 克。

四诊：1 月 13 日。

更进上方 5 剂，腹胀完全解除，胸背手臂痛亦全止，口已不苦，知饥食香，每餐能进 200 克米饭，而且食后脘腹不胀，下肢已不酸软。但大便仍未成形而矢气较多，仍守上方加减以善后。

本例是因痰热阻滞中焦，胃不主降而气反上逆，并兼胃阴不足所致。故采用橘皮竹茹汤合温胆汤加减以清化痰热，和降胃气，兼养胃阴，获得良好效果。

肠 梗 阻

万某，男，43 岁。

1980 年 8 月 13 日突然剧烈腹痛，由南昌县医院转南昌市二院诊治，经 X 线透视诊断为急性肠梗阻。住院保守治疗，剧痛稍减，而腹胀有增无减，大便三日未解，服大黄苏打片后，腹痛加剧，医院决定进行手术治疗，但患者坚决拒绝。于是请我诊治，我见患者以腹胀为主，其痛不甚，并不拒按，但不能食，稍食则腹胀加剧，小便自可，舌苔白黄厚腻，脉缓，认为应以气滞为主，不可攻下。乃投以莱菔子 30克，大腹皮 30 克，陈皮 60 克，枳壳 15 克，枳实 15 克，鸡内金末 15 克（冲）。初服 1 剂后三时许，即得软便一次，先黑后黄，但量不多，腹胀稍减，腹痛已除。再进 3 剂，每日得大便一次，腹胀渐除，患者大感舒适。但口味仍差，已旬余但饮流质而未能进食，因守上方减大腹皮为 15 克，陈皮为 30 克，加山楂 15 克，六曲 10 克，谷麦芽各 15 克。再进 3 剂，痊愈出院。

急性肠梗阻一般常用大承气汤攻下为当务之急。本例已三日不大便，腹胀特甚，似当急下。但其腹胀而不拒按，可知内无坚积，实属气滞为患，只宜以行气导滞为法。故重用莱菔子为主，并佐以大腹皮、陈皮、枳壳、枳实和鸡内金。仅服 1 剂大便即通。再进 3 剂而腹胀解除。最后虽然脉弱纳差，但不宜补脾以壅气，仍守原方减量加五消饮以开胃进食而痊愈，此乃以消为补之法。

慢性结肠炎

例 1：陈某，女，71 岁。

一诊：1991 年 5 月 30 日。

患慢性结肠炎，腹泻时作时止已 20 余年。每逢受凉或过食油腻、青菜即作，心情烦急时亦作，作则服黄连素或痢特灵即止，过去每隔 1～2 个月发 1 次，近时 1 个月发 2～3 次，发前头昏、肢麻、腹痛（脐腹如有一条硬索），泻后痛止，仅泻些微脓冻，无粪便，里急后重。舌淡红苔白微黄厚腻，脉缓不耐按。投以补中益气汤合香连丸加减：黄芪 30 克，党参 30 克，焦白术 30 克，炙甘草 5 克，陈皮 15 克，升麻 10 克，葛根 30 克，广木香 15 克，黄连 5 克，扁豆 15 克，山药 30 克，莲子 30 克。4 剂。

二诊：6 月 6 日。

大便成条日一行，腹不痛，头昏、手麻均减轻，守上方再进7剂。

三诊：6月17日。

服药期间大便二三天一行，停药后日一行，粪条由细变粗，便前已无腹痛，故脐腹硬索亦无，也无里急后重，头昏肢麻消失。现惟食后胃脘饱胀，嗳气，矢气，守上方加重陈皮为30克，再加莱菔子15克，再进7剂。

四诊：6月24日。

胃脘不胀，仍嗳气矢气，大便日一行，粗条、通畅，近日脚挛急，守三诊方加木瓜15克，再进7剂。

五诊：7月4日。

脚挛急消失，守上方再进7剂。

六诊：8月26日。

停药月余，诸症未作。自云腹泻20余年，以为是不治之症，此次来南昌探女，作永别之想，不意竟获治愈，欣喜感激之情溢于言表。守上方出入减量再进7剂以巩固疗效。

例2：刘某，男，28岁。

一诊：1975年12月25日。

患过敏性结肠炎已2年多，时作时止。最近复发已10余日，脐腹胀痛，大便溏而不爽，粪软易散，色淡黄，日行1次，有时胁痛，小便黄热，寐差，但胃纳尚可，舌净，脉沉细弱。投以痛泻要方加味：陈皮15克，白芍15克，防风15克，焦白术10克，丹参15克，檀香5克，砂仁5克，广木香5克，槟榔10克。

二诊：12月30日。

服上方5剂，脐腹胀痛解除，但仍有不适感，大便畅行，粪先硬后软，呈不消化状，夜寐已安，右脉已起，左仍沉细。守上方去槟榔，加山楂15克，六曲10克，谷麦芽各

15 克，再进 5 剂。

三诊：1976 年 1 月 5 日。

药后脐腹不适感基本消失，大便畅利成形，小便亦清，胁痛未作，两脉均起，眠食均佳，改用资生丸方加减以善后。

例3：陈某，男，72 岁。

患慢性萎缩性结肠炎，便秘非灌肠不解，脉弦有力。住某医院高干病房，请我会诊，投以《金匮要略》排脓汤、散合方加味：桔梗 50 克，枳实、枳壳各 15 克，甘草 15 克，赤白芍各 30 克，生姜 5 片，红枣 10 枚，陈皮 50 克，生大黄 10 克，肉苁蓉 50 克。此方连服 3 剂，即大便畅通无阻（不须再灌肠）。

慢性结肠炎是一种比较顽固而难治的病，多见寒（湿）热虚实错杂之证。主要是因湿热交结于肠，久而伤及脾胃肝肾所致。而其中尤以伤及脾气甚至脾阳者较为多见，例 1 即属伤及脾气者，例 2 则属伤及肝脾者。

痛泻要方本治痛泻的专方。方中白术能健脾燥湿，陈皮能和胃顺气，防风能补脾疏肝，白芍能平肝清热，具有培土抑木，疏达肝气，兼祛湿热的综合作用，故对湿热内蕴，木郁土中，肝失疏泄之证有良效。

至于例 3 案的萎缩性结肠炎，从其便秘非灌肠不解而脉弦有力来看，似属实证宜攻，但因高年又不可攻，故采用《金匮要略》排脓汤、散合方加陈皮、肉苁蓉，并少佐大黄，以开提肺气，和降胃气，滋肾通关为治。由于药证吻合，故仅服 3 剂，即大便畅通无阻。

胃 脘 痛

例1：黄某，男，56 岁。

　　胃痛 20 多年，时作时止。近日剧作，胃脘连胸胀痛，入暮尤甚，痛不能寐，时时噫气、矢气，不思饮食，舌苔白黄而根部厚腻，脉沉细。1963 年 8 月 14 日初诊，投以自制二甘二贤汤加味：甘草 30 克，甘松 15 克，陈皮 15 克，制乳香 10 克，制没药 10 克。上午煎服 1 剂，即觉胸胃豁然开朗而胀痛大减；下午继服第 2 剂，胃痛即止，安睡通宵，15 日继服第 3 剂，精神转佳，只是在谈笑时胃脘仍稍感闷痛而已。16 日继服第 4 剂，胃痛痊愈，饮食增加，精神健旺。最后仍守上方加减以善后。

　　例 2：马某，男，40 岁。

　　一诊：1963 年 9 月 30 日。

　　胃痛 10 余年，时作时止，近时剧作，每天上午 7 时后痛渐加剧，食后尤甚，痛甚则呕吐，胃脘虽喜热敷，但又有时胃中灼热思冷饮，口苦不泛酸，大便结，饮食大减，精神不振，舌苔白腻，脉象细弱。投以自制二甘二贤汤加味，并给自制甘草桂冰散。汤方：甘草 15 克，甘松 10 克，陈皮 10 克，制乳香 10 克，制没药 10 克，半夏 15 克，红参 6 克（另煎汁冲），蜂蜜 60 克（冲化）。散方：甘草 30 克，肉桂 15 克，冰片 10 克。共研细末，每服 0.3～1.5 克，日 3 次，温开水送吞。

　　二诊：11 月 3 日。

　　服上汤方 1 剂，胃痛大减，2 剂胃痛即止。散方服至现在，胃痛未再发生，但觉微胀，食增神旺，脉力好转，大便仍不畅，守上方再进。

　　三诊：1964 年 1 月 18 日。

　　继服上方后，胃痛痊愈多时，饮食日增，肌肉日丰。近因散方服完，停药多日，胃中又稍感不适，仍守上方以巩固疗效。

汤方：甘草 15 克，甘松 10 克，陈皮 10 克，半夏 10 克，红参 6 克，蜂蜜 60 克，制乳没各 10 克。

散方照原，加沉香 15 克，广木香 30 克。

以上 2 例虚寒胃脘痛治验，都是以自制二甘二贤汤为主。此方由甘草、甘松、陈皮三药组成，甘草对胃痛的作用已如上述，不再重复。甘松性味甘辛（甘多于辛），香温无毒，善能醒脾开郁，行气消胀止痛，兼能益脾胃元气，可治心腹疼痛胀满之症。近人认为它有强壮、苏醒、镇痛、杀蛔作用，可以重用（30 克以上）而无流弊，陈皮能和降胃气。我用此方治疗顽固虚寒胃痛，常加乳香、没药以活血化瘀，疗效尚好。这里仅举 2 例治验为证。凡胃痛日久，必由气滞导致血瘀，即使在胃脘痛点固定不移外别无其他瘀血见症，也应在行气止痛中活血化瘀，才能提高疗效。又胃痛属于虚寒者居多，即使在虚寒证中兼见一二热症，也多属于阴火，用药只宜温而不可凉。从上述例 1 胃痛脉沉细而舌苔白黄相兼，和例 2 胃痛喜热敷舌苔白腻脉细弱而有时胃中灼热思冷饮口苦便结，均用温药治愈来看，就可见其一斑。至于例 2 在上述汤方中之所以配合大半夏汤，是因胃痛而呕吐便结之故。同时还用了自制甘草桂冰散，以加强其温胃止痛的作用，获得了比较稳固的疗效。前面介绍的自制胃痛散方，就是在此方基础上发展而成的。这是我家常备的方药之一，家人无论知医与否，往往擅自使用，虽然获效时多，但有的服后有燥热反应。自从在此方中去掉了肉桂，改成前述的胃痛散方后，由于性味比较平和，在广泛应用中，未再发生上述燥热反应，而且疗效有所提高。

噫 气

例1：张某，男，41岁。

今年7月中旬患噫气症，至今3个多月，久治少效。现仍每日噫气频作，动则增剧，静则稍减，心下痞硬，不思食，口干渴饮，1973年10月30日初诊，投以旋复代赭汤合橘皮竹茹汤加减：旋覆花30克，代赭石30克，橘皮30克，竹茹10克，半夏15克，枳壳10克，麦冬15克，枇杷叶15克，连服7剂，噫气减去十之六七（自云前2剂缺代赭石则无效），心下痞硬全除，脘腹舒适，食增（每餐能食200克米饭），渴止，前昨两日噫气完全停止。守上方再进以巩固疗效。

本例临床表现，恰与《伤寒论》所谓"心下痞硬，噫气不除者，旋复代赭汤主之"吻合。但因旋复代赭汤方药性偏温，只适宜于胃寒痰阻气逆之证，又和本症噫气不除心下痞硬而口干渴饮的胃热痰阻气逆之证同中有异。因此，采用旋复代赭汤合橘皮竹茹汤加减，既用旋覆花、代赭石、半夏、橘皮、枳壳、枇杷叶以化痰降逆为主，又用麦冬、竹茹以养阴清热为佐，由于药证相符，故获显效。

例2：范某，女，33岁。

一诊：1964年5月23日。

去秋起病即神疲肢倦而难以起床，久治少效。现仍四肢乏力，时当夏月，犹穿毛衣，不思饮食，稍多食即吐出，并带酸水，时时噫气或唾痰，心下痞满，肠鸣，大便溏泻如蛋花状，腹中时有气上冲胸，舌淡苔白，脉象沉弱，投以理中汤合吴茱萸汤加味：干姜 5 克，白术 10 克，党参 10 克，炙甘草 10 克，吴茱萸 5 克，半夏 6 克，陈皮 6 克，云苓 10 克，黄芪 10 克，红枣 5 枚，生姜 5 片。

二诊：5 月 28 日。

服上方 6 剂，诸症均减，知饥思食，胃纳日增，白苔见退，脉力渐旺，惟仍时有噫气，守上方加旋覆花 15 克，代赭石 15 克再进。

三诊：6 月 12 日。

继进上方 12 剂，诸症渐除，噫气渐止，食香寐安，惟大便先成条后微溏而色黄黑，守上方加减以善后。

本例证属脾脏虚寒，胃气上逆所致。故用理中汤以温补脾阳，合吴茱萸汤以温降胃逆，并加旋覆花、代赭石，获得良好效果。

例 3：李某，女，25 岁。

心下但痞满而不痛，饮食减少，大便易溏，时时噫气，口苦，舌苔白黄厚腻，脉迟而弱。投以半夏泻心汤加减：半夏 10 克，干姜 10 克，黄连 3 克，黄芩 5 克，党参 10 克，炙甘草 6 克，红枣 3 枚，旋复花 15 克，代赭石 15 克。连服 3 剂，病即基本痊愈，继守上方加减以善后。

本例从其心下痞满噫气纳减便溏脉迟弱来看，固属脾脏虚寒；但从其口苦舌苔白黄厚腻来看，则属湿热蕴结胃腑。病属寒热虚实错杂，法当温清攻补兼施。故采用半夏泻心汤方加味获得速效。半夏泻心汤为《伤寒论》治疗水火交痞的主方。此方法兼温清攻补，具有辛开苦降的优点，对病在脾胃，寒热错杂，升降失调之证，其效果之良好，是历验不爽的。

呕　吐

叶某，男，31 岁。

一诊：1972 年 1 月 10 日。

呕吐时作时止已 20 年，常发作于冬春季节。近时呕吐月余不止，每日午饭后必呕吐一次，呕吐物为酸、苦水和白痰，呕吐前有时脐腹剧痛，呕吐后其痛即止，但早晚饭后不呕吐，口干渴喜热饮，虽尚知饥思食，而口淡乏味，食下脘胀，嗳气，肠鸣，大便软条色黄而日行两次，舌苔前几天黑而润滑，现已减退，仅余少许在舌心，根部黄腻，舌质红。脉稍滑。投以芩连二陈汤合小半夏汤：黄连 5 克，黄芩 5 克，半夏 30 克，云苓 30 克，陈皮 30 克，生姜 15 克，生甘草10 克。

二诊：1 月 13 日。

上方昨进第 1 剂，午饭后未呕吐，但微有恶心。今日继进第 2 剂，午饭后既未呕吐，也不恶心，肠鸣渐止，黑苔全退，黄苔亦减，守上方再进。

三诊：1 月 17 日。

再服上方 4 剂，连日均未再发生呕吐，胃纳增加，守上方加减以善后。

本例病机是因痰热中阻，胃失和降所致。故用芩连二陈汤合小半夏汤以清化痰热和降胃气而获效。

芩连二陈汤治痰热阻胃的呕吐实证，不问新久，都有良效。但属于急性新病的痰热阻胃的呕吐不止之症，服药时必须注意少量徐徐饮入，才能受药而渐渐止其呕吐。如果急骤顿服每煎全部药量，必致药下即尽吐出，而无法奏效。本证多见于急慢性胃炎病中。凡急性或慢性胃炎而呈现痰热阻胃等寒热错杂之象者，都可采用此方治疗获得良好效果。

泄　泻

熊某，女，40岁。

一诊：1987年10月16日。

8月20日起病，寒热呕吐下利，住入某医院治疗3天，寒热呕吐止，而下利未已，出院后，下利日益加甚，由日2～3次增加至5～6次，近日下利完谷不化，连吃面条也拉面条，不思食，腹胀满，胸腹脘中烦热尤以胸中为甚，口苦甚而干渴喜热饮，恶风寒甚，头昏，头顶痛而喜按，手足麻木冰冷，精神萎靡，四肢无力，行走需人扶持，否则容易摔倒，脉沉微细如丝。投以附子理中汤加味：熟附子10克，干姜10克，焦白术30克，党参30克，炙甘草5克，黄芪60克，防风15克，桂枝10克，厚朴10克，陈皮15克，黄连5克，川芎10克，白芷15克。附子理中丸3颗（每次吞服1丸，日3次）。另给参茸散：红人参60克，鹿茸30克，共研细末，每服1克，日3次。

二诊：10月23日。

从10月16日起，每日服上汤方1剂，连进3天（第3天才开始服散方），下利减为日4次，口渴减轻，手足发麻亦减。再进5剂，下利减为日2次，夜1次，粪已转稠，未见完谷（从第4天起停服附子理中丸），知饥思食，但稍多食则腹胀，腹中灼热基本消失，胸中热减，口渴减十分之七，白天已不口苦，头昏痛减半，手足麻木消失，肢体回温，已不恶风寒，脉力渐旺，精神显著好转，手足渐觉有力。现在只是自觉胸中仍稍有灼热，口中有点冒热气，两目微胀，舌苔稍见薄黄而已。守上汤方和散方再进3剂。另用种洋参、生甘草各10克煎汤代茶。

三诊：10月31日。

停药4～5日，精神愈佳，行走自如，口不渴，思食，大便已成条（但有时偏稀），头不痛而昏。现仍感心胸憋闷，微有灼热，口苦，入夜喉间有腥味，舌淡红苔白润，脉细弱。守上汤方去川芎、白芷，加桔梗、枳壳各10克再进5剂，散方照原续进。

四诊：11月8日。

胸闷、喉间腥味减去大半。但仍口苦，胸中仍有微热。近因天冷，又大便溏日行3次（但有时尚能成条），坐卧时久手足仍有麻木感，舌苔退、质转红，脉仍细弱。改用四君子汤加味：党参30克，白术30克，云苓30克，生甘草10克，山药30克，莲子30克，黄芪60克，防风15克，桔梗10克，黄连5克。

五诊：11月21日。

服上方10剂，胸闷、喉间腥味全除，大便成条，日行2次，知饥食香。但晨起口仍微苦，胸中微热思冷饮，脉细稍数。守上方合生脉散加味以善后：党参30克，白术15克，云苓15克，生甘草5克，种洋参5克，麦冬15克，五味子5克，黄芪50克，山药30克，莲子30克，黄连5克。

本例从其下利清谷而脉沉微细如丝来看，不仅显示脾肾阳虚已极，而且已露微阳有虚脱之机，势颇危殆。故既用附子理中汤、丸并进以温补脾肾阳气，而且用参茸散以扶元固本防脱，幸服后即转危为安。又从其在一派虚寒症象中所出现的胸腹脘中灼热而恶风寒甚、口苦甚而干渴喜热饮等热象来看，可见是属宜温忌清的阴火无疑，故在服温补药后，其热象即渐消失。但在阴火减退后，恐其温燥太过伤阴，故从四诊起，即改用四君子汤为主的平补法。最后且用四君子汤合生脉散以气阴两补（补气为主兼养阴）善其后。

奔　豚

例1：平某，男，58岁。

一诊：1963年4月11日。

心下痞满，时有气从脐腹上冲心胸而痛，并吐酸水，不思饮食，神疲肢倦，舌苔白润，脉象濡缓。投以吴茱萸汤加味：吴茱萸10克，生姜10克，红枣3枚，党参15克，干姜10克，桂枝10克，半夏10克，炙甘草10克，旋覆花15克，代赭石15克。

二诊：4月14日。

服上方3剂，诸症大减，精神转佳，守上方再进。

三诊：4月20日。

再服上方6剂，诸症基本解除，精神日益好转，惟食后仍微感胃脘痞闷，守上方去吴茱萸、代赭石，加陈皮10克。

四诊：5月5日。

继进上方后，病已基本痊愈。改用六君子汤加味以善后。

例2：李某，女，25岁。

199年2月25日初诊：自幼胃痛，历经检查无异。现每日清晨腹中胀气上冲至心窝部即痛，得矢气后缓解，脐周胀硬。久治无效。投以桂枝加桂汤方：桂枝15克，炒白芍10克，炙甘草10克，肉桂10克，生姜5片，红枣10枚。

3月4日二诊：服上方后，腹中气上冲心窝减轻，矢气增多，胃痛稍减。守上方再进。3月11日三诊：继服上方后，腹中气已不上冲心窝，但停药后气又上冲，守上方再进7剂。3月18日四诊：气不上冲。嘱守上方长服以巩固疗效。

上述2例都属虚寒的奔豚证。《伤寒论》所谓"气从少腹上冲心"的奔豚证，主用桂枝加桂汤。但桂枝加桂汤究系加桂枝，抑系加肉桂，诸家见解不一。如《遯园医案》载："湖北张某，时有气痛，自脐下少腹起，渐冲痛到心，顷之止，已而复作，夜间尤甚。审视舌苔白滑脉沉迟。即与桂枝加桂汤，一剂知，二剂已。"又如《经方实验录》载："姜佐景治蒲东周右，气从少腹上冲心，一日四五发，发则白津出（按即发作时口中有清水流出之意），此作奔豚论。经用桂枝加桂汤而愈。"但舒驰远则认为奔豚不可用此方。他说："偶与闵公景谈医曰：昨见一壮盛少年，患少腹痛，以渐上攻而至心下。医者以桂枝加桂汤四剂，则魄汗厥逆而死。此误矣。证乃中寒，宜主四逆、吴茱萸汤，驱阴降逆，疏庸之辈，谬据奔豚法，而放胆用桂枝以杀之耳。"近阅北京《岳美中医案选集》载："故乡老友娄某的爱人，年70，患呕吐腹痛1年余。于1973年4月16日远道来京就诊，询其病状，云腹痛有发作性，先呕吐，即于小腹虬结成瘕块而作痛，块渐大，痛亦渐剧，同时气从小腹上冲至心下，苦闷欲死，既而冲气渐降，痛渐减，块亦渐小，终至痛止块消如常人。按主诉之病状，是所谓中医之奔豚气者，言其气如豚之奔突上冲的形状。《金匮》谓得之惊发，惊发者，惊恐刺激之谓。患者因其女暴亡，悲哀过甚，情志经久不舒而得此症。给予仲景桂枝加桂汤：桂枝15克，白芍药10克，炙甘草6克，生姜10克，大枣

4 枚。水煎温服，每日 1 剂。30 日二诊：共服上方 14 剂，奔豚气大为减轻，腹中作响，仍有一次呕吐。依原方加半夏 10 克，云苓 10 克，以和胃蠲饮，嘱服 10 剂。5 月 13 日三诊：有时心下微作冲痛，头亦痛，大便涩，左关脉弦。是肝胃气上冲，改予理中汤加肉桂、吴茱萸，以暖胃温肝，服后痊愈回乡。两月后函询未复发。有说此方应加肉桂，我则竟用桂枝，结果取到满意的疗效。这里，一根据《伤寒论》条文'……气从少腹上冲心……与桂枝加桂汤，更加桂二两也。'果加肉桂，应云当加，不可云更加。二根据《伤寒论》有'……其气上冲者，可与桂枝汤。'桂枝原治气上冲证，若加重其量，自可治气上冲甚欲作奔豚者无疑了。"这些基于临床实践的认识，虽然值得重视，但应灵活对待，不可拘执，必须根据具体病情而定，或用桂枝加桂汤法（既可以加桂枝，也可以加肉桂），或用理中、四逆、吴茱萸汤法。或冶各法于一炉，如上述岳老大夫所治奔豚案，先用桂枝加桂汤获效，而后用理中汤加肉桂、吴茱萸竟功，和本例肝胃虚寒的奔豚症，采用吴茱萸汤合桂枝汤（去白芍）与理中汤（去白术）治愈，即其例证。又奔豚虽多属于寒证，但也有属于寒热错杂证的。如《金匮要略》所谓"奔豚，气上冲胸，腹痛，往来寒热，奔豚汤（甘草、川芎、当归、半夏、黄芩、生葛、芍药、生姜、甘李根白皮）主之"是其例，只是极少见到而已。

慢性肝炎

例 1：涂某，男，37 岁。

1965 年患急性肝炎，经治未能痊愈，逐渐转成慢性。右胁常痛，口苦，咽喉干燥而不欲饮水，尿黄，头昏痛，失眠，神疲肢倦，少气，食少不香，大便溏，舌红苔薄白，脉细弱。1975年3月6日投以自制四逆异功汤加味：柴胡10克，枳实10克，白芍15克，生甘草10克，党参15克，焦白术15克，云苓15克，青陈皮各10克，丹参15克，延胡索10克，川楝子10克，山楂15克，六曲10克，谷麦芽各15克，鸡内金10克。患者坚持此方连服12剂，右胁痛止，诸症全除，食增神旺而愈。

例2：余某，男，21岁。

患慢性肝炎，肝功能不正常，肝区时痛，夜间尤甚，小便浑浊不清，劳累后尿色淡黄，舌质边淡红、苔薄黄，脉沉细稍弱。1987年12月8日投以自制四逆异功汤加味：柴胡10克，枳实10克，白芍15克，炙甘草5克，太子参30克，焦白术10克，云苓15克，青陈皮各10克，当归10克，五味子10克。患者坚持此方服至1988年元月17日止，共35剂，诸症消失，元月19日在医院做了"肝功"和"两对半"化验，证明肝功能已正常（表面抗原转阴），病告痊愈。

例3：杨某，男，36岁。

一诊：1963年3月16日。

患慢性肝炎，右胁时痛，劳累后尤甚，头晕神疲肢倦，寐差，食少，泛酸，脘腹时胀，大便时结时溏，小便时如浓茶，舌根苔黄腻，脉细弱。投以四逆异功汤加味：柴胡10克，枳实5克，白芍10克，甘草10克，党参15克，焦白术10克，赤苓10克，陈皮10克，青皮5克，山楂10克，六曲10克，麦芽15克，甘露消毒丹30克（布包入煎）。

二诊：3月22日。

服上方6剂，脘腹胀减，食欲渐振，惟胁痛依然，守上方加夏枯草 15 克。

三诊：4 月 4 日。

再服上方 5 剂，胁痛大减，脘腹胀满基本消失，食增神旺，仍守上方继进以竟全功。

例 4：李某，男，38 岁。

今春患急性黄疸型肝炎，经治黄疸消退，肝功能正常。但上班工作后，肝区时有隐痛，近时肝痛加剧，复查肝功能又不正常，黄疸指数 9 单位，转氨酶 406 单位（正常值为 100 单位）。1977 年 12 月 25 日初诊，右胁闷痛，口苦而干渴，尿频而黄短，大便不成形，寐差，纳减，心胸烦热而脚冷，舌苔薄黄，脉象弦数，投以四逆异功汤加味：柴胡 10 克，枳实 10 克，白芍 15 克，甘草 10 克，党参 15 克，白术 10 克，云苓 15 克，陈皮 10 克，生牡蛎 15 克，五味子 5 克，麦芽 15 克，夜交藤 15 克，合欢皮 15 克。连服 5 剂，诸症见减，唯肝痛依然；二诊守上方再进 7 剂，肝痛仍未见减；三诊守上方加入延胡索、川楝子各 10 克，山药、莲子各 30 克，再进 7 剂，肝痛减轻，脉弦见退，复查黄疸指数正常，转氨酶降至 316 单位，但面目微肿，有时痰中带血丝；四诊守上方更加入白茅根 30 克，生苡仁、赤小豆各 15 克，再进 7 剂，肝痛静则止而动则作，痰血止，寐安，食虽有味，但食后胃脘不适，腹胀矢气；五诊守上方去夜交藤、合欢皮、山药、莲子；加山楂 15 克，六曲、鸡内金各 10 克，再进 7 剂，肝痛基本解除，面目肿消，但仍不饥而食少，时吐白色浓痰，大便先干后稀；六诊仍用四逆异功汤加味：柴胡 10 克，枳实 10 克，白芍 15 克，甘草 10 克，党参 15 克，焦白术 15 克，云苓 15 克，法半夏 10 克，陈皮 10 克，麦芽 15 克，鸡内金 10 克，白蔻仁 5 克，砂仁 5 克。续进 12 剂，肝痛全除，复查转氨酶恢复正常，精神眠食均佳，嘱守上方再进以巩固疗效。

慢性肝炎证有虚实之分，而以虚实相兼者为多，治有攻补之别，而以攻补并用者为多，并多属于肝病传脾的木土同病之证，故多采用肝脾同治之法。具体地说，所谓虚，或为气（阳）虚，或为阴（血）虚，脾气虚者固多，肝阴虚者亦不少；所谓实，或为气滞，多由木郁导致土壅，或为血瘀，多由肝瘀导致脾瘀；所谓补，虽有益气、助阳、滋阴、养血之分，但主要是益脾气或养肝阴；所谓攻，主要是从肝脾行气导滞或活血化瘀。

上述 4 案，都属肝病传脾虚实相兼而偏于气虚之证，故多采用肝脾同治而侧重补气之法，如自制四逆异功汤。其中四逆散对肝病来说，既能疏解肝气的郁结，也能柔缓肝木的横逆。即用柴胡以疏肝郁，枳实以平肝逆，白芍以柔肝，甘草以缓肝。柴胡和枳实一升一降，能使肝气郁而不升者得升，肝气逆而不降者得降，以行其春气和畅之令。白芍和甘草即芍药甘草汤，具有柔木和土以止痛的作用，我常用以治肝病胁痛，但如肝病传脾，脾气不足以主运化的，则应合用平补的异功散以益脾气而助运化，才能奏效。这就是我之所以自制四逆异功汤方的理由所在。从上述 4 案来看，大都具有右胁痛（或两胁痛而以右胁为甚）、失眠（寐少梦多）、口苦口干不欲饮，小便黄短浑浊和食欲不振、嗳气反酸欲吐、脘腹胀满灼热、大便溏薄或软烂不成条或干结难下、头晕神疲肢倦少气、面脚浮肿等肝脾同病之症，舌质或红或淡或紫暗或有齿痕，舌苔或白或黄而腻，脉象多细弱而或弦或缓或数。既可看出肝气不舒，肝血不畅，肝魂不宁，湿热内蕴；更可看出脾气不足，运化失职，内湿从生，胃肠气机壅滞，不能升清降浊。因此，都采用了四逆异功汤为主的调肝健脾法。并因胃肠消化功能障碍的症状比较显著，还都加用了五消饮和白蔻、砂仁等药。有的还随证或加金铃子散、夏枯草以增强其止痛的作用（从例3加用夏枯草后肝痛大减来看，可见张山雷说它入肝胆"以宣通泄化见长"是可信的。

例5：李某，男，40岁。

一诊：1991年4月12日。

去年3月患甲乙混合型肝炎，住院1个多月缓解出院。现仍肝区不适，有压痛（脾区也有压痛）。近查肝功能尚未完全恢复正常。由于素患胃炎、咽喉炎、心律不齐，以致胃脘常有压痛及冷感，心胸亦时有闷痛，头昏，腰酸，疲倦乏力，大便时结时溏，尿有时黄，怯寒易感，感则咳嗽痰多，喉间常有痰粘感，晨起呕恶，舌淡红、有齿痕、苔黄，脉细弱。投以补中益气汤合四逆散加味：黄芪50克，党参30克，焦白术15克，炙甘草10克，当归10克，升麻10克，柴胡10克，枳壳10克，炒白芍15克，陈皮15克，云苓15克，防风15克，桂枝10克，桔梗10克，橘络10克，丝瓜络10克，生姜3片，红枣5枚，饴糖60克（冲化）。

二诊：5月3日。

服上方18剂，诸症减轻，精神见好，食欲大振，大便成条色深黄，日2行，脉力转旺。守上方再进。

三诊：5月17日。

续服上方14剂，病已基本痊愈。近曾参加一次体力劳动，肝区亦无不适。嘱守方再进10剂以巩固疗效。

例6：张某，女，34岁。

1966年11月15日初诊：患"乙肝"4年多，表面抗原阳性久久未能阴转，肝区时痛，神疲肢倦，容易感冒，知饥纳少，大便干结，舌淡、苔薄黄，脉细弱，投以补中益气汤合四逆散加味：黄芪30克，党参30克，白术15克，云苓15克，炙甘草10克，当归10克，升麻30克，柴胡10克，枳实10克，赤白芍各15克，防风15克，金铃子10克，延胡索10克，山楂15克，六曲10克，谷麦芽各15克，鸡内金10克。患者坚持上方服到1991年底，诸症悉除，经复查"乙肝"五项转阴，病告痊愈。

这2例慢性肝炎案，都是采用补中益气汤合四逆散为主获得良效。其中以例5病情最为复杂，几乎遍涉五脏，但仍以补中益气汤合四逆散为主以健脾调肝，并适当加味（由于患者怯寒易感频繁，故着重加入了玉屏风散和桂枝汤，并重用了黄芪），获得满意效果。例6病情与例5基本相同，但脾虚失运较为显著，故在方中加入了五消饮以助消化，并加入了玉屏风散和金铃子散以加强其防感和止痛的作用。患者坚持此方长服1年多，才收到"乙肝"五项转阴的效果。可见有些慢性顽固性疾病必须坚持得效方长服，才有可能达到根治的目的。

以上所述慢性肝炎案，都属病偏气虚者，我常用自制四逆异功汤或补中益气汤合四逆散以调肝健脾或健脾调肝获效。有时则用香砂六君子汤合五消饮以全力健脾奏功。

例7：曹某，女，35岁。

患慢性肝炎，右胁胀痛，寐差多梦，两目干涩，咽喉口舌干燥而不欲饮水，大便结如羊矢，头昏，神倦，气短，手足有时发麻，纳差，噫气，胃脘时有气包突起，须臾自消，舌红，脉细数。1974年9月25日初诊，投以四逆散加味：白芍30克，甘草10克，柴胡10克，枳实10克，沙参30克，麦冬 15 克，玉竹 30 克，五味子 10 克，女贞子 10 克，旱莲草 10 克，枸杞子 15 克，菊花 10 克，酸枣仁 15 克，柏子仁 15 克，党参 15 克，云苓 15 克，山药 15 克，莲子 15 克。连服 5 剂，两目及咽喉口舌干涩减轻，气短好转，胃脘气包和噫气均见减少。二诊守方再进 8 剂，清窍干燥解除，惟右胁胀痛依然，夜寐不安。三诊守上方出入并加重其用量：白芍 60 克，甘草、柴胡、白芷、酸枣仁、柏子仁、夜交藤、合欢皮各 30 克，枳实 15 克。再进 3 剂，右胁胀痛大减，夜寐渐安，腹饥思食，口味转佳，大便已不干燥，但食后胃中仍感不适，疲倦思睡。四诊守上方再进 3 剂，右胁胀痛全除。最后仍守上方出入以善后。

我对慢性肝炎的阴虚胁痛最喜用四逆散（重用方中的白芍、甘草），并根据具体病情适当加味，疗效似胜一贯煎。从本案重用白芍至 60 克，甘草至 30 克，而使顽固的右胁胀痛迅速解除来看，可见芍药甘草汤养阴止痛的作用是远非一贯煎所能比拟的。有人认为柴胡能劫肝阴，前人曾屡言及，似不宜应用于肝阴虚证，其实不然。柴胡性味苦干，并非燥热之药，何致劫阴。或谓其力能升阳，而肝阴虚证，每致阳亢，再用柴胡升阳，必致阳愈亢而阴愈虚。但四逆散中的柴胡之升与枳实之降并用，更与大量养阴柔肝的白芍、甘草同施，是决无劫阴之弊的。

肝 硬 化

例 1：罗某，男，46 岁。

一诊：1970 年 6 月 12 日。

久患慢性肝炎，渐致肝硬化。现右胁及心下硬满疼痛拒按，腹肿大，头面手足亦肿，面色萎黄，食欲不振，咳嗽痰多，舌质紫暗，脉象缓弱。投以自制鳖蒜汤加味：鳖甲30克，大蒜子15克，枳实10克，焦白术15克，厚朴10克，陈皮15克，法半夏10克，杏仁10克，山楂15克，六曲10克，麦芽30克。

二诊：6月18日。

服上方6剂，头面手足腹肿全消，右胁及心下痛减，咳痰亦见减少，但胃纳仍差，守上方出入：鳖甲30克，大蒜子15克，枳实10克，白芍10克，生甘草10克，柴胡10克，党参15克，焦白术15克，赤白苓各10克，广木香10克，砂仁5克，陈皮10克，青皮10克，山楂15克，六曲10克，谷麦芽各30克。

三诊：6月22日。

再进上方4剂，右胁及心下硬满疼痛大减，食欲渐振，守上方加当归15克，延胡索、五灵脂、蒲黄各10克。

1年后，我随西医学习中医班学员下乡防治老年慢性支气管炎时，访知该患者坚持服用上方，病获痊愈。

例2：程某，女，56岁。

一诊：1989年10月19日。

1987年11月间，曾发热3天，热退后腹胀不已，经治无效，腹部日渐膨大，虽尚能食（但食后作饱），而日益消瘦，体重由65公斤下降至45公斤。经医院检查诊断为晚期肝硬化。现单腹胀大如鼓，满腹青筋暴露，脐突，右腹部按之有痞块，腹但胀而不痛，引下肢酸胀，右大腿有蚁行感，两脚乏力，嗳气、矢气较多，大便虽日行2次，粪软成条色淡黄，但急胀不易出，小便短少，夜寐多梦，醒时口舌干燥，须臾回润，不欲饮水，怕冷，舌淡，脉沉细弱。投以自制鳖蒜汤加味：鳖甲30克，大蒜子15克，苍术10克，厚朴 30 克，陈皮 15 克，枳实 15 克，大腹皮 30 克，生大黄 5 克，熟附子 30 克（先煎 1 小时），细辛 5 克。

另用鳖鱼 500 克，大蒜子 120 克，水煮烂熟，勿放盐，淡食之（每天饮汤食鳖蒜勿辍）。

二诊：11 月 12 日。

服上方 5 剂，腹胀大明显见消，大便虽仍日行 2 次，但较畅利而无急胀感，守上方加山楂肉 30 克，谷麦芽各 30 克，六曲 10 克，鸡内金 15 克，焦白术 10 克。

三诊：11 月 23 日。

再服上方 5 剂后，因效果好，自行加服 5 剂，现腹胀大已消退十之八九，胃纳增加，食后不再作饱，噫气减少，大便每日畅行二三次，粪成条而色黄，守二诊方减大黄为 3 克，加重白术为 15 克，再进 5 剂。

四诊：1990 年 3 月 8 日。

续进上方后，自觉病已基本痊愈，因而停药至今。近日又感消化不良，腹部膨胀尚未全消，脐仍突出，大便仍日行二三次，粪常结而不溏，小便黄短，仍守上方出入：鳖甲 30 克，大蒜子 15 克，大腹皮 30 克，陈皮 15 克，枳实 15 克，厚朴 15 克，焦白术 15 克，山楂 30 克，六曲 10 克，谷麦芽各 30 克，鸡内金 15 克，白茅根 60 克，生苡仁 30 克，赤小豆 30 克。

五诊：3 月 31 日。

服上方 5 剂后，自觉舒适，因自加服至 16 剂，现消化正常，且能食硬饭，惟小便仍黄短，守四诊方加赤茯苓 30 克。

六诊：8 月 19 日。

服上方至今，腹膨胀大基本消失，脐突亦较缩小（平卧时则全消失），腹无所苦，饮食、二便、睡眠均正常。嘱守上方继进以巩固疗效。

七诊：1991年1月31日。

患者原来单腹膨胀，四肢消瘦，满腹青筋暴露，脐突，共服上方100余剂，并食鳖鱼四五十只（同大蒜子煮食），腹膨全消，脐突亦平，临床痊愈。

例3：王某，男，34岁。

一诊：1991年6月19日。

患早期肝硬化（某医院理化检查：血小板0.2×10^9/升；白细胞$2.0 \sim 3.0 \times 10^9$/升。乙肝五项呈"大三阳"；肝功卵磷脂高；B超：脾亢）。近两年来腹渐胀大，厌油，乏力，双下肢凹陷性水肿，左下肢膝以下紫瘀成片，左掌潮红，上胸部可见蜘蛛痣多个，腹大按之稍硬，脾大平脐。形寒易感，微咳，胸痛，吐浓痰，大便日二三次，成条，但有不尽感，又时有便意，尿有余沥，夜尿多。纳可不饥，纳后脘胀。舌红胖大、苔黄厚腻，舌下静脉粗曲，脉弦缓。投以自制鳖蒜汤加味：鳖甲30克，大蒜子15克，焦苍术10克，厚朴15克，陈皮15克，大腹皮15克，焦白术15克，枳实15克，黄芪30克，防风15克，党参30克，山楂30克，六曲10克，谷麦芽各30克，鸡内金15克，桔梗15克，法半夏10克，云苓30克，生姜皮10克，白茅根60克，生苡仁30克，赤小豆30克。

二诊：6月22日。

服上方3剂，诸症见减，仍咳，守上方加杏仁15克，甘草10克，冰糖60克（入煎）。

三诊：6月25日。

服上方4剂，脘腹已不胀，纳增（每餐200克米饭），纳后不胀，浮肿稍退，大便日二三次，成条稍干，小便自利，舌苔减退，但仍有干咳。守二诊方再进 6 剂。

四诊：7 月 6 日。

脘腹已无所苦，知饥食香，大便成条有时色黑，已无不尽感，时有便意消失。干咳减少，舌苔白腻，脉右弦滑而左稍弱。守二诊方再进 7 剂。

五诊：7 月 17 日。

脘腹不胀，饮食正常，大便日行一二次，成条色黄，干咳已止，脚肿基本消退。守一诊方再进 15 剂。

六诊：8 月 7 日。

自服药起至今未感冒，知饥食香，纳后不饱胀，大便正常，舌已不胖淡，舌红苔薄白。今日血象：血小板 $0.4 \times 10^9/$升，白细胞 $2.5 \times 10^9/$升。守一诊方再进 30 剂。

七诊：9 月 25 日。

上方连服至今，未感冒，腹无所苦，纳佳，便调，寐安，守一诊方再进。

八诊：1992 年 4 月 22 日。

乙肝五项改善，血象比前进步，自觉症状好转，精神、饮食、二便正常。嘱守一诊方继服以竟全功。

自制鳖蒜汤方：鳖鱼 500 克，生独头大蒜 200 克。水煮烂熟，勿入盐，淡食之。或用鳖甲 30～60 克，大蒜 15～30 克为基础，随证加味，水煎服。

本方主治臌胀（肝硬化、脾肿大）。鳖甲性味咸平（但鳖肉则性味咸寒），功能入肝以补阴潜阳，破瘀软坚。大蒜性味辛温，功能健脾暖胃，行气消食，辟秽杀虫，破瘀利水，化癥消痞，散肿止痛。可见二药一阴一阳，相须相济，能攻能补，合而用之，对肝脾气滞血瘀而又气血不足的寒热虚实错杂的鼓胀，是很适宜的。但由于本证常呈中气壅滞之症，故常与枳术丸、平胃散、保和丸等合用，以加强大蒜行气消胀之力，并防鳖肉甘寒滋阴壅中助满之弊。

1954年某县卫生院院长曾给我介绍过一个大肚子病例，该例患者先后在省、地、县医院住院，因属晚期肝硬化腹水，经治无效而出院。患者回家后，采用当地民间流传的鳖鱼大蒜验方，服后大肚子日见消退，终告痊愈。并经该院详细检查，证实肝功能确已完全恢复正常。据说这个验方在当地确曾治愈过一些晚期血吸虫病的肝硬化腹水。从此引起了我对这个验方的注意，并向亲友推荐使用获效。现就记忆所及，简介两例如下：一为张姓男，中年人，患晚期血吸虫病肝硬化腹水，腹大如鼓，四肢消瘦，曾在省某医院住院治疗无效，就诊于我，当即授以上方。患者回县后，坚持服用一个多月，共食鳖鱼四五十只，据患者说，服后小便数量日益增加，腹水迅速消退而愈。二为万姓男，中年人，患大肚子病，在县乡多次治疗无效。乃来省就诊于我，我亦授以上方，患者坚持服用，亦告痊愈。尤其使我高兴的是，妻子陈明（瑞芳），在1971年下放到永修县三角公社永丰大队医务所工作期间，曾经以鳖蒜汤为主治愈过一例疟母（脾脏肿大）。患者袁某，女，25岁。久患疟母，脾脏肿大五指，腹胀大以致不能弯腰，食欲不振，精神萎靡，面黄肌瘦，舌苔白黄厚腻，脉弦。久服中西药无效，县医院建议住院手术治疗，患者拒不接受，就诊于她，即投以鳖蒜汤合六君子汤加味：鳖甲60克，大蒜30克，丹参30克，党参15克，焦白术15克，茯苓15克，甘草5克，法半夏10克，陈皮15克，山楂15克，六曲10克，谷麦芽各15克。初服5剂，痞块稍见软小，食欲好转，再进 5 剂,痞块更见软小,食增神旺,面色转华,因至县医院复查,得知脾脏肿大已由五指缩减为三指;乃坚持上方服至 20 剂,而痞块全消,诸症悉除,再至县医院复查,证实脾脏肿大确已完全消失,恢复正常。最后采用八珍汤调理而康复。

以上所述肝硬化案例,均用自制鳖蒜汤方加味获效。其中:远期疗效 2 例,尤以例 2 疗效最为突出。本例单腹鼓胀,四肢消瘦,满腹青筋暴露,脐突,症极险恶。古人大多认为不治,今人亦多认为难治。而经采用自制鳖蒜汤(和鳖鱼大蒜验方)加味(先后随宜加入平胃散、枳术丸、大黄附子汤、五消饮、白茅根汤等),连服一百余剂,并食鳖鱼四五十只(同大蒜子煮食),竟获痊愈,亦云幸矣。本例病情虚实寒热错杂而实多虚少,故其治法以攻(消)为主,但攻(消)不伤正。倘用十枣汤等逐水消臌以取快一时之法,因其攻邪伤正,必难收效。

慢性胆囊炎

张某,男,52 岁。

时感烧心一二年。今年 4 月 30 日突然发生目黄,经查胆不显影,乃按胆囊炎处理,目黄虽见减退,右胁仍感不适,脘腹胀满,除早起脘腹胀减而稍感饥饿外,余时则不知饥,不欲食,每天只能稍稍进点全流或半流食物,近日稍进硬饭,梗塞胃中,颇感难受,恶心欲吐,口苦不渴,大便溏泻日二三次,小便尚正常,夜寐不安,舌质紫暗而苔黄腻,两脉反关弦而有力。1975 年 5 月 27 日初诊,投以温胆汤加味:竹茹 10 克,枳实 10 克,法半夏 10 克,陈皮 30 克,云苓 15 克,甘草 5 克,丹参 30 克,山楂 15 克,六曲 10 克,谷麦芽各 15 克，鸡内金 10 克。先服 1 剂，即感胃中梗塞松开。再进 1 剂，胃中梗塞全除，脘腹胀满大减，便溏停止，稍有肠鸣，口已不苦，每日能进食 250～300 克，食后胃中舒适，不再恶心欲吐，但仍食之无味，夜寐仍差。守上再服 5 剂，诸症全除，上班工作。

从本案所现右胁不适、目黄、口苦、脉弦有力和脘腹胀满痞塞、不思饮食、恶心欲吐、大便溏薄、舌苔黄腻等症来看，显属肝胆湿热内蕴，脾胃气机阻滞的实证。故采用上述温胆汤加味方，既从肝胆以清化湿热，又从脾胃以行气导滞。由于药证相符，故初服 2 剂，胃中梗塞即除，脘腹胀痛大减，再进 5 剂而病告痊愈。

胆 结 石

王某，女，45 岁。

一诊：1974 年 12 月 30 日。

患胆结石，于 1969 年 5 月 19 日手术取出结石 36 粒后，每当多食油腻物或受凉，胆区仍发生疼痛。今年 11 月 9 日晚因吃地瓜汤饭和橘子后，突然发生剑突下剧痛，经治 8 天缓解。11 月 29 日又因吃油条而复发，痛了 1 周才停止。本月又先后复发 3 次，并曾呕吐胆汁 1 次，自 27 日复发到现在，终日右胁痛引心下不止，脘腹时胀，噫气频频，口淡不知味，食欲极差，每餐只能强食 50 克左右，食后常吐泡沫样痰水，自觉如有肠鸣气向下趋则痛稍缓解，大便 3 日未行，尿色金黄，夜寐不安，舌尖红而边缘紫暗，脉细弱而涩。自云过去是热体，从不怕冷，易生口疮，咽喉干燥，大便常结。直至去年得糖尿病后，变成寒体，怕冷，大便常不成形，咽喉未再干痛，也不再生口疮。投以香砂六君子汤加味：广木香 10 克，砂仁 10 克，党参 15 克，白术 15 克，茯苓 15 克，法半夏 10 克，陈皮 10 克，青皮 10 克，甘草 5 克，山楂 15 克，六曲 10 克，谷麦芽 15 克，丹参 15 克，鸡内金 15 克，郁金 15 克，延胡索 10 克，川楝子 10 克。

二诊：1975 年 1 月 9 日。

服上方 5 剂，脘腹胀痛解除，知饥食香，每餐能进食 150 克左右，大便成形色黄，小便转清，神旺，寐安。近日因口味好，曾一度试进糯米饭而引起脘腹轻微阵痛，仍守上方再进。

三诊：1 月 24 日。

续服上方 14 剂，除 14 日中午和 16 日早上曾先后发生一次剧痛外，余时都未再发生右胁及脘腹胀痛。从 18 日起，大便拉稀，日二三次，小腹有下坠感。19 日、20 日、21 日 3 天，大便内发现不少如泥沙或颗粒状结石。现在自觉舒适，一切恢复正常，即使坐车颠簸或吃糯米饭也无任何不适感，时时腹饥思食，大便成形，尿清，查尿糖也转正常，仍守上方再进以巩固疗效。

胆结石采用手术治疗，虽可缓解一时，但常结石复生，不易获得根治的效果，本案即其 1 例。中医治疗结石病症，常用化石之法，并多以金钱草为主药，颇著疗效。但本案并未采用此法，而是根据患者的具体病情进行辨证论治，即据其右胁及脘腹胀痛，嗳气频频，口淡木不知味，食欲极差，每餐只能强食 50 克左右，食后常吐泡沫样痰水，自觉如有肠鸣气向下趋则痛稍缓解，大便三日未行（但前此常不成形），尿色金黄，夜寐不安，舌尖红而边缘紫暗，脉细弱而涩等症，认为虽属木土同病，但病机重点在土而不在木。虽然现有胁痛、尿黄、舌尖红而边紫暗、脉涩等肝胆湿热内蕴而气血不畅之症；但从怕冷、受凉和多食油腻瓜果黏滞之物即发、脘腹胀痛、嗳气、口淡木不知味、食欲极差、食后常吐泡沫样痰水、脉细弱等症来看，可见脾胃虚寒占据主要地位。因此，采用香砂六君子汤以健脾温胃为主，并加五消饮以消积助运，同时辅佐郁金、青皮、丹参、延胡索、川楝子以疏利肝胆而清解其湿热，流畅其气血。由于药证相符，故初服 5 剂，脾胃虚寒症状即完全改善，脘腹胀痛解除而知饥食香。再进 8 剂，肝胆气血流畅，湿热清除而结石自下。更服 6 剂，康复正常。上方除鸡内金具有化石作用外，其余均非化石之药，而能获得排石的效果，显然只能从中医辨证论治以扶正祛邪的理论去体会，即用上方首先解除了脾胃虚寒，然后畅利了肝胆气血，才使湿热清除而结石不攻自下。如果无视于整体病机，但着眼于局部结石，一味地直接化石排石，则不但难以收到预期效果，且有可能产生不良反应。因为化石排石属于攻法范围，只适宜于结石实证，而不适宜于结石虚证的缘故。这里使我想起自己患的一次蛔虫病。即在文化大革命的 1969 年春，我因劳累过度，饮食不洁，患蛔虫病甚剧，脘腹胀痛，不思饮食，大便不通，时时吐蛔，呻吟床褥，苦不堪言。当时限于医疗条件，只是用了一点驱蛔药和泻下药，服后依然便不得通，蛔不得下，反而造成二便急胀不利，痛苦倍增，在我的一再要求下，始被送入某医院住院治疗。当时该院主治医师是熟人，问我应服何药？我即告诉他，根据我脾胃中气素虚的体质和用下法驱蛔无效反剧的具体病情，足以证明我的蛔虫病是虚证而不是实证，决不能再用攻法，当先和其脾胃中气。他很同意我的看法，于是决定先用六和汤加减和其中气，连服数剂，大便即通，先后下大小蛔虫一百余条，乃转危为安。继予香砂六君子汤善后调理，不久即康复正常。可见直接驱蛔之法，也只适宜于蛔虫病实证而不适宜于蛔虫病虚证，而蛔虫病虚证也有因虚证解除而蛔虫不攻自下的。

泌尿、生殖、内分泌系统

慢性肾炎

例1：陈某，男，14岁。

一诊：1974年9月1日。

患慢性肾炎已1年多，尿检常见蛋白、管型和红白细胞。现仍通身面目浮肿，腰酸痛，尿少色如浓茶，面红目赤，口干口苦，夜间盗汗，有时食后胃脘微痛，舌苔黄多白少而厚腻，舌边尖红，脉细数无力。投以自制白茅根汤加味：白茅根30克，生苡仁15克，赤小豆15克，生熟地各15克，山萸肉10克，山药15克，茯苓15克，泽泻10克，丹参10克，知母15克，黄柏10克，杜仲15克，续断15克，桑寄生30克。5剂。

二诊：9月7日。

夜寐不安，大便干燥，守上方加酸枣仁、柏子仁、麦冬、元参各15克，火麻仁30克，再进5剂。

三诊：9月15日。

浮肿见退，面目红减，大便已不干燥，守上方去黄柏、知母、元参、麦冬，加枸杞子15克，菊花10克再进。

四诊：11月18日。

连进上方35剂，浮肿全消，腰痛解除，仅感酸软，上月中旬尿检，蛋白、管型和红细胞均消失，面目赤亦全退，夜寐虽仍较差并有时头痛目胀，但盗汗已止，口干口苦渐除，近时食后未再发生胃痛，舌苔明显减退，现仅舌根部苔淡黄而腻，舌尖仍红，守上方加知母 10 克、川芎 5 克再进。

五诊：12 月 1 日。

再进上方 10 剂，夜寐渐安，头痛目胀已除，口干不苦，黄苔已退，尿检正常，脉已不数但仍细，守上方加蚕茧 10 个再进。

六诊：1975 年 1 月 5 日。

继进上方 25 剂，诸症全除，尿检一直正常，改用六味地黄汤方加味以巩固疗效。

患者续进上方后，获临床痊愈。随访多年，未见复发。

例 2：胡某，男，32 岁。

1992 年 10 月 17 日初诊：5 年前患急性肾炎，未及时治疗，延至半年后转为慢性肾炎，虽经中（如肾气丸）西（如激素等）药物治疗，病仍进行性发展。现腰胀痛，排尿滴沥难尽，稍感灼热，尿混浊不清，尿检长期有蛋白、管型。面色黑，嘴唇紫暗，神疲肢倦，午后下肢浮肿明显，腹胀满，矢气。10 月 12 日尿检蛋白（＋＋＋＋）。舌淡红，苔白根部薄黄，脉弦滑。投以自制白茅根汤加味：白茅根 60 克，生苡仁 30 克，赤小豆 30 克，蚕茧 10 个，黄芪 50 克，党参 50 克，焦白术 15 克，茯苓 30 克，续断 30 克。10 月 20 日复诊：服上方 3 剂，诸症见减，精神好转，10 月 19 日查尿：蛋白（±）。患者自云极易感冒，要求加药防止，因守上方加重黄芪为 90 克，白术为 30 克，再加防风 30 克，合玉屏风散以防止感冒。并嘱守方长服以期竟其全功。

例 3：郑某，男，14 岁。

初诊：1989 年 11 月 23 日。

患慢性肾炎，尿中常见蛋白，腰酸痛，神疲肢倦，不思饮食，面色不华，有时两目浮肿如卧蚕，畏寒肢冷，手指掌色苍白，舌淡苔白，脉细弱。投以自制白茅根汤加味：白茅根 60 克，生苡仁 30 克，赤小豆 30 克，鹿茸末 2 克，菟丝子 15 克，黄芪 60 克，党参 30 克，白术 30 克，云苓 15 克，炙甘草 5 克。

二诊：11 月 27 日。

服上方 3 剂，畏寒肢冷减轻，腰不酸痛，胃纳稍增，夜间较易入寐，唯尿中蛋白、管型稍增，守上方加蚕茧 10 个。

三诊：12 月 5 日。

再进上方 5 剂，腰不酸痛，手指色由苍白转红，余症减轻，舌质稍转红，脉力稍增。守上方加减：鹿茸末 2 克，熟附子 10 克，黄芪 60 克，党参 30 克，白术 30 克，云苓 30 克，炙甘草 10 克，山药 30 克，山萸肉 15 克，熟地 30 克，益智仁 10 克。5 剂。

四诊：12 月 13 日。

药后面色渐华，手掌色由苍白转为红润，余症基本消失，脉搏有力。守三诊方加蚕茧 10 个。

五诊：1990 年 1 月 22 日。

共服上方 36 剂，食增神旺，寐安，贫血现象消失。惟大便在停药时则不成形。服上含蚕茧方 14 剂时，尿蛋白曾减为 ±，但因缺药停服蚕茧后又升为（++）。小便时黄时清，黄时较多，且尿蛋白随其黄或清而升降。守一诊方加减：白茅根 60 克，生苡仁 30 克，赤小豆 30 克，黄芪 60 克，党参 30 克，白术 30 克，云苓 15 克，炙甘草 10 克，山药 30 克，莲子 30 克，桑螵蛸 15 克。

六诊：1990 年 2 月 18 日。

继服上方 5 剂，病情稳定好转，尿蛋白在（±～+），夜尿止，血常规检查红细胞、白细胞均正常，食欲增加。上方去莲子、苡仁、赤小豆、桑螵蛸，加菟丝子 30 克，山萸 15 克，熟地 15 克，杜仲 30 克。5 剂。

七诊：3 月 7 日。

近时多次尿检蛋白均在（±～+），诸症全除，病已向愈。嘱守上方长服以巩固疗效。

中医所谓水肿，一般分为阴水和阳水两类（包括西医所谓急慢性肾炎等病在内），并有表里寒热虚实之辨，阴水多因寒湿所致，初起在表的，多见实证，治宜辛温剂以发汗利水；继而伤阳入里的，多见虚证，则宜温阳利水。阳水多因湿热所致，初起在表的，多见实证，治宜辛凉剂以发汗利水。继而伤阴入里的，多见虚证，则宜滋阴利水。若水肿日久而现阴阳两虚证的，则宜阴阳双补以利水消肿。前人对寒湿伤阳的水肿虽然论述较详，但对湿热伤阴的水肿则论述较略。因为湿热伤阴水肿，既要清利湿热，而利水又多伤阴，既要滋养阴液，而滋阴又多助湿，势在两难，选方择药非易。例如一般常用的猪苓汤和六味地黄汤虽可纳入滋阴利水的范畴，并对邪多虚少的采用猪苓汤，虚多邪少的采用六味地黄汤。但其中猪苓、滑石等药利水伤阴，熟地、阿胶等药滋阴助湿，我在长期临床实践中，体会到白茅根、生苡仁、赤小豆三药（尤其是白茅根）合用对此有良好疗效，因名之为"白茅根汤"，本方以白茅根 30～60 克为主，赤小豆、生苡仁各 15～30 克为佐。白茅根性味甘寒，功能利湿热，养津阴，并能在凉血止血的同时行血消瘀，实为利湿热而不伤阴，养津阴而不助湿的良药。薏苡仁味甘性微寒，二药既为清利湿热以行水消肿的要药，又是滋养食品，自适用于湿热伤阴水肿。还须指出的是，由于"诸湿肿满，皆属于脾"。故凡治疗水肿，必须注重扶脾。但这对湿热水肿，尤其是湿热伤阴水肿来说，选方择药非易，上述白茅根汤，不仅具有利湿热而不伤阴和养阴液而不助湿的优点，而且三药都具有不同程度的补益脾胃的作用。因此可以认为，本方用于湿热伤阴水肿，是立足于万全之地的。且因本方药力平稳，既能祛邪而不伤正，又能扶正而不碍邪，并可重用而无流弊，故无论湿热水肿的虚证或实证都适用。当然还应根据具体病情适当加味，如初起有寒热脉浮等表证的，可合用麻黄连翘赤小豆汤（详见"急性肾炎案"中）；病久肾阴虚甚的，可合六味地黄汤（或知柏或杞菊）；若兼脾胃气虚的，可合参苓白术散；若兼气虚易感的，可合玉屏风散等。今就上述治验分析之：

例1的慢性肾炎，显属湿热内蕴热胜于湿，损伤肾阴阴虚阳亢。因此，用白茅根汤合知柏地黄汤在清利湿热的同时滋阴降火，并加桑寄生、杜仲、续断以补肾强腰等加减出入80余剂。

例2的慢性肾炎，是因湿热（湿偏胜）困肾，久而损伤肾气以及脾气所致。故用白茅根汤加蚕茧、桑寄生、杜仲、续断以固补肾气，和黄芪、党参、白术、云苓、甘草以健补脾气，并重加大腹皮以疏中下气行水消胀，获得良效。最后重加玉屏风散以防止感冒，并嘱坚持长服以竟全功。

慢性肾盂肾炎与水肿病

例1：朱某，女，31岁。

一诊：1971年9月8日。

患肾盂肾炎和宫颈糜烂、阴道炎。面目及下肢浮肿，腰痛，小便黄热，尿检蛋白＋。黄带淋漓，阴道有时刺痛，心烦，手心热，易汗，寐少梦多，头昏痛，清窍如火灼，口干不欲饮水，有时耳鸣闭气，舌根苔黄，脉细弱。投以白茅根汤加味：白茅根30克，生苡仁15克，赤小豆15克，生地15克，木通10克，竹叶10克，生甘草10克，白英15克，杜仲15克，桑寄生30克。

二诊：10月8日。

服上方1个月。浮肿消退，尿转清长。尿检蛋白消失，头昏痛和清窍如火灼耳鸣闭气手心热全除，夜寐亦安，黄带减少而色转清亮。近半月来，有时心慌心悸，守上方去导赤散，加熟地15克，山药15克。山萸肉10克，白芍15克，甘草15克，枣仁15克，柏子仁15克。

三诊：10月13日。

服上方5剂，腰痛全除。但白带又见增多，舌尖有烧灼感。改方用：白果15克，白英15克，芡实15克，扁豆15克，生苡米5克，山药15克，莲子15克，桑寄生30克，杜仲15克，川黄连5克。

四诊：10月19日。

服上方5剂，白带又见减少、舌尖烧灼感全除，腰痛未再发生。近就妇科检查：宫颈糜烂痊愈。守上方去川黄连，加熟地、山萸肉各10克，云苓、酸枣仁、柏子仁各15克。

五诊：11月8日。

服上方至今，心慌心悸渐除。妇科检查：宫口闭合，无炎症现象。但近日白带又见增多。守上方加减：党参15克，白术15克，云苓15克，甘草10克，生苡米15克，扁豆15克，芡实15克，山药15克，莲子15克，白果15克，白英

30 克，琥珀末 3 克，生龙牡各 30 克。

六诊：11 月 22 日。

服上方 10 剂，白带渐止，阴道刺痛消失，心慌心悸未再发生，病已基本痊愈，仍守上方加减以巩固疗效。1975年 7 月 16 日患者因胆道疾患就诊时面告，原患肾盂肾炎和宫颈糜烂、阴道炎等病，早已痊愈，近 4 年来从未复发过。

例 2：凌某，女，20 岁。

患肾盂肾炎，面浮脚肿，尿频尿急尿血，尿检常见蛋白和红白细胞，脉细弱。1971 年 11 月 20 日初诊，投以白茅根汤加味：白茅根 60 克，生苡仁、赤小豆各 30 克，党参、白术、云苓各 15 克，甘草 10 克。连服 10 剂，面浮脚肿腰痛均减轻，尿检蛋白和红白细胞消失。复诊守上方加桑寄生30 克，杜仲、续断 15 克，再进 10 剂，面浮脚肿腰痛渐除，脉力转旺，更进 10 剂而获临床痊愈。

上述慢性肾盂肾炎，都属湿热伤阴之证，故均用白茅根汤加味获得良效。今分析之：例 1 肾盂肾炎合并宫颈糜烂、阴道炎，初诊之所以用白茅根汤合导赤散，是因本例湿热伤阴，不仅伤肾阴，致使肾火内炽而移热于膀胱，而且伤了心阴，致使心火内炽而移热于小肠，这可从其小便黄热而伴有心烦手心热寐少梦多等症上很清楚地看出来。导赤散为心移热于小肠的对证良方，故合用之，并收到了预期的效果。又从心火上炎而舌尖有烧灼感，经加黄连以泻心火后而舌尖烧灼感即除来看，也是运用"心开窍于舌"的理论而获得预期疗效的。五诊时，由于白带减而复增和阴道刺痛不已，改用参苓白术散加减以健脾除湿为主，这是因为本例在黄带转为白带后，热虽减而湿犹盛，并因脾气失统，带脉不固，湿浊下注，而白带不止。经改用上方后，脾健湿除，中气能统，带脉自固，而白带随止，阴道刺痛亦因之而消失。至于方中所加白果和白英，均为治疗白带常用良药。尤其是白英具有清热解毒，消肿生肌作用，可治阴道炎、子宫颈糜烂（单方用鲜草30～120克，水煎服）。

例3：熊某，女，30岁。

久患通身面目浮肿，小便不利，怯寒，口淡不思饮食，有时怔忡心悸而气上冲咽喉，夜寐不安，脉稍弦而按之弱。近因感冒，头项强痛。1963年3月16日初诊，投以麻黄附子汤方加味：麻黄10克，熟附子15克，炙甘草20克，干浮萍10克，仅服1剂、即小便畅利，日行七八次，浮肿显著减退；再服1剂，浮肿消去十之七八，头项强痛亦除。又进4剂，浮肿基本消退，怔忡心悸大减，夜寐已安，胃纳亦开，脉已不弦，但仍怯寒。守方加重炙甘草为30克，更加桂枝10克，党参15克，红枣30克，又服3剂，病已基本痊愈。最后仍守方加减以巩固疗效。

本例症见浮肿尿少而怯寒头项强痛口淡不思饮食脉稍弦而按之弱，显属阴水寒湿伤阳表里同病之证，故采用《金匮要略》水气病篇的麻黄附子汤加浮萍（亦为行皮肤之水的利尿消肿的良药）获得良效。从本例因怔忡心悸而重用炙甘草（初用15克，继用30克）并未妨碍消肿而且小便量大增来看，足以证明现代药理研究发现的甘草次酸（能促进钠、水潴留引起水肿）的单味药成分并不能决定复方的作用。有人认为《金匮要略》水气病篇的甘草麻黄汤，由于方中麻黄用量倍于甘草，利尿消肿作用占了主导地位，所以有效；否则，如其甘草用量倍于麻黄，那就不一定有效，甚至有可能加重。这种看法正确与否，也可从本案方中甘草用量倍于麻黄（先是加一倍，后是加二倍）而获利尿消肿良效得到初步认识。

例4：姜某，女，25岁。

患慢性肾盂肾炎已1年多，近时加剧。头面四肢浮肿而下肢较甚，右腰酸痛，小便短赤浑浊如橘子汁。怯寒甚，间或微热，但不汗出。容易感冒，神疲肢倦，不思饮食，有时腹胀，自觉口臭，大便时结时溏而结时较多或带血。头昏，耳鸣，心悸，健忘，寐多恶梦而易醒，醒则难再入寐。舌根苔微黄腻，脉迟。1963年11月24日初诊，投以麻黄附子汤合白茅根汤加味：麻黄3克，熟附子6克，白术6克，云苓6克，白芍6克，党参10克，炙甘草15克，干浮萍10克，白茅根30克，生苡仁15克，赤小豆15克。连服6剂，尿转清长，浮肿消退，腰酸痛除。口臭减轻，胃纳渐开，饮食增进，大便已转正常。精神见好，心不悸，耳不鸣，夜寐安。复诊仍守上方再进以巩固疗效。

本例水肿病情复杂，寒热虚实征象纷呈，从其水肿而怯寒脉迟来看固属寒湿，从其水肿而小便黄如橘汁口臭苔黄来看则属湿热，从其怯寒脉迟神疲肢倦不思饮食有时腹胀大便时溏来看固属阳气虚，从其头昏耳鸣心悸健忘寐少梦多易醒大便时结或带血来看则属阴血虚，乍看颇有目眩神迷之感，但细加分析，从邪方面看实为寒湿遏热；从正方面看却是阳气偏虚。故用麻黄附子汤以温补阳气，宣化寒湿，并合用白茅根汤以清利湿热。其中甘草五倍于麻黄，也和例3一样是针对心悸而重用。

例5：黄某，女，19岁。

久患慢性肾盂肾炎，腰痛，小便已阴疼，上午轻而下午重，持续约半小时自止，阴中灼热而尿色多清白（有时服药后色黄）。过去夏月病情加重而冬令减轻，今年则冬夏均剧。晨起口苦，并吐清水带白泡，白天神疲肢倦，手足冷，夜间寐少梦多，容易感冒，经常鼻塞，月经量少色淡而不易干净，白带多。1963 年 12 月 4 日初诊，投以《古本伤寒论》禹余粮丸方加减：禹余粮 15 克，党参 15 克，五味子 10 克，云苓 15 克，生甘草 30 克，白茅根 15 克，桔梗 10 克，桑寄生 15 克，杜仲 15 克，续断 15 克。连服 2 剂。腰痛及小便已阴疼大为减轻，尿后阴中痛持续时间缩短为 3 分钟左右。因守上方再进 14 剂，腰痛全除，小便已阴疼基本消失（即使有时尿痛也极轻微），精神眠食大便均已正常，手足回温，晨起口苦渐除，惟仍有时阴中灼热。12 月 18 日改方投以禹余粮 24 克，党参 24 克，五味子 10 克，云苓 15 克，生甘草 30 克，白茅根 30 克，冬瓜仁 15 克，西瓜子仁 10 克。患者自服改方后，肾盂肾炎即告痊愈。

本例主症是"小便已阴疼"，故采用禹余粮丸方加减为治。《伤寒论》"汗家重发汗，必恍惚心乱，小便已阴疼，与禹余粮丸。"本条所谓"汗家"，是指平素多汗的体虚患者而言，"重"即重复的意思。本来多汗，又复发汗，所以说"重发汗"。汗家重发汗而现恍惚心乱小便已阴疼等症，可见是属少阴阳虚所致。因为恍惚心乱是心阳有虚脱之势，小便已阴疼乃肾阳衰微，内寒收引阴筋之象。由此不难推知，本症的小便可能是清白的，脉象可能是微弱的，其恍惚心乱也可能是与声低息短的郑声同时出现。因此，本症治法必须温补固涩。……禹余粮丸方虽失传，但从禹余粮主药来看，已符合本症治宜'涩以固脱'的原则，并可想见此方里面必配合有大补阳气的药如人参、附子等在内。所以《古本伤寒论》禹余粮丸方由禹余粮、人参、附子、五味子、茯苓、干姜六药组成。《古本伤寒论》人多疑之，但此方则合理可用。由此结合到本例证治，其相同点：本例慢性肾盂肾炎而症见腰痛小便已阴疼尿色清白神疲肢倦手足冷，显属肾气不足之候。（同时，容易感冒为卫虚不能固表，月经量少色淡不易干净为气虚不能摄血，白带多为气虚带脉不固），它与《伤寒论》禹余粮丸证是基本相符的，所以采用此方加减。其不同点是：本例肾气虽不足，但因内蕴湿热余邪，故虽小便已阴疼而阴中灼热晨起口苦。因此，治法既应补涩其正，又须清利其邪。故用禹余粮丸方去附子、干姜的温热，加白茅根、冬瓜仁、西瓜子仁的清利，并加生甘草以补中清火，加桔梗以开肺治鼻塞，加桑寄生、杜仲、续断以补肾治腰痛。由于本例灵活运用禹余粮丸方尚得其宜，故获良效。

慢性肾功能衰竭

熊某，女，44岁。

一诊：1991年10月26日。

患糖尿病10年、甲亢半年。现以"糖尿病肾病"（1991年9月27日肾图示双肾功能中度受损）和"周围神经炎"住某大医院治疗，常规服用门冬氨酸钾镁、速尿、肌醇片、慢心律、吗丁啉、他巴唑、胰岛素及大活络丸等无效，病渐加重，遂邀请我会诊。症见小便闭，非速尿不解，每服速尿1次，2小时后可解小便5～6次，停用即尿闭而全身胀痛难忍，面部肿胀，髋、骶、小腹及双大腿内侧痛剧，不能行走，腰胀特甚，得尿则诸痛稍减。头昏、心悸、神疲乏力，身寒肢冷（自云虽盛夏亦须重衣厚袜），不饥，口淡乏味，进食即恶心（每日勉强进食200～250克），口不渴，喜热饮食，大便过去完谷不化而近时干结，非服果导不下。舌红嫩、苔白黄稍腻，脉浮滑数而重按无力。投以自制麻黄五苓汤加味：麻黄10克，杏仁10克，桂枝30克，苍白术各15克，茯苓30克，泽泻30克，猪苓30克，木通30克，大腹皮15克，郁李仁30克，王不留行15克，穿山甲15克。

另用红参10克煎汤代茶。

二诊：11月6日。

服上方4剂，停速尿能自解小便，夜尿6次，尿黄尿短尿痛，大便仍结甚，大腿内侧痛减，知饥识味，纳增不恶心，身寒心悸好转。守上方去红参、郁李仁、王不留行、穿山甲，加生大黄10克，车前草30克，瞿麦、滑石各15克。

三诊：11月9日。

服上方3剂，小便频数短少浑浊，昨夜尿7次，量达1痰盂，大便软、日二行，全身发胀减轻，但下半身痛又增，脉数，苔白腻。守二诊方加当归15克，赤芍30克，延胡索30克，枳壳15克，陈皮15克。

四诊：11月13日。

服上方4剂，停用速尿已18天，小便仍频数短少而黄，约每小时1次，每次尿痛持续约10分钟，每日尿量约1大痰盂。大便前日3次稀溏，昨日1次软烂，小便前后及尿时下半身及大腿内侧仍痛，全身胀痛，手指及面部仍微有肿胀，上半身时自汗出，下半身无汗。11月8日肾图示：右肾功能正常，左上尿路排泄延缓。改方用八正散合五苓散加减：木通10克，车前草30克，萹蓄15克，瞿麦15克，滑石15克，生大黄5克，甘草10克，桂枝10克，猪苓10克，泽泻10克，茯苓30克，白术10克，黄芪30克，党参30克。

五诊：11月16日。

服上方4剂，尿频、尿短、尿痛、身痛、两手发胀均见好转，仍头昏自汗，纳少乏味，大便稀溏色黑日二行，肢冷，舌淡红、苔白腻，脉转沉迟（52次/分）、右细弱。守上方去大黄，加重黄芪为60克，桂枝为15克，再加生姜3片；红枣5枚。

六诊：12月25日。

服上方38剂，尿逐渐转清长，浮肿消失，尿痛减轻，下半身痛上午明显，下午轻微，形寒改善，知饥识味，纳增，大便成条，近周牙疼口干（自云与吃辣椒有关），昨日肾图示：双肾功能轻度受损。守上方减桂枝为10克，再加葛根30克，升麻15克，桑枝30克，延胡索15克。

七诊：1992年1月22日。

服上方20余剂，病情显著好转，多饮喜冷，但仍小便不畅，腰、骶、腹部、膝弯、腋窝、手指胀痛尚未全除，前半脚板麻木冰凉。改方用补中益气汤合五苓散加味：黄芪50克，党参30克，焦白术15克，炙甘草10克，升麻10克，柴胡10克，陈皮15克，当归15克，桂枝15克，猪苓30克，泽泻30克，滑石15克，茯苓30克，木通15克，车前草30克，青木香30克。

八诊：3月12日。

服上方40剂，复查双肾功能已正常。诸症基本消失，但仍有轻微腰腿胀痛，脚板麻木、夜间挛急，肢冷，渴喜冷饮，食欲不佳，舌红苔薄黄，脉滑稍数。守上方去猪苓、茯苓、泽泻、滑石、木通、车前、木香，加赤白芍各30克，鸡血藤30克，川牛膝15克，木瓜15克，生苡仁30克，泽兰30克，山楂30克，麦芽30克，六曲10克。

九诊：4 月 30 日。

服上方 20 剂，前 10 剂尚好，后 10 剂又小便不利，浮肿，大便难，肢冷，腰腿胀痛，脚麻，头昏，纳差，脘痞。改方仍用五苓散加味：桂枝 15 克，苍白术各 15 克，茯苓 30 克，泽泻 15 克，猪苓 15 克，杏仁 15 克，郁李仁 30 克，莱菔子 30 克，陈皮 30 克，枳实 10 克，大腹皮 15 克，白蔻仁 10 克，砂仁 10 克，泽兰 30 克，生大黄 5 克，谷麦芽各 30 克。

十诊：6 月 27 日。

服上方 50 余剂，二便畅利，诸症悉除。

本例病机主要是寒湿郁热闭阻上、中、下三焦，尤其下焦气机，以致二便尤其是小便不通，诸症丛生，故其治法在开上、运中尤其是利下（二便）中始终坚持了麻黄、五苓、八正等方，并收到了预期效果。但在七、八诊时，由于病情显著好转，小便已转清长，但感排尿无力，考虑到本证原属实中兼虚之候，前期邪气盛实，自应以祛邪为先；后期邪气衰退，则当以扶正为先。故改用补中益气汤为主，七诊时合用了五苓散方，尿尚清长；八诊时去掉了五苓散方，小便又不利而浮肿复起，几至反胜为败。幸经九诊时即改投以五苓散加大黄等，连服 2 个月，才达到了二便畅利，诸症全除的目的。

本例还可与"心脏病"例 7 黄某的"慢支"合并"肺心"因感冒急性发作而引起急性肾功能衰竭案合参。黄案为我运用自制麻黄五苓汤（麻黄、杏仁、桂枝、甘草、白术、茯苓、猪苓、泽泻）治疗急性肾衰小便不通的典型病例之一。第 1 天用麻黄 15 克，杏仁 15 克，桂枝 15 克，甘草 10 克，茯苓 30 克，猪苓 30 克，泽泻 30 克，白术 30 克 1 剂，服后中午小便 2 次，夜间小便 1 次，但量甚少。第 2 天守方加重麻黄 20 克再进 1 剂，服后心里难过大减，胸闷基本解除，但小便仍难解出。第 3 天守方更加重麻黄为 30 克，再进 1 剂，服后共得小便 4 次，尿量较多较畅，又得半泻大便 1 次，粪色黑，食欲渐开。第 4 天仍守上方再进 1 剂，服后小便畅行，自云头脑清醒，诸症减退。

尿路结石

例 1：肖某，男，34 岁。

患左肾结石，左腰部及小腹胀痛时作时止已 10 多年。近年加剧，发作时，先胀后痛而喜按喜屈脚，并有下坠感，小便黄热不畅利，尿检常有红白细胞，舌苔黄腻，脉弦。1974 年 10 月 11 日初诊，投以八正散加减：金钱草 30 克，海金沙 30 克，木通 10 克，萹蓄 10 克，瞿麦 10 克，车前草 15 克，白茅根 30 克，川牛膝 15 克，王不留行 10 克，鸡内金 10 克，连服 5 剂，小便数量大增，尿中有细沙样物甚多，腰腹胀痛大减，黄苔渐退，弦脉渐平，守上方再进以竟全功。

例 2：熊某，女，26 岁。

患尿路结石。病起于 1967 年 5 月，初感腰部不适，继而尿频尿急但不痛，经治 2 个月后缓解。至 1968 年 9 月复发，又经治愈后，1969 年 4 月间，突然发生全血尿，并有尿频尿急，右腰部曾发过 1 次绞痛，西医怀疑尿路结石，但检查未能证实，又经治疗缓解。1970 年 1 年安然无恙。1971 年上半年又反复发作 3 次，均有血尿，6 月间曾由尿道排出结石 1 粒大如黄豆。但腰痛至今未已，尿检：蛋白（＋），红细胞 0～4/HP，白细胞（＋），脓球（＋）。舌红，脉细稍数。

1971 年 11 月 25 日初诊，投以八正散加减：金钱草 30 克，海金沙 30 克，木通 10 克，滑石 15 克，萹蓄 10 克，瞿麦 10 克，车前草 15 克，白茅根 30 克，甘草梢 10 克。连服 5 剂，11 月 28 日上午 10 时许又由小便排出如黄豆大结石 1 粒（比 6 月间排出的稍大些），尿道痛即消失，仅在小便时稍感不适和灼热而已。二诊守上方加桑寄生 30 克，续断 15 克，杜仲 15 克。再进 5 剂，尿检：蛋白（－），红细胞（－），白细胞 1～6/HP，上皮细胞（＋）。精神、胃纳均佳，但尿道仍感不适，腰部仍感疼痛。三诊改投金钱草、白茅根、桑寄生各 30 克，杜仲、续断、骨碎补、山药各 15 克，甘草梢 10 克。又服 5 剂，尿道已无不适感，腰痛基本解除。最后用六味地黄汤加桑寄生、杜仲、续断以巩固疗效。

乳 糜 尿

例 1：丁某，男，58 岁。

患乳糜尿已 5 个月，尿如米汤，上浮膏脂，纳差，神疲。其他无异状。1989 年 9 月 9 日初诊，投以萆薢 30 克，菖蒲 10 克，乌药 10 克，益智仁 10 克，甘草 10 克，海金沙 30 克，白茅根 30 克，生苡仁 30 克，扁豆 15 克，芡实 30 克，山药 30 克。12 月 26 日复诊，初服上方 3 剂，乳糜尿即消失。再进 15 剂以巩固疗效，至今未曾复发过。

例 2：许某，男，56 岁。

一诊：1989 年 12 月 4 日。

患乳糜尿 3 年，时作时止，近又发作已 7 个月。神疲肢倦，纳差，口干渴喜热饮，夜寐不安，梦多。近日咳嗽左胸胁微痛，舌质红、苔白黄，脉细弱。投以萆薢分清饮加味：萆薢 50 克，菖蒲 10 克，乌药 10 克，益智仁 10 克，党参

30 克，白术 15 克，云苓 30 克，生甘草 10 克，桔梗 15 克，枳壳 15 克。3 剂。

山楂肉 100 克，煎汤冲蜂蜜代茶饮。

二诊：12 月 11 日。

药后乳糜尿减大半，咳嗽胸痛减轻。守上方加茅根 50 克，再服 3 剂。

三诊：12 月 26 日。

药后神旺食增，咳嗽胸痛解除，唯乳糜尿尚未全除，寐仍较差，舌苔减退，脉稍有力。守上方加减：草薢 50 克，党参 30 克，白术 30 克，云苓 30 克，甘草 5 克，山药 30 克，莲子 30 克，芡实 30 克，苡米 30 克，扁豆 15 克。3 剂。

山楂 100 克另煎代茶。

四诊：1990 年 1 月 19 日。

服上方后，乳糜尿全除，食增，神旺，寐安。唯停药后乳糜尿又复发，守上方加白果 30 克，莲子 30 克再进。并嘱坚持长服以巩固疗效。

中医所谓膏淋，包括西医所谓寄生虫性乳糜尿和非寄生虫性乳糜尿在内。本病是因湿热内阻（邪实）而脾肾不固（正虚）所致，多呈虚实相兼之证。偏于邪实的，尿道多有热痛，治宜清利湿热为主，兼固补其脾肾；偏于正虚的，尿道多无热痛，治宜固补脾肾为主，兼清利其湿热。

草薢分清饮为膏淋的主方，方中以草薢为主，菖蒲、甘草梢、乌药、益智仁为辅。草薢味苦甘性平，既能渗利湿热，又能固补肾气。但此方药性偏温，较适宜于膏淋湿偏重者，若热偏重的则应加入清利药才能提高疗效。上述 3 例膏淋治验，都是以草薢分清饮方为主获得良效。

例 3：周某，男，43 岁。

久患膏淋，经西医诊断为乳糜尿，尿检常见蛋白（＋＋＋＋），纳减，神疲肢倦，苔黄，脉弱。如吃点猪肥肉或油条后，尿中乳糜立即大增。在市某医院住院治疗无效。1972年7月30日初诊，投以参苓白术散加减：党参15克，白术15克，云茯苓15克，甘草9克，山药30克，莲子30克，扁豆15克，芡实30克，生苡仁30克，菖蒲30克，土茯苓30克，海金沙15克，白茅根30克。连服至15剂时，尿中乳糜显见减少；服至17剂时，尿检蛋白减为＋；服至21剂时，尿中乳糜完全消失，尿检蛋白（－）。并曾试吃猪肥肉和油条，亦未见其复发。近时3次尿检均未再发现蛋白。8月28日复诊，嘱守上方再进10剂以巩固疗效。随访多年，未见复发。

例4：郭某，女，31岁。

患膏淋已3个月。腰痛，尿如米汤，上浮膏脂，中有稠粘物，呈条状或块状，尿时稍有胀热感，口淡，不思饮食，肌肉消瘦，脉细弱而数。西医诊断为乳糜尿。尿检蛋白（＋＋＋），红细胞（＋＋＋），白细胞0～1/HP。1971年9月21日初诊，投以参苓白术散加减：党参30克，白术30克，云茯苓30克，甘草10克，山药30克，莲子15克，芡实15克，扁豆15克，生苡米15克，土茯苓30克，白茅根30克，桑寄生30克。连服3剂，胃脘有痞塞感，二诊守方加陈皮10克，再进2剂，胃脘痞塞已开，食欲好转：三诊守方再加草薢，菟丝子各15克，再进15剂，胃纳增进，乳糜尿改善，上午小便清，下午尿中虽仍有乳糜，但条状或块状物大减，尿检蛋白（＋＋），红细胞（＋），白细胞0～1/HP；又进5剂，尿中乳糜续减，条状或块状物消失，下午尿亦有时转清，日益食增神旺；又服10剂，尿中膏脂已全消失。上下午小便均清，唯尿检仍有蛋白（＋）。最后仍守上方加减以善后。时隔4年，患者因患其他疾病于1975年12月26日来信求方，并告知前患乳糜尿早已痊愈，至今未曾复发过。

上述膏淋治验，由于各例脾虚现象都比较显著，故均采用参苓白术散方以健脾去湿为主，其中仅取上述萆薢分清饮的主药一味为佐，并加金樱子、菟丝子、覆盆子等以固补肾气和土茯苓（此药味甘淡而性平，功能利湿热而补脾土，《本草求真》说它"功有等于萆薢，治能除湿消水，分清去浊。"）、海金沙、白茅根等以清利湿热，都获得良好效果。

由此可见，治疗膏淋虽宜固补肾气，但个人临床体会固补脾气更为重要，这可从上述4例以参苓白术散方为主的治验中获得证明（即从前3例以萆薢分清饮方为主的治验来看，也合用了参苓白术散等方以补脾）。

神经性尿频

刘某，男，54岁。

1991年4月15日初诊：患神经性尿频已30年。现尿频约1小时1次，难忍，有时遗溺，腰酸。由于尿频，以致夜难安寐，每夜仅能入睡2小时许，不饥，纳少，乏味，喜热饮，大便日1～2次成条色黄，舌红苔白而垢腻，脉缓。投以补中益气汤加减：黄芪50克，党参30克，白术15克，炙甘草10克，陈皮15克，升麻15克，柴胡10克，茯苓30克，山药30克，莲子30克。4月18日复诊：服上方3剂，胃开纳增，夜尿止而寐得安，但白天仍尿频如故，守上方加肉桂30克，五味子10克。4月22日三诊：服上方4剂，白天尿频减半，腰已不酸，嘱守上方长服以期竟其全功。

本例神经性尿频因肾气不固（尿频难忍甚至遗尿），脾气失统（不饥，纳少乏味，喜热饮，苔白垢腻，脉缓）所致。初投补中益气汤以先补其脾，加肉桂和五味子以温纳肾气，以收其全效。

前列腺病

例1：李某，男，75岁。

1993年2月16日初诊：患前列腺肥大。10年前曾做前列腺手术，术后情况良好，近年又小便不利，大便亦非用"开塞露"不下。素患"老慢支"、肺气肿、冠心病，形寒易感，神疲气短，舌暗红苔白黄，脉稍呈弦滑。投以八正散合补中益气汤加味：木通10克，车前子15克，萹蓄10克，瞿麦10克，滑石15克，甘草5克，大黄5克，石韦15克，王不留行10克，穿山甲10克，黄芪30克，党参30克，白术10克，陈皮15克，升麻10克，柴胡10克，当归10克。2月18日复诊：其子来告，服上方2剂，小便显见通利，遂自加服2剂，但大便仍结，乃守上方加重分量为：木通15克，车前子30克，滑石30克，萹蓄15克，瞿麦15克，石韦30克，生大黄15克，甘草10克，穿山甲15克，王不留行30克，黄芪30克，党参30克，白术15克，陈皮15克，升麻10克，柴胡10克，当归15克。2月27日三诊：服上方5剂，大便已通畅，小便继续改善，嘱守上方坚持长服以竟全功。

本例是因湿热闭阻下焦通道（尤甚是尿道）而气虚不能升清降浊所致。故采用八正散合补中益气汤获得良效。

例2：王某，男，20岁。

1992 年 12 月 22 日初诊：患前列腺炎多年，近时加重。

现仍排尿迟迟难出，小便已阴疼，尿色金黄，时感灼热，口唇干燥，但饮水不多，时吐白浓痰，舌红，脉弦。投以萆薢分清饮合八正散加减：萆薢 30 克，菖蒲 15 克，生甘草 10 克，乌药 10 克，木通 15 克，车前草 30 克，萹蓄 10 克，瞿麦 10 克，王不留行 15 克，穿山甲 10 克。12 月 26 日复诊：服上方 3 剂，小便已阴疼基本消失，灼热感除，排尿出仍较迟缓。嘱守上方坚持长服以期竟功。

本例是因湿热闭阻下焦，以致小便不利，由于病久邪气深痼，故采用萆薢分清饮合八正散加减以通利之。小便已阴疼症有虚实之辨，虚证小便已阴疼为尿色清白，治宜补涩，如"慢性肾盂肾炎与水肿病"例 5 是其例；实证小便已阴疼而尿色多黄赤，且多有灼热感，治宜通利，如本案是其例。

性交不排精

例 1：张某，男，30 岁。

结婚 3 年，性交不排精，性欲亢进，阳强难倒，龟头发胀，阴囊有时抽痛，心胸烦热，胁时闷痛，经常失眠，舌红，脉弦有力。1974 年 7 月 18 日初诊，投以知柏地黄汤方不应。8 月 14 日改投龙胆泻肝汤合知柏地黄汤加减：龙胆草 9 克，栀子 9 克，黄芩 9 克，柴胡 9 克，生地 15 克，车前草 15 克，泽泻 9 克，丹皮 9 克，云茯苓 15 克，酸枣仁 15 克，山药 15 克，黄柏 15 克，知母 15 克。连服 8 剂，性交即能排精，而诸症悉除。1975 年 3 月 5 日因其他疾病就诊时面告，其妻已怀孕待产。

例 2：衷某，男，26 岁。

结婚 2 年，性交不排精，性欲减退，阳举不坚，腰酸，时出冷汗，神疲肢倦，头昏眼花，寐少梦多，脉沉微细。1977 年 10 月 23 日投以红参 10 克，鹿茸末 1 克。患者连服上方将近 2 个月，至 12 月 18 日性交才能排精，但精量甚少，阳举仍不大坚，冷汗已止，精神转佳，头昏眼花见好，夜寐较安，有时仍感腰酸，脉仍沉而微细。再投鹿茸末 1.5 克，仙茅 30 克，仙灵脾 60 克，以善其后。

上述 2 例性交不排精治验，一实一虚，相映成趣。今分析之：

例 1 的性交不排精，从其性欲亢进、阳强难倒、龟头发胀、阴囊抽痛、胸闷胁痛、脉弦有力来看，可见其病机主要是肝经阳亢火旺，在性交时，由于精神特别兴奋，肝木太强，阴筋过于拘急，精道为之紧束而不通所致。正因如此，所以初投知柏地黄汤方但泻肾火无效，而在改用龙胆泻肝汤合知柏地黄汤加减方后，肝经阳火平熄，肝木柔和，精道松启，性交乃得排精。

例 2 的性交不排精，从其性欲减迟、阳举不坚、时出冷汗、腰酸疲乏、脉沉微细来看，可见其病机主要是肾中阳气内馁而无力送出精液所致，故但用参茸以温壮肾中阳气。当时由于患者年轻，鹿茸用量甚轻，故收效较慢。如能加大用量，或可加速并提高其疗效。性交不排精还有属于肾中阴阳两虚证的，我曾碰到过 1 例，经投以《金匮》肾气丸方尚未见效，更医用鱼鳔胶配合五子衍宗丸和知柏地黄汤加减：鱼鳔胶 18 克，熟地 12 克，山萸肉 12 克，山药 18 克，丹皮 9 克，菟丝子 9 克，覆盆子 12 克，枸杞子 12 克，五味子 5 克，沙蒺藜 12 克，生龙牡各 18 克，知母 6 克，黄柏 9 克。服 10 余剂后，性交即能排精。附此以供参考。

这里顺便附介 1 例便前流精案：

例 3：胡某，男，20 岁。

1975 年 8 月间，因翻船落水受惊，曾发热 3 天，经治热退后，发生便前流精症，即在大便欲解未解时，先感小便急胀而流出几滴（三四滴到上十滴）精液，然后才能解出小便，并须在小便解出后，才能解出大便，大便色黄成条，每隔 3～7 天一行，经治 10 个月不愈，渐致食减肌瘦，神疲肢倦，流精多时则头晕，脉象细弱。1976 年 6 月 22 日初诊，投以金锁固精丸合四君子汤加味：莲须 30 克，芡实 30 克，生龙牡各 30 克，沙蒺藜 30 克，五味子 10 克，金樱子 30 克，黄芪 15 克，党参 30 克，白术 15 克，茯苓 15 克，炙甘草 10 克，山药 15 克。连服 3 剂，便前流精即止，小便畅行无阻；复诊守方再进 2 剂，精神体力好转，大便隔日一行，但汗出较多，脉仍细弱；三诊守方加重生黄芪为 30 克，更加凤凰衣 10 克，再进 15 剂，便前流精未再发生。二便畅行，但汗出仍多，稍感头昏；四诊仍守上方加桂圆肉 30 克，再服 10 剂而痊愈。

本例便前流精症，是因肾脾气虚不固所致。故采用金锁固精丸以固涩肾气和四君子汤以补益脾气，获得良效。

慢性子宫内膜炎合并附件炎

朱某，女，55 岁。

1992 年 11 月 10 日初诊：患慢性子宫内膜炎及附件炎 10 余年。现仍腰痛不能俯仰，臀部疼胀，喜暖恶凉，雨天及冷天加剧。右下腹时痛，白带多，有时夹血丝，有臭气味，绝经已 7 年。神疲嗜睡，大便溏，日二行，不饥，纳可，唇干不欲饮，小便频，舌淡苔薄白，脉细弱。投以肾着

汤加味：甘草 10 克，炮干姜 10 克，焦白术 30 克，茯苓 30
克，桑寄生 50 克，杜仲 30 克，续断 30 克，葛根 30 克，党
参 30 克，黄芪 30 克，仙鹤草 30 克。4 剂。11 月 13 日复诊：
腰痛减十之八九，大便成条色黄黑，守上方再进 7 剂。1993
年 5 月 6 日特来告知，服上方后，诸症消失，至今未曾复发。

本例主要着眼于腰痛不能俯仰而雨天及冷天加剧喜暖恶
凉，认为是寒湿着于肾之外府所致。故采用肾着汤加味获得
良效。本例若据其子宫内膜炎合并附件炎，且症见白带夹血
有臭气味，而投以消炎等凉药，必难取效。这或许是本例久
病 10 年未愈的原因所在吧。

甲状腺功能亢进

例 1：万某，男，47 岁。

1964 年春，我因日夜赶编教材，精神过度紧张，身体
日益消瘦（我素患溃疡病，本来就食少体瘦），但食量却反
增加。这样由春及夏，有一天早晨饥甚，一餐竟吃了 8 根
油条，全家颇感惊异。至 8 月间，逐渐出现脉有歇止，有
时心慌心悸，曾服用过《千金》一味炙甘草汤数剂。至 8
月下旬，突然发生心慌心悸特甚，脉象疾数不整，才引起
自己的重视，于 1964 年 8 月 24 日住入江西医院。经该院
检查确诊为甲状腺功能亢进引起心房纤颤。当时心房纤颤
发作频繁，颇感难受而焦急。我问主治大夫："甲基硫氧嘧
啶已经服用好几天了，还未能控制住心房纤颤，是否需要
配合中药？"他说："请再服用几天，如仍控制不住，再用
中药不迟。"于是我又耐心坚持了几天，但心房纤颤依然如
故，主治大夫同意我用中药。当即请来该院中医科大夫，
他征求我的意见，我说："根据我的病情，从两目微突、两

手微颤、烦躁易怒、寐差多梦、心悸、肌肉消瘦、舌红而干，有时脉促甚至疾数不整和有时脉弦细数来看，显属阴虚阳亢，心肝失养，尤以肝经阳亢风动为著。但从神疲乏力，气短腿酸来看，又有气虚之象。因此，似应采用三甲复脉汤育阴潜阳以柔肝息风，并加人参以益气。"于是，医生处以上方。仅服 7 剂，心房纤颤即被控制，其他症状亦见减轻，但仍时有"早搏"，故在服甲基硫氧嘧啶的同时，坚持服用上方，"早搏"亦渐消失，于 1964 年 11 月 8 日痊愈出院。共计住院 76 天，服上方近 70 剂（出院后还继续服用了一段时间）。当时我曾做了治疗日记，惜因出院后事忙未能及时总结，该日记在 1968 年中丢失。这里只能根据一张侥幸保存的江西医院高干病房的"疾病证明书"和自己的回忆简述如上。

这是我自己所患"甲亢"病症治验。当时虽然在中西医药结合的有利条件下初步治愈了，但一般认为这种病是较难根除而容易复发的，因此内心常存疑虑。可是，长期事实证明，疗效非常巩固，病根确已清除，不仅在"文化大革命"前精神比较安静的岁月未曾复发过，即使在文化大革命中精神极度紧张的时期也安然无恙。我在患此病时，曾有同事认为我平时自服姜附等温燥药太过（由于我的溃疡病属脾胃虚寒型，因而常服用附子理中汤等以温中助阳祛寒），以致阴虚阳亢，造成阴阳平衡失调，为"甲亢"病的发生提供了一定的条件。这对我是有启发的。因为我平素性情急躁，肝火易动，加之用脑过度，心火常炎，阴血暗耗，可想而知。虽然中寒宜温，但温之太过，必致直接引起胃火和间接助长心肝之火更伤阴血，这应是我之所以形成阴虚阳亢的来由。而这正是容易引起"甲亢"的病理基础。当然，就我的病情来说，如果没有上述精神因素，那也未必就会发生"甲亢"病症。通过这一次患病的经验教训，使我对自己的病情有了较为全面深入的了解，虽然在"甲亢"愈后，有时还会复发脾胃虚寒之证，但用药就较为谨慎，能够注意到一个倾向掩盖着另一个倾向，以保持体内的阴阳平衡。这就为制止我的"甲亢"复发奠定了良好基础，从而达到了"正气内存（体内阴阳平衡），邪不可干（外来精神刺激）"的目的。

例2：韦某，女，25岁。

患甲状腺功能亢进症，经用甲基硫氧嘧啶后虽见减轻，但仍手颤，心悸，汗多，急躁，寐差多梦，舌尖红而边有齿痕，脉弦。又每月经期前后，右乳房胀痛有核，同时腹胀，头昏痛，面浮脚肿，时吐白痰。1976年3月7日初诊，投以逍遥散加减：柴胡10克，白芍10克，当归10克，薄荷3克，甘草5克，白术10克，云苓15克，夜交藤15克，合欢皮15克，丹参15克，大腹皮10克。连服10剂，夜寐渐安，腹胀全除。复诊守方去大腹皮，加半夏5克，陈皮10克，青皮5克，夏枯草10克，泽兰15克，益母草15克。再进10剂，诸症减轻，右乳核渐消散，有时摸不着。三诊守上方以10剂蜜丸，每服10克，日3次，温开水送吞。据患者12月23日来信说，丸药已基本服完，一直效果良好，诸症基本解除。近因饮酒复发，又见手颤、心悸，夜多恶梦，服了几天西药，已渐好转。我回信嘱仍守上方加酸枣仁、柏子仁各15克，再进10剂汤药，俟症状缓解后，更用上方10剂蜜丸以巩固疗效。

例3：杨某，女，42岁。

患甲状腺功能亢进症已10年，近时加剧，两手震颤，手麻面麻，两目干涩，步履有飘浮感，面浮脚肿，腰酸尿频，容易感冒，怯寒手足冷，饮食减少，舌尖红，脉细弱而不弦不数。1976年3月20日初诊，投以杞菊地黄汤合四君子汤加减：枸杞子15克，菊花10克，熟地15克，山萸肉10克，山药15克，云苓15克，党参30克，白术10克，炙甘草10克，莲子15克，桑寄生30克，杜仲15克，续断15克，珍珠粉1克。连服5剂，手麻面麻消失，两目干涩见好，胃纳转佳，脚渐有力，尿频减少，但仍头昏，早上面浮较甚。二诊守上方加桂圆肉30克，白茅根30克，生薏苡仁、赤小豆各15克。再进8剂，手足震颤渐除，腰酸见好，但微感腹胀。近日吃香菇后腹胀尤甚，胃纳又减，大便软烂，口淡或苦而不渴，面脚仍肿，寐差易醒，舌胖而苔白腻，脉仍细弱。三诊改用参苓白术散合玉屏风散加减：党参15克，焦白术15克，云苓15克，炙甘草50克，陈皮15克，山药15克，莲子15克，扁豆15克，生薏苡仁15克，砂仁10克，白蔻仁10克，山楂肉15克，六曲10克，谷麦芽各15克，鸡内金10克，生黄芪15克，防风10克，珍珠粉1克。再进5剂，食欲已振，知饥食香，每餐能食150克米饭，神旺力增，两手震颤消失，面脚肿消，腰酸痛除。近日已由手足冷转为手足温，由脚趾丫不痒转为痒。守上方加减以善后。

例4：陈某，男，40岁。

患甲状腺功能亢进症已3年。素体怕热，近时转为怕冷，发作频繁；发作时，两手震颤，甚至全身抽筋，同时寒振蜷卧，阴茎缩入，颈项背部筋脉拘急不舒，手心出汗，头晕面浮心悸，急躁易怒，怒则发作尤甚，冬天发作更多，发作多在深夜睡醒时，腰痛遗精阳痿，视力和记忆力减退，虽

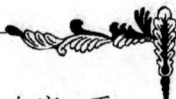

能食而乏味，大便先硬后溏，口不干渴，晨起时吐白痰，舌质淡红，脉左细弱而右稍弦。1978 年 1 月 10 日初诊，投以桂甘龙牡汤合玉屏风散加味：桂枝 10 克，甘草 10 克，生龙牡各 60 克，生黄芪 15 克，防风 10 克，白术 15 克，白芍 15 克，葛根 30 克，桑寄生 30 克，珍珠粉 1 克。连服 5 剂，怕冷减轻，口味好转，大便成形，虽有一次轻微发作，但不怕冷，也不缩阳。二诊守方再进 5 剂，病情本已不断改善，由于出差停药 1 个多月，又先后发作 2 次，虽仍手颤抽筋，但怕冷缩阳见好，脉象稍呈弦数。三诊守上方加龟胶、鳖甲各 15 克，百合、代赭石、小麦、红枣各 30 克，川、怀牛膝各 10 克，再进 6 剂，未再发作，但有时感到心沉如坐电梯然。四诊投以龟胶 15 克，鳖甲 15 克，生龙牡各 30 克，白芍 15 克，甘草 10 克，五味子 5 克，枸杞子 15 克，桑寄生 30 克，党参 30 克，黄芪 30 克。再进 5 剂，已有 3 周末再发作，心沉感觉减少，背部筋急酸痛和阳痿均好转，精神转佳。五诊嘱守上方长服以巩固疗效。

一般来说，"甲亢"的病理基础是阴虚阳亢，已如上述。但并不尽然，如例 2 的逍遥散证，例 3 的参苓白术散证，例 4 的桂甘龙牡汤证等，又当别论。今分析之：

例 2 的"甲亢"，伴有经期前后右乳房胀痛有核和腹胀面浮脚肿时吐白痰等症，显属肝郁气滞所致。故采用逍遥散疏肝解郁为主，或加大腹皮以行气消肿，或加丹参、泽兰、益母草、夏枯草以调经消肿，或加二陈汤以化痰饮，或加夜交藤、合欢皮、酸枣仁、柏子仁以安神魂。由于药证吻合，故获良效。

例 3 的"甲亢"虽然现有肝经阴虚风动的两手震颤手麻面麻两目干涩步履有飘浮感和肾虚的腰酸尿频等症，但从怯

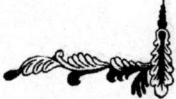

寒手足冷，容易感冒，食少腹胀，口淡不渴，大便软烂，面浮脚肿，舌胖苔白腻，脉细弱来看，显见肝病及脾，纳化功能障碍，后天元气不足。故初诊投以杞菊地黄汤合四君子汤加减，一方面滋补肝肾以息内风，另一方面补益中气以助运化，在肝胃情况获得好转后，从二诊起，即全力进行补脾益气，以培后天之本，采用参苓白术散合玉屏风散加减。而在用此方后，随着脾胃情况的改善，肝风症状全除，可见前人所谓"安土息风"法是确有妙用的。

例4的"甲亢"，虽亦属于气阴两虚之候，但从平时怕冷和发作时寒振缩阳并伴有虽能食而乏味吐痰不渴大便先硬后溏阳痿等症来看，显然偏于阳气虚。故初诊采用桂甘龙牡汤合玉屏风散等以温补阳气，镇定神魂为主，初服5剂，即获显效。二诊守方继服5剂后，虽因出差停药日久而复发，但怕冷和缩阳仍然见好。三诊由于脉象稍呈弦数，故加入龟胶、鳖甲等以兼养其阴，更服5剂，即未再发作。最后则采用气阴双补之法以善后巩固疗效。

五官及口腔科

耳　鸣

例1：曹某，男，41岁。

1992年6月29日初诊：右耳鸣日夜无已时已月余。舌苔花剥白黄腻，脉弦细缓。投以益气聪明汤：升麻15克，葛根30克，赤芍15克，生甘草10克，蔓荆子15克，黄柏10克，党参30克，黄芪30克。4剂。7月3日复诊：耳鸣大减，现已基本不鸣，守上方再进5剂。7月10日三诊：耳鸣迄未再作。要求治疗素患的哮喘痼疾。

例2：陈某，女，32岁。

1992年6月3日初诊：耳鸣月余，伴白带多，神疲肢倦，纳少乏味，脉弱。投以益气聪明汤加味：升麻15克，葛根30克，蔓荆子15克，黄柏10克，赤芍15克，甘草10克，党参50克，黄芪50克，白术15克，茯苓30克，陈皮15克，山药30克，生薏苡仁30克，扁豆15克。5剂。6月26日复诊：服上方后，耳鸣即止，自觉舒适，因而停药。现白带转黄，守上方加减以调理之。

例3：陶某，女，38岁。

一诊：1991年9月30日。

患耳鸣年余。现右耳鸣阵作，右半边头麻木沉重如压，右半身麻，颈项不适，神疲，肢重乏力，口淡乏味，纳少，稍多食即脘胀腹痛，大便结，粪色黑，面色晦暗，两颊黑斑密布，脉细弱。投以益气聪明汤加味：升麻15克，葛根50克，赤白芍各30克，甘草10克，蔓荆子10克，黄柏10克，党参30克，黄芪30克，防风15克，焦白术15克，茯苓30克，山楂30克，六曲10克，麦芽30克，鸡内金15克。

二诊：10月14日。

服上方至今，右耳鸣减轻，颈项不适好转，守上方再进。

三诊：11月21日。

服上方至今，耳鸣及后脑沉重均大减，右上肢酸麻亦减，两颊黑斑亦减退，仍守上方再进。

四诊：11月28日。

继进上方后，现高枕睡时右耳已不鸣，仅有闭气感，脚力增强，仍守上方再进。

五诊：1993年1月4日。

继进上方后，耳鸣已止，闭气亦不明显，饮食、睡眠正常，唯右半身仍麻，守上方加减以调理之。

例4：郑某，女，60岁。

一诊：1991年5月21日。

患耳源性眩晕。始于1984年一次看电视后，眩晕呕吐不能食，3天后自愈。后几年未再发作。至去年7月间复发如前，睡了1天自愈，上班坐汽车后发生耳鸣不休。今年4月又发作，但眩晕较前轻微，而耳鸣则加重，至今未已，每天除早上轻微外，余时耳鸣不断。白带多，疲倦乏力，大便结，口苦口干渴喜冷饮，舌苔微黄，脉弱。投以益气聪明汤加味：升麻10克，葛根30克，赤白芍各15克，生甘草10克，黄柏10克，蔓荆子10克，党参30克，黄芪30克，知母15克，洋参丸4粒。5剂。

二诊：5月27日。

服上方后，耳鸣止，口苦除，大便日二行，软烂不成形，便前腹痛，便后痛止，手指掌部红疹瘙痒，守上方加山药、莲子各30克，白鲜皮、刺蒺藜各15克，再进7剂。

三诊：6月10日。

耳鸣消失已半月有余，大便减为日一行，手指掌部痒疹亦消失，守二诊方去白鲜皮、刺蒺藜再进7剂。

《证治准绳》载益气聪明汤方，由升麻、葛根、芍药、甘草、蔓荆子、黄柏、党参、黄芪八药组成。具有聪耳明目的作用，善治耳鸣耳聋。汪讱庵为之方解说："此足太阴、阳明、少阴、厥阴药也。十二经脉清阳之气，皆上于头面而走空窍，因饮食劳役，脾胃受伤，心火太盛，则百脉沸腾，邪害空窍矣。参芪甘温以补脾胃，甘草甘缓以和脾胃，干葛、升麻、蔓荆轻扬升发，能入阳明鼓舞胃气，上行头目，中气既足，清阳上升，则九窍通利，耳聪而目明矣。白芍敛阴和血，黄柏补肾生水，盖目为肝窍，耳为肾窍，故又用二者平肝滋肾也。"此方功能补中气，升清阳，散风热，善治中气不足，清阳不升，风热上扰之证，尤其对耳鸣有良效，这可从上述 4 例治验获得证明。

慢性鼻炎

例 1：彭某，男，15 岁。

患慢性鼻炎多年，经常鼻塞流黄稠浊涕而难出，甚至涕中带血，头额闷痛。投以苍耳子散加味：苍耳子 15 克，辛夷花 15 克，薄荷 5 克，甘草 10 克，白芷 15 克，桑叶 10 克，菊花 10 克，黄芩 10 克，生栀子 10 克，白茅根 30 克，川贝母 10 克（末冲）。连服 5 剂，鼻塞即通，涕转清稀而易出。但大便秘结，常隔三四日一行，守上方加熟大黄 5 克，再进 5 剂而痊愈。最后用上方加减作散服以巩固疗效。

例 2：万某，女，18 岁。

患慢性鼻炎多年，内生息肉，经手术摘除后，鼻仍塞痛而流黄涕，头额昏痛，鼻两侧隆起，舌红苔黄。投以苍耳子散加味：苍耳子 15 克，辛夷花 15 克，薄荷 5 克，甘草 10 克，白芷 15 克，川芎 10 克，桑叶 10 克，菊花 10 克，川贝母 10 克（末冲），丹参 15 克，制乳没各 15 克，赤白芍各 15 克，桃仁 10 克，红花 10 克。连服 8 剂，鼻塞通而涕减少，涕色由黄转白，头昏痛除，鼻两侧隆起处渐平，但鼻仍有微痛，守上方再进 25 剂而痊愈。

例3：龚某，男，42岁。

久患过敏性鼻炎，经常鼻塞流涕，喷嚏连连，头后脑胀痛，比较怕冷，极易感冒，近时几乎感冒不离身，寐差，有时耳鸣和脘腹胀痛，大便次数较多而成形，胃纳尚可。1977年9月26日初诊，投以苍耳子散合玉屏风散加味：苍耳子15克，辛夷花15克，白芷15克，薄荷10克，甘草10克，桔梗10克，葛根15克，生黄芪30克，焦白术15克，防风15克。上方以5剂共研细末，每服10克，温开水调下，日3次。连服1个月，病情明显好转，鼻涕基本停止，白天已不打喷嚏，头脑亦不胀痛，夜寐已安。因守上方一直服至1978年1月18日，病已基本痊愈。最后嘱仍守方再进以巩固疗效。

例4：周某，男，36岁。

一诊：1990年2月25日中午。

患慢性鼻炎已六七年，容易感冒，感即鼻塞甚，流涕，打喷嚏，咳嗽，头痛目胀，面部潮红，胃痛痼疾复作，脉细弱。投以苍耳子散加味：苍耳子15克，辛夷花15克，白芷30克，薄荷10克，川芎10克，防风15克，荆芥10克，生甘草15克，桔梗15克，杏仁15克，连翘15克，冰糖60克（分两次入煎）。3剂。

二诊：3月1日上午。

鼻塞明显见松（尤其是下午），头痛止，目不胀，但仍胃痛，除守上汤方再进外，另给予散方如下：黄芪30克，防风15克，白术15克，苍耳子30克，辛夷花30克，白芷30克，薄荷10克，荆芥10克，甘草10克，冰片5克，肉桂15克。以4剂共研细末，每服5克，日3服（早、中、晚），温开水送吞。

三诊：3月20日上午。

连进上汤方9剂，病即基本痊愈，仅轻微复发过一次，现正开始服上散方以巩固之。

四诊：5月29日上午。

服上散方后，病愈多时（胃痛亦愈）。但最近鼻塞与胃痛又时有复发，守上散方加减再进：黄芪50克，防风、白术、苍耳子、辛夷花、白芷、甘草各30克，薄荷15克，红参15克，鹿茸20克。共研细末，每服5克，日3次，温开水送吞，以巩固疗效。

例5：胡某，男，26岁。

1991年5月30日初诊：患慢性鼻炎，经常鼻塞流涕，耳鸣，右耳闭气，右鼻孔及右耳均闭塞甚，右项强痛并有发麻感，纳可乏味，大便结如羊矢，舌红苔白，脉缓。投以苍耳子散合益气聪明汤：苍耳子15克，辛夷花15克，薄荷10克，白芷15克，葛根120克，升麻15克，赤芍15克，甘草5克，蔓荆子10克，黄柏5克，党参30克，黄芪30克。4剂。6月6日二诊：每次服药后都有气向上冲感，持续1～2小时，过后人感舒适。现鼻塞已不明显，流涕减少，大便畅通，守上方加重苍耳子、辛夷花各为30克，再进7剂。6月13日三诊：服一诊方（葛根为120克）药后均有气向上冲反应，服二诊方（葛根药房误为12克）则无气向上冲反应。现右耳闭气减轻，右项强痛基本解除（仅活动时痛），不麻，大便不干，守上方减量：苍耳子10克，辛夷花10克，薄荷5克，白芷10克，葛根30克，升麻15克，蔓荆子10克，黄柏10克，赤白芍15克，甘草10克，党参30克，黄芪30克，桔梗10克，枳壳10克，再进7剂。6月27日四诊：鼻塞耳鸣渐除，右耳已通，守三诊方再进

7 剂以收功。

鼻渊（或称"脑漏"），临床上经常碰到的鼻流浊涕甚至脓血而久久不已之症均属之，并多见于西医所谓慢性鼻炎病中。本病是因风寒或风热外邪侵犯肺窍而留滞不去所致。初期邪在气分，壅遏肺窍而失其宣通之职，久则由气分进入血分，由气滞导致血瘀而赘物内生成气血腐败而脓血外溢。上述 5 案，即其例证。本病大都采用《证治准绳》苍耳子散（苍耳子、辛夷花、白芷、薄荷）为主方，颇著疗效。此方以苍耳子和辛夷花为主药，苍耳子味甘苦而性温（叶味苦辛）。凡人风寒湿邪内淫，气血阻滞，则上而脑顶，下而足膝，内而骨髓，外而皮肤，靡不受病，惟苍耳子皆能治之。辛夷花味辛性温，《本经》用以主治风头脑痛，《别录》用以通利九窍，治鼻塞涕出，《本草纲目》用以治鼻渊、鼻鼽、鼻窒、鼻疮。后世治风寒或风热入脑头痛，或鼻塞流涕，或鼻渊涕下不止腥臭等症，大都用此与苍耳子为主取效。至于方中的白芷、薄荷，则是协助苍耳与辛夷以加强其宣散外邪，开通壅塞之功。今就上述 5 例加以分析：

例 1 证属外邪壅遏肺窍，久而化热伤及血络所致，法当宣通肺窍，清热凉血止血。故采用苍耳子散以宣通肺窍为主，并加入桑、菊、栀、芩、茅根、贝母等药以清热凉血止血。

例 2 证属外邪壅遏肺窍，久而化热，并由气滞导致血瘀所致，法当宣通肺窍，清热凉血，活血化瘀。故采用苍耳子散方以宣通肺窍为主，并加入桑、菊、贝、芎、丹、芍、乳、没、桃、红以清热凉血，活血化瘀。

例 3 肺脾气虚已甚，故用苍耳子散合玉屏风散加味，共为散剂长服。

例4 肺脾气虚亦甚，故亦用苍耳子散合玉屏风散并加肉桂、冰片以温胃止痛获效。本例与前例病情证治基本相同，只是胃中寒痛一症稍有差异而已。

例5 同时患有慢性鼻炎和耳鸣耳闭，故用苍耳子散合益气聪明汤获效。且因兼有头项强痛久久不已，故又重用了葛根（120克）以奏功。

鼻　衄

傅某，男，56岁。

1941年初冬，患者因事大怒之后，左鼻衄血不止已6天，如塞住鼻孔，则血从口腔流出。初诊时，见其时以井水湿透的毛巾冷敷头顶，片刻即热气腾腾，当毛巾由冷转热时，又换上冷的，如此不断地冷敷，虽可稍杀其势，但终不能止血。患者体素肥胖，血压偏高，症见面红目赤，烦躁易怒，声高气粗，脉弦而数。投以龙胆泻肝汤方加减：龙胆草10克，生栀子10克，黄芩10克，黄连10克，生地15克，白芍10克，泽泻10克，木通5克，车前子15克，生甘草5克，川牛膝10克。仅服1剂，鼻衄即止，继进4剂而痊愈。此后，又遇一刘姓患者左鼻衄血不止，病情与傅姓患者如出一辙，亦用上方治愈。

一般来说，鼻衄为肺火灼伤阳络所致，法当清肺凉血以止血。但这是就肺脏自病的鼻衄而言，若从他脏病影响及肺的鼻衄来说则不然。本案因大怒后左鼻衄血不止，头顶如火熏，面红目赤，烦躁易怒，声高气粗，脉弦而数，显属肝经实火上刑肺金所致。

本例曾请西医诊治，用过多种止血剂注射、口服均未能止血。中医曾按肺火灼伤阳络用过清肺凉血止血药亦无效，并加入羚羊角以凉肝息风亦不应。当时我根据上述具体病情，认为是肝经实火上冲，而非肝经风阳上鼓，如其病属肝经风阳上鼓，必见眩晕之症，今患者并不眩晕，而但见一派肝经实火上冲之象，自非肝风，而是肝火无疑。羚羊角虽属咸寒凉血之品，但比较长于息肝风，而不足以泻肝火，故无效。必须采用苦寒入肝的龙胆草等泻其肝经之实火，才能奏功。中医所谓"肝气从左升"等气化理论，向为西医所诟病，我初学中医时，由于同时粗略地学了一点西医的解剖生理，尽管中医所谓"肝气从左升"是指气化理论，非指解剖部位，但仍迷惑不解，经过这2次的实践检验后，才深信不疑。

慢性咽喉炎

例1：张某，男，30岁。

久患慢性咽炎，逐渐发展成为咽腔角化症，咽腔角化初为一侧，继而延及于另一侧，吞咽虽稍感不便，但饮食仍能下咽，常觉咽喉干燥疼痛。广医多药，毫无效验。1969年夏天，就诊于江西医学院626医疗站，我用苦酒汤调自制冰硼蜜膏，令时时含咽，治疗经3个多月，咽腔逐渐由一侧软化到双侧软化而痊愈（原始病历惜因该医疗站撤消而散失）。

例2：王某，男，48岁。

患慢性喉炎，久治无效。现喉不痛而声嘎，常有干燥灼热感，早起尤甚，几乎难以出声，口渴，苔黄，脉细而略浮。1976年1月2日初诊：我用自制冰硼蜜膏令时时含咽。同年6月2日据患者友人徐某面告，上方服后效果良好，现已基本痊愈。

例3：崔某，男，39岁。

1977年8月19日初诊：久患慢性咽喉炎，咽喉红肿干燥疼痛，右侧较甚，晨轻暮重，说话声音有些嘶哑，如稍多说话则咽喉痛甚，咽喉常有痰黏难出，口干渴饮，大便干燥，胃纳尚可，寐差多梦，舌红苔黄，脉弦而数。投以自制冰硼蜜膏时时含咽。并给汤方：甘草30克，桔梗30克，半夏15克，薄荷5克。9月11日二诊：服上汤方15剂，同时含咽膏方，上症稍见减轻，口已不大干渴。大便亦不干燥，守上方再进。9月24日三诊：再服上汤方10剂，同时含咽膏方，说话声音已不嘶哑，喉间痰黏已除，但咽喉红肿未退，右侧仍痛。守上汤方加防风10克，荆芥5克，连翘10克。膏方照原。10月2日四诊：再服上汤方7剂。同时含咽膏方，咽喉仍干燥微痛，红肿仍甚，有堵塞感，口仍干渴，但食欲二便正常。守上汤方加减为：甘草30克，桔梗15克，元参15克，天冬15克，浙贝母10克，瓜蒌皮、仁各15克，白僵蚕15克。膏方照原。1978年1月13日五诊：服上方至今，咽喉红肿疼痛消失，堵塞感亦除，口已不渴，寐安梦少，仍守上方继进以巩固疗效。

例4：文某，男，13岁。

麻疹后声嘎，至今未愈。咳喘无痰，喉间如有物梗，容易感冒，感冒则病情加剧，面色青白，食欲不振，大便隔日一行，小便夜二三次。1975年4月2日初诊：投以桔梗15克，甘草15克，杏仁10克，枳壳10克，紫菀15克，冬花15克，党参15克，白术15克，云苓15克，陈皮10克。8月15日复诊：服上方30剂，喘平，咳减，喉梗声嘎好转，面色渐华，食欲渐振，守上方加生黄芪15克，防风10克，以期竟其全功。

例5：程某，男，34岁。

一诊：1989年8月7日上午。

患慢性咽喉炎（滤泡增生性喉炎）已2年多，久治无效。现咽喉干痛冒火，进食须软饭，如进硬饭则喉痛甚，舌肿，舌尖有时灼痛，舌心苔黑，容易感冒，感即病加剧。投以如圣汤合玉屏风散、导赤散加味：防风15克，荆芥10克，薄荷5克，连翘15克，桔梗15克，生甘草15克，升麻15克，生地15克，通草5克，竹叶10克，僵蚕15克，瓜蒌皮15克，黄芪30克，白术15克。5剂。并给自制冰硼蜜膏时时含咽。

二诊：8月12日上午。

咽喉冒火减退，舌肿见消（有白斑点），舌尖灼痛消失，但悬雍垂处仍感灼热。守上方加减：防风15克，荆芥10克，薄荷10克，连翘30克，桔梗30克，生甘草30克，升麻30克，元参30克，麦冬15克，生地30克，通草5克，竹叶10克，僵蚕15克，瓜蒌皮15克，黄芪30克，白术15克。再进5剂。

三诊：8月18日上午。

咽喉干痛冒火及舌尖灼痛基本消失，守上方加减：升麻30克，连翘30克，桔梗30克，生甘草30克，僵蚕15克，瓜蒌皮15克，蝉蜕5克，牛蒡子15克，生地30克，元参30克，麦冬30克，薄荷10克。再进5剂。

四诊：8月23日上午。

药后腹胀便溏，泻后胀消，咽喉又干痛冒火，但不欲饮。守上方加减：防风30克，荆芥10克，薄荷10克，生甘草60克，桔梗30克，连翘30克，升麻30克，僵蚕15克，

瓜蒌皮 15 克，浙贝母 30 克，黄芪 60 克，白术 30 克。再进
5 剂。

五诊：8 月 27 日上午。

迭进上方后，舌肿及舌上白斑均消失，舌心黑苔已退。
腹不胀痛，便溏已止，舌尖及口腔两侧黏膜灼痛基本解除，
唯咽喉仍有冒火感。自云服二诊方效更佳，因守二诊方再进
5 剂。

六诊：9 月 7 日上午。

咽喉滤泡明显消退，自觉较前舒适，已不大冒火了。嘱
守上方长服以巩固疗效。

上述 5 例慢性咽喉炎，均采用自制冰硼蜜膏（冰片、硼
砂，共研极细末，与蜂蜜调匀成膏）治疗，其中例 2 专以此
方获得良效；例 5 则同时用了《伤寒论》桔梗汤（桔梗、甘
草）加味（如防风、荆芥、薄荷、连翘、半夏、贝母、瓜
蒌、僵蚕、元参、天冬等）；例 1 合用《伤寒论》苦酒汤于
冰硼蜜膏中，疗效也都比较满意。

冰片和硼砂为咽喉疾患的要药是前人公认的。现今不仅
临床医生常用它，并成为民间家喻户晓之药。它对急性咽喉
炎症效果更好。但对慢性炎症则用得较少，根据个人临床体
会，如用冰硼蜜膏长期坚持含咽，对慢性咽喉炎亦有良效。
上述膏方与汤方同用，对急、慢性咽喉炎症都有效，但必肺
胃热盛实证才适宜。尤其在用桔梗汤加味方时，由于方中清
滋肺胃药多，而且甘草量大，必须注意患者平素胃气的强
弱，如果胃气虚弱，消化不良的，服后必致壅中助满，不可
大意，这里值得提出讨论的是例 1 的咽腔角化症用苦酒汤合
冰硼蜜膏获效的问题。咽腔角化症在临床上比较少见。本例
患者曾在某空军部队服役，因患此病在各地部队和地方医院

治疗无效,只得退役回家。当我初诊时,详细询知他所服中药甚多,方法几乎用尽,颇感棘手,再三考虑,认为证属上焦痰热久恋咽喉,肺胃阴虚不能上润,以致咽腔角化,虽曾用过一般养阴清化痰热药无效,但"酸甘软化"之法则未曾用过,因投冰硼蜜膏合苦酒汤以试治之,竟获良效,坚持了3个月,而病痊愈。

复发性口疮

例1:吴某,男,56岁。

1992年6月1日初诊:患复发性口疮月余,服凉药(如大黄黄连泻心汤等)暂愈二三天即复发,舌胖嫩多齿痕,苔微黄润,脉缓弱。投以补中益气汤:黄芪50克,党参30克,白术15克,生甘草10克,升麻30克,柴胡10克,陈皮15克,当归10克。6月17日复诊:服上方4剂,口疮即愈,因自加服4剂,至今旬余未复发,守上方再进4剂以巩固疗效。

本例复发性口疮,为脾虚阴火上炎所致,故用甘温除热法的补中益气汤全方获得良效。

例2:杨某,女,52岁。

1991年1月21日初诊:口腔炎症不断发生,稍进煎炒食物即加剧,夜间由于舌燥喜冷饮,近时虽注意多进凉性食物,也只是大便不干而已。时或痔疮下血,两颧红,足冷,舌质晦暗,苔白或黄,脉左弦右细弱。投以升麻葛根汤合导赤散、生脉散加味:升麻15克,葛根30克,赤芍15克,生、炙甘草各15克,生地15克,白通草5克,竹叶10克,党参15克,麦冬15克,五味子10克,沙参30克,玄参15克,黄芪15克。3剂。1月24日复诊:服上方1剂即适,

3 剂后诸症减轻，口糜消退，夜间咽喉口舌不干燥，不须饮水，自觉火气往下。但感足软，上楼中气若不相续，守上方再进 4 剂以巩固疗效。

本例复发性口疮，是心胃气阴两虚（偏于阴虚）所致。故采用升麻葛根汤合导赤散，生脉散加黄芪、沙参、玄参，获得良效。

舌　炎

例 1：张某，男，70 岁。

患舌炎已四五年。现在全舌光剥血红，满布裂沟，自觉麻辣异常，入暮则疼痛难忍，以致夜难入寐，食欲减退，脉弦细数。久治无效。投以导赤散加味：生地 15 克，木通 5 克，竹叶 10 克，生甘草 5 克，酸枣仁 15 克，柏子仁 15 克，山药 15 克，莲子 15 克，党参 30 克，扁豆 15 克，生苡米 15 克，山楂 15 克，六曲 10 克，谷麦芽各 15 克，鸡内金 10 克，连服 10 余剂而基本痊愈，继予调理而康复。

本例证属心火上炎，血阴受伤，同时脾胃气液两虚所致。法当以清泻心火，滋养阴血为主，平补脾胃气液为佐。因此，采用导赤散为主以清泻心火，合酸枣仁，柏子仁以滋养血阴，并用党参、山药、莲子、苡仁、扁豆以平补脾胃气液和山楂、六曲、谷麦芽、鸡内金以助运化。

例 2：魏某，女，54 岁。

患舌衄 4 月余（自 1988 年 6、7 月开始），每于早晨 7 点 1 刻定时发生，约 10 分钟，从舌心及两侧舌面渗出一条血线，无出血点。初诊投以导赤散合生脉散：生地 30 克，竹叶 15 克，木通 10 克，生甘草 10 克，党参 30 克，麦冬 15 克，五味子 10 克。5 剂。服后 20 多天未再出血。后又出血（时间推迟，但均在上午），又服 5 剂，仍 3～5 日出 1 次血，至今又天天出血。近时感冒不断，面目浮肿，时自躁热出汗，稍脱衣即感冒鼻塞，全身酸痛，双耳下疼痛，舌心红色未退，中有裂纹，脉沉滑数。1988 年 11 月 17 日复诊守上方倍量再进。1989 年 11 月 21 日随访，患者说，自服上方 20 多剂后，病即痊愈，至今已一年多未曾复发过。

例 3：邓某，男，54 岁。

1992 年 2 月 15 日初诊：患舌炎 3 月余。舌红中心光剥无苔，多在临睡前出血，出血时间约间隔一天，有时天天都出，出血前舌面有黏腻感，于是用力清理后出血，以血丝为主，偶见小血块，不发作时，舌无不适，近月余舌心有裂痛感。口干喜温饮，如热饮则舌心有烧灼感，寐差，夜卧咽干甚。近感疲乏目不欲睁。投以导赤散合生脉散加味：生地 30 克，白通草 10 克，竹叶 15 克，生甘草 10 克，种洋参 10 克，麦冬 15 克，五味子 10 克。5 剂。2 月 21 日二诊：服上方后，近日舌未出血，舌心裂痛减，舌腻渐除，守上方再进 5 剂。2 月 28 日三诊：继服上方后，舌衄未作，守上方再进 10 剂。3 月 9 日四诊：再进上方后，舌衄迄未再作，舌心光剥裂痛基本解除，仍守上方再进 10 剂以巩固疗效。1992 年 11 月 6 日患者妻女来就诊，告知其病已痊愈。

以上 2 例舌衄，都是心火上炎，灼伤阳络所致，均用导赤散方为主获得良效。

齿　衄

邓某，女，39 岁。

一诊：1989 年 3 月 17 日下午。

去年 9 月上旬发生头晕，继以齿衄，心悸，惊惕，气短，乏力，不愿行动，舌暗，脉沉微细。久治少效。按肾虚阴火论治，投以附桂八味丸方加味：熟附子 10 克，肉桂 5 克，熟地黄 15 克，山药 30 克，山萸肉 15 克，茯苓 15 克，丹皮 5 克，泽泻 5 克，红参 10 克，麦冬 10 克，五味子 5 克，白术 30 克，炙甘草 5 克。3 剂。

二诊：3 月 20 日。

药后齿衄减少，守上方再进 5 剂。

三诊：3 月 24 日晚。

药后齿衄基本停止，只是漱口时稍有些微而已。其他症状均见好转，右脉已起，脉力见增，守上方再进 5 剂以巩固疗效。

本例齿衄是肾虚阴火上炎所致，故用补肾回阳引火归源的附桂八味丸方获得良效。

舌　麻

例 1：刘某，男，41 岁。

患舌麻已 4 年。病起于 1970 年，初因怯寒甚而自服干姜附子汤（黑附子 60 克，干姜 30 克）2 剂后，舌麻，通身发热，面赤，头昏眼花，站立不稳。当时不知是附子中毒，曾服滋阴降火如龟板、黄柏、知母等药近百剂，无明显效果。迁延至今，不仅舌麻木，而且头部亦感麻木发胀，耳鸣，早上齿衄，夜难入寐，寐亦多梦纷扰，皮肤时起痒疹而搔之出水，四末不温，容易感冒，舌边瘀斑显露，右脉迟缓而左脉沉细。投以：防风 30 克，生甘草 15 克，丹参 30 克，白鲜皮 30 克，刺蒺藜 30 克，生黄芪 15 克，白术 15 克。

二诊：10 月 10 日。

服上方 2 剂，头部麻木发胀稍减，夜寐见安，今日腹泻 2 次，肛门灼热，守上方再进。

三诊：10 月 17 日。

再服上方 2 剂，头舌麻木约减三分之一，齿衄已止，舌上瘀斑稍退，守上方加生地 15 克，菊花 10 克再进。

四诊：10 月 23 日。

服上方 5 剂，头舌麻木约减三分之二，舌上瘀斑明显减退，守上方再进。

五诊：10 月 30 日。

再服上方 10 剂，头部麻木完全消失，舌体麻木基本解除，舌上瘀斑基本消退，皮肤痒止，但前额和面齿仍稍发胀，夜寐仍不甚安，守上方加柏子仁、夜交藤、合欢皮各 15 克，再进 5 剂而痊愈。

本例头舌麻木，是大剂附子的热毒侵犯心经，致使血脉瘀滞，久而伤及气血所致。治法当以清心解毒、活血化瘀为主，补养气血为佐，方用丹参、生地与防风、菊花、生甘草相配，既能清心凉血活血化瘀，又能清热解毒。其中防风《千金方》用以专解乌头毒和附子、天雄毒，尤其值得注意。至于白鲜皮能清散血中滞热以通痹宣络，刺蒺藜能入血分以破郁散结，二药相配，大有止痒之功。又其所用生黄芪，既能协同生地补养气血，又能协同防风、白术以固补卫气，防止感冒。由于药证吻合，故疗效显著，4 年痼疾，1 月而瘳。

本例服大剂干姜附子汤中毒表明，柯韵伯所谓"用干姜附子回阳以配阴，姜附阳中阳也，生用则力更锐，不加甘草则势更猛，比之四逆为更峻"，是符合临床实际的。生附子固有大毒，但如久煮服之则无毒。《伤寒论》中的干姜附子汤"以水三升，煮取一升"需煮至 1 小时以上。而现代药理研究证明，附子所含的乌头碱，经水煮沸 40 分钟，其毒性即几乎消失（仅存二百分之一）。但市上所售熟附子也偶有服之中毒的，其主要原因就是未经久煮所致。因此，使用附子时，除需久煮（40 分钟至 1 小时）外，还有必要配以甘草，因为它既能助其强壮之力，又擅解其毒性的缘故。

例 2：陈某，女，40 岁。

1990 年 6 月 2 日下午初诊：嘴唇及舌尖发麻已六七年，时作时止，舌淡，脉细弱。投以黄芪桂枝五物汤合升麻葛根汤加减：黄芪 50 克，桂枝 10 克，赤白芍各 15 克，甘草 10 克，升麻 10 克，葛根 30 克，川芎 10 克，白芷 15 克。6 月 14 日复诊：服上方 8 剂，口唇及舌尖发麻消失。

本例唇舌发麻是心脾气虚，清阳不升所致。故用黄芪桂枝五物汤合升麻葛根汤加减获得良效。

口味失常

例 1：胡某，男 31 岁。

患口甜症，半年不已，终日口泛甜味，小便黄赤，夜寐不安。1969 年 9 月 4 日初诊，投以佩兰叶 15 克，黄连 5 克，栀子 10 克，白术 15 克，云苓 15 克，猪苓 10 克，泽泻 10 克。连服 10 剂，口甜基本消失，仅在饭后稍觉口甜而已，小便转清，夜寐渐安，守上方再进 5 剂而痊愈。

例 2：唐某，女，66 岁。

患口腻症已 9 个月，终日常感口腔黏腻，有如满布浆糊，并感口臭，腹胀，不思食，舌红苔白腻，1974 年 6 月 6

日初诊，投以藿香 30 克，佩兰 30 克，苡仁 30 克，芦根 30 克，云苓 15 克，黄连 10 克，砂仁 10 克，大腹皮 10 克。连服 3 剂，口腻减去三分之二，腹胀全除。复诊守上方去大腹皮，再服 3 剂，口腻全除，口臭亦随之消失，舌苔亦退。但虽知饥思食，而不能多食，仍守上方加减以善后。

例 3：周某，男，55 岁。

一诊：1975 年 4 月 28 日。

口苦舌苔黑腻已 3 个月。胃纳减退，食后脘腹胀满，时时噫气、矢气，脘腹按之则痛，大便不畅，口中渴甚而喜热饮，寐差，脉稍弦。素患慢性气管炎，经常咳嗽痰多。1975 年 4 月 28 日初诊，投以温胆汤加味：黄连 5 克，竹茹 5 克，枳实 10 克，法半夏 10 克，陈皮 15 克，云苓 15 克，甘草 5 克，丹参 15 克，山楂 15 克，六曲 10 克，谷麦芽各 15 克。连服 5 剂，舌上黑苔全退，口苦亦减。守上方再进而痊愈。

以上 3 例口味失常，都是脾胃湿热内蕴上泛所致，故都用芳香、苦温、苦寒、淡渗等法以祛湿清热而获效。

例 1 的口甜，即叶天士所谓"脾瘅病"，"乃湿热气聚与谷气相搏……盈满则上泛所致"，"当用省头草芳香辛散以逐之则退"。章虚谷和王孟英认为本证当分虚实论治，如章说："脾瘅而浊泛口甜者，更当视其舌本，如红赤者为热，当辛通苦降以泄浊；如色淡不红，由脾虚不能摄涎而上泛，当健脾以降浊也。"王说："浊气上泛者，涎沫厚浊，小便黄赤；脾虚不摄者，涎沫稀黏，小便清白，见症迥异，虚证宜温中摄液，如理中或四君加益智之类可也。"本例口甜半年不已小便黄赤夜寐不安，自属脾胃湿热浊气上泛的实证，而非脾胃不摄的虚证，故用省头草（佩兰叶）芳香化浊为主，并佐四苓散以祛湿，黄连、栀子以清热，连服 10 剂而口甜基本消失。

例2的口腻而口臭，腹胀不思食，舌红苔白黄腻，也显然属于脾胃湿热油气上泛所致。由于口腻为脾胃湿浊上泛的主要临床表现，同时伴有腹胀不思食，苔白腻脉濡等湿象，可见本例病机主要是属湿邪偏重，虽然伴有口臭舌红苔黄腻的湿中蕴热之象，则是次要的。故治法以芳香、淡渗为主，重用藿香、佩兰、苡仁、芦根和云苓以祛湿，佐以一味苦寒的黄连以清湿中之热，同时辅以砂仁加强其芳化湿浊醒脾开胃的力量，并加大腹皮的疏利湿热行气消胀，而获得速效。

例3的口苦舌苔黑腻，纳减，脘腹胀痛，时时噫气，矢气，大便不畅，口干渴，甚而喜热饮等症，虽属湿热壅中之候，但从其主症口苦舌苔黑来看，显然热邪偏胜。加之素患痰嗽，以致痰热湿浊交阻肺胃气机，且因胃不和则卧不安，以致寐差脉弦。因此，采用温胆汤加黄连、丹参以清涤痰热为主，并加山楂、六曲、谷麦芽以助运化为佐。本方服后疗效比较显著的是舌苔黑腻迅速消退（苔黑3个月，5剂全退）。临床上这种例子不少，投以本方，大都能够应手取效。

皮肤科

湿疹

胡某，男，59岁。

一诊：1991年6月20日。

患湿疹20余年，近七八年加剧。现仍疱疹遍全身，下半身尤密，呈对称性，如黄豆大，出水，化脓，痒甚，夏重冬轻，喜凉恶热，头顶灼热，面赤，大便时秘，秘则湿疹加重。纳佳，寐安，舌红苔白黄腻，脉象滑数。投以犀角地黄汤合五味消毒饮、二妙散加减：水牛角粉50克（布包煎汤代水煎药），生地30克，赤白芍各30克，丹皮15克，银花30克，连翘30克，紫草15克，菊花15克，紫花地丁30克，苍术15克，黄柏10克，土茯苓50克，苦参30克，赤小豆30克，蛇床子15克，生甘草15克，生大黄5克。7剂。

二诊：7月6日。

服上方后，自觉平稳，嘱守方坚持长服。

三诊：8月29日。

连服上方35剂，手肘部疱疹稍见减退，守上方再进。另嘱常食三豆（绿豆、赤小豆、薏苡仁）汤。

四诊：9月14日。

再进上方至今，旧疹显见减退，新疹较少发生，脉已不数，守上方去白芍，加重苍术为30克，更加蒲公英、丹参各30克，泽兰15克，桃仁、红花各10克再进。

五诊：10月29日。

服上方30剂，前10剂即明显见效，疱疹减退，疹色转黑，尤以两肘部为显著，背、腹及大小腿外亦见减退，头顶灼热基本消失，大便软烂成堆不成条，色黑，日二行，尿黄，前些日子有时右少腹微痛欲便（白天在吃三豆汤后），但近几日未痛，舌苔减退现仅根部黄腻，守四诊方加重泽兰为30克，更加青木香15克再进。

六诊：1992年1月4日。

服上方80剂，头面手（肘前）足（膝下）疱疹明显减退，尤以两手为著。唯有时脘腹闷痛，大便微溏，不饥不欲食，时吐清水（服药后），守上方加减：焦苍术 15 克，厚朴 15 克，陈皮 15 克，甘草 10 克，生苡仁 30 克，土茯苓 30 克，赤小豆 30 克，银花 30 克，皂角刺 30 克，连翘 30 克，菊花 15 克，紫花地丁 15 克，蒲公英 15 克，生大黄 5 克，白鲜皮 15 克，刺蒺藜 15 克，广木香 15 克，青木香 15 克，山楂 30 克，六曲 10 克，谷麦芽各 10 克，鸡内金 15 克。

七诊：1 月 24 日。

服上方 9 剂，脘腹闷痛已除，矢气多，食欲好转，但仍不饥，今日大便转硬成条，自觉有"火气"上冒，面部潮红较甚，小便有急胀灼热感，守六诊方去苍术、厚朴、广木香，加重大黄为 10 克，更加水牛角粉 30 克，赤芍 30 克，生地 15 克，丹皮 15 克，木通 15 克，车前草 30 克，白茅根 30 克。

八诊：2 月 16 日。

上方服至春节前暂停。现旧疹继续好转，尤以上半身为著，旧疹不再出水、化脓，亦基本不痒（仅有少部分微痒），新疹极少发生，近日仅见脓疱 2 个，其中 1 个已自消退，"火气"上冒已减退，头顶前部已不灼热，守七诊方加丹参 30 克，泽兰 30 克，桃仁 10 克，红花 10 克再进。

九诊：3 月 29 日。

旧疹色变黑，凸起疱渐平，新疹偶有个别发生，但不出水，不痒，早起及上午面色正常，下午仍潮红，头顶灼热程度减轻，范围缩小。大便日三行，软烂不成条（曾停药二天即便秘，便秘时即左腹微有胀痛，便通则无），近日不饥纳少乏味，尤其晚餐不想吃（早、午餐正常），守上方加减：水牛角粉 30 克，生地 15 克，赤芍 15 克，丹皮 15 克，丹参 30 克，泽兰 30 克，桃仁 10 克，红花 10 克，银花 30 克，连翘 30 克，菊花 15 克，紫花地丁 15 克，蒲公英 30 克，土茯苓 30 克，生苡仁 30 克，赤小豆 30 克，白茅根 30 克，皂角刺 30 克，生大黄 5 克，太子参 30 克，焦白术 15 克，云茯苓 30 克，甘草 10 克，陈皮 15 克，山楂 30 克，六曲 10 克，谷麦芽各 30 克，鸡内金 15 克。

十诊：5 月 17 日。

服上方至今，疱疹显著减退，新疹未再发生，面红已退，胃纳已转正常，大便日三行，软烂色黄黑，守九诊方加苦参 15 克再进。

十一诊：6 月 28 日。

服上方至今，胸背及左手凸起的旧疱疹已平复，新疹未再发生。近日血脂较高，两目发蒙，守上方加重山楂为 50 克，菊花为 30 克，更加密蒙花 15 克再进。

十二诊：9 月 8 日。

服上方至今，病情稳定好转，守上方加减：银花 30 克，连翘 30 克，菊花 30 克，蒲公英 30 克，紫花地丁 30 克，密蒙花 15 克，枸杞子 30 克，生地 15 克，赤芍 15 克，丹皮 15 克，苦参 15 克，黄柏 10 克，黄连 10 克，生大黄 10 克，生苡仁 30 克，赤小豆 30 克，土茯苓 30 克，焦苍术 15 克，黄芪 30 克，太子参 30 克，白术 15 克，生甘草 15 克，陈皮 15 克，山楂 50 克。

服上方至 1992 年底，湿疹痊愈。虽然 1993 年春节后，曾因重感冒而轻度复发过，但仍守服上方治愈。

本例体素健壮，患顽固湿疹 20 余年，多方医治少效，求诊于我，当时曾以非我所长婉辞，但患者仍坚请一试。因思此病极其顽固，非一般剂量简单方药所能胜任。幸其体素健壮，不妨以复方大剂一试以观察之。初诊据其湿中热毒炽盛，湿遏热伏，血热沸腾，上冲外溢的湿疹遍布全身，身热恶热，头顶灼热，面赤便秘，舌红苔黄脉数等症，认为法当祛湿清热解毒凉血散瘀并通利二便使邪有出路，而投以大剂二妙散、五味消毒饮、犀角地黄汤合方加通便利尿等药。此方由 6 月 20 日服至 9 月 14 日，旧疹显见减退，新疹较少发生；守方再加活血化瘀药，继续服至 1992 年 1 月 14 日，湿疹显著减退。但因久服寒凉药，致伤脾胃中气，出现脘腹闷痛，大便微溏，不饥不欲食，时吐清水等症，因于原方中去犀角地黄汤，改二妙散为平胃散，并加自制五消饮，以燥湿醒脾，健运中气。此方服至 1 月 24 日，脘腹闷痛解除，大便转硬成条，食欲好转，脾胃情况显见改善。但因平胃散药温燥助火，自觉又有火气上冲，面部潮红较甚（前此已见消退），乃即于上方中去平胃散，再加犀角地黄汤。此方服至 2 月 16 日，湿疹继续减退，尤以上半身为著，旧疹不再出水、化脓，基本不痒，新疹极少发生，火气上冲减退，头顶前部已不灼热，守上方继续服至 3 月 29 日，湿疹继续减退，但近日又不饥纳少乏味，大便软烂不成条，日 3 行，即于上方中加入异功散以健补中气。此方服至 5 月 17 日，胃纳即转正常。此后仍守上方加减，调治到 1992 年底，湿疹始告痊愈。本例顽固湿疹之所以能取得痊愈的结果，虽然主要取决于理法方药对头，但如果医患双方不能长期坚持大剂量服用，也是难以根治的。

荨 麻 疹

例 1：范某，男，32 岁。

一诊：1977 年 7 月 27 日。

患荨麻疹已 10 年。风团发作有大、中、小之分。大发作每月必有一二次，风团大如鸡蛋，奇痒发躁，头面肿大；中发作每月必有四五次，风团大如蚕豆，亦奇痒发躁，但头面肿较微；小发作每隔二三日1次，风团大如绿豆，微痒不发躁，头面不肿。每次发作一般持续3天，因此，1个月之中，几无宁日，苦不堪言，每逢风团发作前夕，必有失眠、腹痛先兆。近年又患慢性阑尾炎，今夏急性发作，已于7月8日作手术治疗，术后发生肠粘连，现患处硬结疼痛不止，食欲不振，大便时结时溏，极易感冒而常嚏涕痰多，舌红根部苔黄腻，脉弦，投以自制鲜蒺四物汤加味：白鲜皮30克，刺蒺藜30克，当归10克，赤白芍各15克，川芎5克，生地15克，丹参30克，大活血15克，制乳没各15克，山楂肉30克，薄荷15克。

二诊：8月1日。

服上方5剂，自云疗效显著，因在服药前，适逢风团中发作，随即服药，当天即被控制，不似过去一发即需持续3天，唯药后有呃逆反应。近日口味好转，胃纳增加，盲肠部硬结虽见软而疼痛较甚，守上方加延胡索、生蒲黄、五灵脂各10克。

三诊：8月8日。

服上方5剂，药下已无呃逆反应，盲肠部硬结基本消散，疼痛减轻，但有时腹痛欲便，前天腹泻4次，昨日减为2次，舌苔渐退。近日又感冒，鼻塞，咽喉干痛灼热，守上方加防风、桔梗、甘草各10克，荆芥5克，再进5剂。

四诊：8月12日。

上方因配不齐而停药3天，风团又小发作，但不痒，服药即退去，近日药下又稍有呃逆反应。感冒渐除，咽喉不干痛，仍鼻塞。盲肠部硬结疼痛基本解除，纳佳，胃脘和左少腹部有时微痛，大便日行2次，粪软不稀。守上方出入：防风10克，荆芥5克，薄荷10克，甘草5克，丹参15克，大活血15克，制乳没各15克，广木香10克，青木香10克，山楂肉15克，六曲10克，谷麦芽各15克。

五诊：8月20日。

服上方5剂，感冒尚未全除，仍鼻塞流涕，口淡纳差，脘腹微痛，便溏日2行。守上方加减：生黄芪30克，防风15克，白术15克，葛根15克，薄荷10克，当归10克，川芎10克，赤白芍各10克，延胡索10克，制乳没各15克，广木香10克，砂仁10克，白蔻仁10克，青木香15克。

六诊：8月29日。

服上方5剂，脘腹痛减大半，盲肠部在安静时已无不适感，只是按之微痛而已。感冒基本解除，鼻塞见好。近时风团只小发2次，而且较前轻微，眠食均佳，舌苔已退，脉已不弦。守上方出入：当归10克，川芎5克，赤白芍各10克，生地15克，薄荷10克，白鲜皮30克，刺蒺藜30克，丹参15克，大活血15克，山楂肉15克，制乳没各15克，延胡索10克，青木香15克，生黄芪24克，防风12克，白术10克。

七诊：9月5日。

服上方5剂，昨晚风团似欲大发作，但只出了五六个黄豆大的小风团，虽发躁而不痒。又从前日下午起腹中阵痛六七分钟后，不断隐痛到今日，天亮时矢气多，上午大便3次，先硬后溏，口淡，恶心，不思饮食，胃脘有梗阻感，下午大便1次而量少。守上方加减：白鲜皮15克，刺蒺藜15克，山楂肉15克，麦芽15克，六曲10克，广木香10克，青木香 15 克，青皮 10 克，砂仁 10 克，白蔻仁 10 克，陈皮 15 克，生姜 10 克，枳壳 10 克。

八诊：9 月 13 日。

服上方 5 剂，风团仅小发作 2 次，自云腹痛则发风团，风团发透则腹痛自止，现腹已不痛，纳佳，大便成条色黄，有时带黏液脓状物，日行一二次，夜间时时吐痰，影响睡眠。守上方出入：白鲜皮 30 克，刺蒺藜 30 克，当归 10 克，赤白芍各 10 克，川芎 5 克，生地 15 克，防风 10 克，荆芥 5 克，薄荷 15 克，葛根 15 克，半夏 10 克，陈皮 10 克，云苓 15 克，甘草 5 克。

九诊：9 月 22 日。

服上方 5 剂，9 天来风团小发作 3 次，每次持续 2 小时左右，夜间吐痰大减，右少腹硬痛全除，但近日左少腹时痛，胸闷寐差，纳佳。守上方加减：白鲜皮 30 克，刺蒺藜 30 克，当归 10 克，川芎 5 克，赤白芍各 10 克，生地 15 克，桔梗 10 克，枳壳 10 克，法半夏 10 克，陈皮 10 克，茯苓 15 克，甘草 5 克。

十诊：10 月 9 日。

服上方 2 剂即出差，在外 10 天，风团只小发作 1 次，自云病已向愈，国庆节时曾试吃公鸡几块，亦未发作，昨日试行冷水浴后亦无恙（这在过去必大发作），胸闷吐痰已减去十之八九，左少腹痛亦渐除，精神眠食均佳，守上方加减以善后。

例 2：聂某，女，54 岁

一诊：1990 年 11 月 7 日。

患风团多年，时起时伏。近又复发，遍及全身，瘙痒难忍。经常"上火"，面红，耳鸣，牙疼，双目干涩冒火，手足心热甚。又患背腰硬痛，难以转侧。平素大便稀溏日七八行，有不禁感，无里急后重，每次便量不多，面目虚浮，舌红苔少，脉弦。投以自制鲜蒺四物汤加味：白鲜皮30克，刺蒺藜30克，当归10克，川芎5克，赤白芍各30克，生地30克，丹皮15克，葛根100克，山药50克，莲子50克。

二诊：1991年2月28日。

服上方后，风团即消失，背腰硬痛亦减轻，遂自停药后，风团未再发作。近日又有复发之势，时时"上火"，守上方加重白鲜皮、刺蒺藜各为50克，再进4剂。

三诊：1992年4月15日。

患者面告自服上方后，风团至今未复发过。

例3：龚某，男，38岁。

一诊：1973年12月27日。

久患荨麻疹，上月病发持续至今未已，每天下午即作，傍晚渐甚，夜间遍及全身，直至天亮始渐消退，食欲不振，有时腹痛，舌红苔黄，脉稍细数。投以鲜蒺四物汤加减：白鲜皮30克，刺蒺藜30克，生地15克，丹皮10克，赤芍10克，红花5克，银花15克，连翘10克，防风15克，荆芥10克，青木香10克，山楂30克，六曲10克，谷麦芽各15克。

二诊：1974年1月1日。

服上方3剂，风团明显减退，守上方加菊花15克，生甘草10克。

三诊：1977年9月26日。

再服上方15剂，风团痊愈。为了巩固疗效，又自继服15剂，至今未曾复发过（并有一风团重症患者，男性，年30岁，转抄上方，连服20剂，亦获痊愈，未见复发）。近因患过敏性鼻炎久治不愈而来就诊，投以苍耳子散合玉屏风散加味治愈。

例4：李某，男，37岁。

一诊：1991年3月18日。

患荨麻疹近1年，时作时止，近时剧作，通身满布，瘙痒难忍，平素形寒易感，舌淡胖，苔白腻。投以自制鲜蒺桂麻各半汤：桂枝15克，麻黄15克，赤白芍各15克，杏仁15克，甘草10克，生姜5片，红枣10枚，白鲜皮50克，刺蒺藜50克。5剂。

二诊：3月23日。

风团大减，昨日饮酒后较甚，守上方再进5剂。

三诊：4月2日。

风团减而复增，改投自制鲜蒺四物汤合玉屏风散加味：白鲜皮30克，刺蒺藜30克，当归10克，川芎5克，赤白芍各15克，生地15克，黄芪30克，白术15克，防风15克，荆芥10克，路路通30克，蛇床子15克，地肤子30克，乌梅15克，五味子15克。5剂。

四诊：4月6日。

风团基本消失（前昨两日全身只起了一二个风团），守上方再进5剂。

五诊：4月11日。

风团全部消失，守上方再进5剂以巩固疗效。

例5：李某，女，6岁。

1991年4月8日初诊：患风团三四年，时作时止，每于冬春季节发作。此次发作已月余，头面红疹密布，瘙痒不已。平素易感，近又感冒咳嗽，舌根苔微黄，脉缓。投以自制鲜蒺桂麻各半汤：桂枝5克，赤白芍各5克，麻黄5克，杏仁5克，甘草5克，生姜3片，红枣5枚，白鲜皮15克，刺蒺藜15克。4月11日复诊：服上方3剂，风团消退大半，守上方再进4剂。4月15三诊：风团续减，守上方加重白鲜皮、刺蒺藜各为30克，再进3剂。4月18日四诊：风团基本痊愈，守上方再进7剂以收功。

例6：阎某，男，40岁。

一诊：1973年9月14日。

久患荨麻疹，近时剧作，全身风团瘙痒难忍，胸闷腹胀，脘腹剧痛，尤以右胁和脐周围为甚，口苦或淡，不思饮食，时时恶心，食入即吐，四肢酸软无力，难以站立行走，大便溏软，小便短少，舌红苔白黄腻，脉细。投以自制鲜蒺保和汤：白鲜皮30克，刺蒺藜30克，山楂肉30克，麦芽30克，青木香30克，车前草30克，白芍30克，青皮10克，六曲10克，枳壳10克，莱菔子15克，郁金15克，夏枯草15克。

二诊：9月17日。

服上方第1剂头煎，腹痛加剧一阵，渐缓解以至消失，接服二煎，胸闷见舒，右胁痛大减，能站立起来走几步去解小便，并能喝点稀粥，风团明显减退。再进第2剂后，风团续减，只是深夜二时许两腿酸痛躁热发了一些风团，胃纳已开，每餐能进米饭2小碗，但仍稍有胸闷腹胀脐周围痛，并有肠鸣，口苦。再进第3剂后，风团续减，二便基本正常，但右胁及脐腹仍有微痛，右腰疼痛，自云口苦口臭恶心比较突出，守上方加黄芩10克。

三诊：9月20日。

服上方3剂，风团全部消失，只是有时肢体躁热发痒，阴囊亦痒且有紧缩感，口苦渐除，但仍口淡乏味，进苦甜食物即呕吐，精神睡眠二便正常，腹中舒适，有时腹胀，矢气即消，稍有头昏眼花，四肢酸软微痛，左半身稍感麻痹。守上方加减：太子参 30 克，焦白术 10 克，云苓 15 克，甘草 5 克，法半夏 10 克，陈皮 15 克，山楂肉 30 克，六曲 10 克，谷麦芽各 15 克，鸡内金 10 克，白鲜皮 30 克，刺蒺藜 30 克，桑寄生 30 克，桑枝 30 克。

四诊：10 月 4 日。

服上方 5 剂，肢体皮肤痒减，阴囊痒止，食增神旺，已上班工作。但右腰仍痛，小便短少灼热，尿如米汤，守上方加车前草 30 克，白茅根 30 克，海金沙 15 克，萆薢 15 克，再进 5 剂。

患者自服上方后，病即痊愈。随访 2 年，未见复发。1975 年 9 月间，因感胸闷腹胀，服木香槟榔丸缓解，风团微发，仍用 1973 年 9 月 14 日方治愈。

荨麻疹是一种临床常见的皮肤血管反应性疾病，又称风疹块，民间叫作风团。其特点是皮肤突然出现风团剧痒，时起时消，消退后不留痕迹。从中医理论来说，风团病因主要是"风"（既有外风，也有内风），病位主要在心肝血分，是由血分伏风所致。由于风性善行数变，去来无定，故风团时起时消而痒甚，并常因外感风邪或食鸡、虾、鱼、蟹等动风发病之物而引起。又因肝风内伏，常克脾土而致胃肠功能失常，故多伴有腹痛、泄泻或便闭、恶心呕吐、不思食等症。风为阳邪，久伏必致伤血而生热，故又多热象。风木克土，则脾虚而生湿，故又多兼湿象。这就是一般临床辨证论治风团着眼于血分风、湿、热的理由所在。也就是说，风团是血分伏风外发于皮肤之象，风胜故痒甚，热炽于表则风团色赤而皮肤灼热，热炽于里则心烦不寐大便秘结，湿感于表则风团色白而皮肤浮肿，湿感于里则腹痛胀满不思饮食。热偏胜的，多见舌苔黄脉滑数，久则耗伤阴血而致舌干红脉细数。湿偏胜的，多见舌苔白腻脉缓，久则损伤阳气而致舌滑润脉迟弱。本病治疗原则，一般是从血分以去风湿热邪。但因本病是由血分伏风而起，故又应以活血祛风为主，这就是前人所谓"治风先治血，血行风自灭"的意思。也就是说，风邪深伏血分，必须活血行血才能破其巢穴以除去之。若因外风引动的，则宜合用解表法以兼散外风。由于风为阳邪，深伏血分，久必伤血，血虚则生热而助风，故多热象，而应在活血祛风中凉血清热并养血平肝。至于治湿之法，湿泛于外的宜透宜利，湿盛于内的宜燥宜利，湿阻脾胃的宜运脾和胃，湿伤中气的宜补中益气（若由气虚发展到阳虚的，则应扶阳益气）。在活血祛风、凉血清热、养血平肝中，必须善于运用四物汤，方中除当归、川芎能活血养血以祛风（如川芎）外，芍药宜赤白同用，赤芍能凉血行血，白芍能养血平肝，和血息风，地黄宜生用，生地既能凉血清热，又能养血益阴，且能活血化瘀，在祛除风湿热邪中，一般常用防风、荆芥、浮萍、薄荷、蝉蜕、僵蚕、地肤子、苦参、苍术、生苡仁、车前草、木通、滑石、泽泻等药。白鲜皮和刺蒺藜二药相配，能入肝心血分以祛风湿热邪，极合本证病机，堪称对症良药。而且本症还有因蛔虫引起的，二药具有杀虫治蛔作用，也很适合。这就是我之所以自制鲜蒺四物汤的理由所在。但在使用本方时，必须注意顾护脾胃和久病体虚宜补气血以扶正祛邪，才能提高疗效。如：

例1的风团极其顽固，经治2个月才获痊愈。从中获得的主要体会是：①鲜蒺四物汤方功能为消除血分风湿热邪以主治风团，堪当重任，故本例用以为主，获得良效。②在处理本例风木克土的脾胃不和中，合用了加减保和丸和中助运、行气导滞；由于患者极易感冒，而用了自制防荆汤以祛外风和玉屏风散以固补卫气；又因多痰，而合用了二陈汤以化痰，这都起到了良好的辅助作用。还有一点值得指出的是，本例风团欲发时必先腹痛，而在风团发透时则腹痛即止。这是因为血分伏风内动，在风团欲发未发时，木郁土中，胃肠气机不利，故腹痛，而在风团发透时，风木之气疏达于外，胃肠气机亦随之而通利，故腹痛即止。这可以说是本案血分伏风由里出表的生动体现。至于本例荨麻疹合并慢性阑尾炎术后的肠粘连，则属瘀血为患，故经加用蒲黄、五灵脂、延胡索、乳香、没药、丹参、红藤等活血化瘀药后，即迅速解除，而这些活血化瘀药对于风团也是颇为有利的。

例2的风团鲜蒺四物汤证之所以加入葛根、山药、莲子以升发中气，固补脾胃，是因兼有便溏日七八行且有不禁感的脾气下陷之证。至其所以重用葛根至100克，则是因为伴有背腰硬痛难以转侧的筋脉失养的拘急之证，故重用以柔润筋脉而止痛。

例3的风团下午即作，傍晚渐甚，夜间遍及全身，直至天亮始渐消退，显示病在血分。从舌红苔黄脉细数来看，可见血分风热较甚。从食欲不振有时腹痛来看，可见风木克土，胃肠湿遏气滞。因此，方用白鲜皮、刺蒺藜为主，既合当归、生地、赤芍、丹皮、红花的凉血清热，活血化瘀，又合防风、荆芥、银花、菊花、连翘以祛风湿热邪，还配合青木香的芳香以化湿浊而行气滞（李时珍《本草纲目》载青木香能治瘙痒），和山楂、六曲、谷麦芽以助运化（其中山楂还能和血化瘀，治身痒）。从患者坚持服用此方1个月而病获痊愈未再复发，并由其重复使用于另一同病患者获效来看，可见此方的组合是恰中病机的。

例4的风团初因平素形寒易感，舌淡胖、苔白腻，而采用了自制鲜蒺桂麻各半汤方，但服后减而复增，乃改投鲜蒺四物汤合玉屏风散以固补卫气，连服10剂而愈。由此可见，风团表虚易感、荣卫不和而血分风湿热邪较甚的，非鲜蒺四物汤合玉屏风散难以奏功。鲜蒺桂麻各半汤和荣卫之力虽有余，但消除血分风湿热邪之力不足，所以本例服后风团减而复增。

例5的风团由于血分风湿热邪较轻，加之表虚易感，荣卫不和，故用鲜蒺桂麻各半汤全方连服10剂而愈。

例6的风团主要是风木克土的胃肠症状非常突出。从其风团遍布全身、瘙痒难忍而胸胁脘腹闷胀剧痛、尤以右胁和脐周围为甚、不思饮食、食入即吐、大便溏软小便短少、口苦、苔白黄腻来看，显属肝木乘脾土，木郁土中，中气失运，胃肠气机阻滞而湿热内蕴所致。初诊即采用自制鲜蒺保和汤方，除重用白鲜皮和刺蒺藜从血分以祛风湿热邪外，并用郁金、青皮、青木香、夏枯草、白芍、枳壳、莱菔子、山楂、六曲、麦芽以疏木平肝、运脾开胃、行气导滞，和车前草以清利湿热（亦能止痒）。此方连服3剂，风团即明显减退，同时，风木克土的胃肠症状亦迅速得到缓解。

这里必须指出的是，本案风木克土的病情较之例1更为严重，脾胃受伤已甚，故虽风团发遍全身，而胃肠症状并不为减，不似例1风团发透则腹痛随之而解。由此可知，风木克土之证，病情矛盾的主要方面在木的，则木得疏而土自和；如其主要矛盾方面在土的，则必以和土为主兼疏木才能奏功。

红斑狼疮

钱某，女，47岁。

一诊：1975年1月14日。

患红斑狼疮将近1年。去年春天面部出现红斑，夏秋之间曾低烧过3个月，现在红斑遍布面部眉心、前额、口角，并有灼热麻辣痒感，怕晒日光和烤火。头晕时痛，烦躁出汗，夜不安寐，手足心热，上下肢关节疼痛，腰痛，面浮脚肿，神疲肢倦，食欲极差，每餐只能强食50克左右，大便时结，常自服用牛黄解毒片，得大便利则较舒适，闭经已三四个月，舌质紫暗而边多瘀斑，脉象细弱。投以升麻鳖甲汤合犀角地黄汤加减：升麻60克，鳖甲30克，犀角5克，生地30克，丹皮15克，赤白芍各30克，丹参30克，鸡血藤30克，当归15克，黄芪15克，党参15克，山楂肉30克，六曲10克，谷麦芽各30克，鸡内金10克，白茅根30克，生苡米15克，赤小豆15克。

二诊：2月17日。

服上方8剂（患者因药量大，1剂分作2日服完），前3剂药下都有肠鸣反应，后3剂每夜都曾腹痛，便溏3次，色黑而不爽，近日腹痛肠鸣轻微，大便通畅，面部红斑见退，舌边瘀斑见减，其他症状均见减轻，饮食、睡眠、精神均见好转，守上方加青木香15克。

三诊：2月27日。

服上方10剂，面部红斑明显减退，新斑很少发生，旧斑已转黑色，面部已无麻辣感，痒亦减轻，舌边瘀斑渐除，头痛虽止，但仍感昏胀。上下肢关节痛渐除，现仅左手关节仍痛，抬不上头，甚至夜寐痛醒，腰痛减轻，腹痛肠鸣渐止，近日腹饥思食，每餐可进食100～150克，舌苔微黄，脉仍细弱。守上方去谷麦芽、六曲、鸡内金，加桑寄生、桑枝各30克，秦艽、菊花各10克，钩藤15克。又因上方犀角缺药，改用羚羊角3克。

四诊：3月12日。

服上方10剂，左手关节痛明显减轻，夜寐不再痛醒，手能抬起上头，大便通畅，但停服犀角末（前经煎服过的犀角片均已研末）则便硬，面脚肿消，面部红斑在服药时显见消退，如停药则稍见复起，仍有痒感。守上方出入：升麻60克，鳖甲30克，犀角5克，生地30克，丹皮15克，赤白芍各30克，丹参30克，鸡血藤30克，紫草15克，紫地丁15克，紫荆皮15克，山楂30克，白鲜皮30克，刺蒺藜30克，菊花10克，钩藤15克，秦艽10克，桑枝30克，桑寄生30克，当归15克，黄芪15克，党参15克。

五诊：3月22日。

服上方10剂，近日新斑未再发生，旧斑逐渐退去，烦躁全除，大便渐趋正常，粪色黄而微红，左手关节疼痛更见减轻，头由终日昏晕减为有时昏晕，守上方再进。

六诊：4月1日。

服上方10剂，头已不晕。上月24日久闭的月经来潮，经色黑而量中等，5天干净。近日停药3天，大便又不通畅，面部稍起新斑微痒。守上方加减：升麻60克，鳖甲30克，犀角5克，生地60克，丹皮15克，赤白芍各30克，紫草15克，紫地丁15克，紫荆皮15克，鸡血藤30克，桃仁15克，红花10克，山楂肉30克，秦艽15克，桑枝30克，当归15克，黄芪30克，党参15克。

七诊：4月12日。

服上方 10 剂，大便通畅，面部红斑又渐退去，左手关节疼痛渐除，现唯抬手上头时有痛感而已。近时寐安纳佳，脉力好转。但从前天起，每天下午头面及上半身皮肤灼热而起痒疹。守上方加白鲜皮、刺蒺藜各 30 克。

八诊：5 月 15 日。

服上方 30 剂，面部红斑基本消失，现唯右口角下余留两小红点，晴天见日光时，面部灼热，皮下红点隐隐，眠食二便正常，守上方除丹参、鳖甲、丹皮、山楂、当归、黄芪、党参仍用原量外，其余量均减半。

九诊：5 月 22 日。

服上方 10 剂，右口角下两小红点消失，面色完全恢复正常，皮肤痒亦全止，但舌边仍留有少许瘀斑残迹，左脉力增，右脉仍细。守上方再进 10 剂。并另以 10 剂蜜丸善后。

十诊：8 月 23 日。

服上方 10 剂及其丸药半料，面部红斑已三五月未再发生，现仍继续服用丸药以巩固疗效。以后随访多年，未见复发。

根据《内经》"心者，生之本，神之变也，其华在面，其充在血脉"的理论，从本例的红斑遍布面部而怕晒日光和烤火以及烦躁不寐手足心热汗出等症来看，其病机显然主要在于火毒侵犯心所主的血脉，以致血分热毒炽盛而上泛于面所致。但因心肾水火相济，关系极为密切，心火亢旺，必致灼伤肾水，而水不涵木，又必影响及肝，于是心之血分热毒乘虚侵及肾、肝，故见腰痛面浮脚肿（正水不足而邪水不利）和头晕痛肢节疼（内风动而失养）等症。又因热毒炽盛于上、下焦的心、肝、肾，中焦脾胃的纳化功能势必受到影响，而脾胃久困，中气必伤，故见神疲肢倦，食欲极差，大便时结等症。至于舌质紫暗而边多瘀斑，乃血热瘀滞之征；脉细而弱，乃气血两虚之象。本例病情虚实错杂如此，治法必须在攻补兼施的原则下。从心、肝、肾清热解毒，凉血化瘀，益阴养血；并从脾胃补中气，助运化，始克有济。因此，采用《金匮要略》升麻鳖甲汤（去雄黄、蜀椒）合《千金方》犀角地黄汤为主，并先后加入紫草、紫花地丁、紫荆皮、丹参、白芍、桃仁、红花、酸枣仁、柏子仁、夜交藤、合欢皮以清热解毒，凉血化瘀，益阴养血而消斑；和白鲜皮、刺蒺藜以散皮肤风热而止痒；羚羊角、钩藤、菊花、桑寄生、桑枝、秦艽、鸡血藤以平肝息内风，柔筋利关节；白茅根、生苡仁、赤小豆以清肾利水；党参、黄芪、山楂、六曲、谷麦芽、鸡内金以补中气，助运化。经过4个多月的治疗，比较顺利地竟其全功。本例之所以获效，首先在于采用了升麻鳖甲汤的主药和犀角地黄汤的全方，其中尤以升麻最为切要。前人治疗疮疡麻痘斑疹丹毒等病，处方大都用它作为主药。《金匮要略》用升麻鳖甲汤主治阳毒"面赤斑斑如锦纹"，颇与本证相近似，方中主药升麻的作用，更与本证病机相吻合，故按原方药量用2两，以重任之。鳖甲性味咸平，能入血分以益阴除热，破瘀散结。对本证血热瘀滞而阴伤者来说，也是非常适宜的。犀角地黄汤功能凉血散血以消血热斑疹，并有清热解毒作用，故近时多用以主治本病。但此方凉血散血有余，清热解毒不足，必须与升麻、鳖甲以及紫草、紫花地丁等同用，才能提高疗效。其次在于随症加味比较适合，如：①由于脾胃中气不足，运化不良，呈现神疲肢倦，食欲极差，大便时结等症，故加用党参、黄芪、山楂、神曲、谷麦芽、鸡内金以补中助运，并在初诊方服后腹痛便溏而加入青木香以行气止痛，不仅防止了寒凉重剂再损中气，且使脾胃纳化功能迅速得到恢复。由于患者饮食大增，气血生化有源，抗力日见增强，因而促进了疗效。②由于肾中正水不足而邪水不利，呈现腹痛面浮脚肿等症，故加用清肾利水而不伤阴的白茅根和生苡仁、赤小豆，使面脚浮肿迅速得到消退。③由于肝风上冒，以致头晕胀痛，而加用羚羊角、钩藤、菊花以平肝息风；又因肝血不足以柔养筋脉，使关节不利，以致四肢关节疼痛，而加用桑寄生、桑枝、秦艽、鸡血藤以养血柔筋，通利关节，使其症逐渐得到解除。这里还想附带提出的是，本例处方，不仅量重，而且药多，每剂药味大都在 20 味以上。我过去曾有一段较长时间，主张治病应以药少力专为贵，近十多年来，逐渐发现自己的偏见，因为在临床实践中，不断地证实有些复杂的病，需用药多的大方才能取效，本案即其 1 例。

肿 瘤 科

脑　癌

刘某，女，11 岁。

1997 年 2 月 15 日初诊：经广州军区医院检查发现：颅脑三脑室底部有一占位性病变（肿块），确诊为脑癌。现头痛剧烈，眼花，不便手术，就中医治疗，投以通窍活血汤方加减：麝香 1 克末冲，当归尾 10 克，川芎 10 克，赤白芍各 15 克，生地 15 克，桃仁 10 克，红花 10 克，丹参 15

克，白通草 10 克，白芷 15 克，猪苓 10 克，泽泻 10 克，生大黄 5 克，黄酒 90 克，葱白 3 根。每日 1 剂，水煎（射香另用黄酒煎汁冲）服至 1 周后，头痛眼花显著减轻。继守上方服至 1997 年 5 月 21 日（连服 3 个多月，共用人民币万余元）复诊，头痛眼花消失，自觉基本正常，唯稍感头昏，身痒。腹部及两大腿皮肤静脉扩张。继守上方减生大黄为 3 克，加天麻 15 克，甘草 10 克，白鲜皮、刺蒺藜各 15 克。继续服至 1997 年 7 月 21 日三诊，症同二诊，因射香价高，负担困难，乃在上方中减去麝香，再进至 1998 年全年，药后月经按期来潮，一切正常。因停药到现在（1999 年 10 月 31 日），近经江西医学院一附院磁共振成像检查证实："三脑室底部占位性病变治疗后未见明显肿块影，仅见水肿。"

鼻 咽 癌

周某，女，40 岁，农民。

患鼻咽癌，头痛剧烈，彻夜不得寐，痛不欲生，因无钱住院治疗，而求治于我，要求止痛，我于 1983 年 11 月 6 日投以自制芍甘芎芷汤加味：白芍 60 克，赤芍 30 克，生甘草 30 克，川芎 15 克，白芷 30 克，菊花 15 克，枸杞子 15 克，白花蛇舌草 60 克，山楂 30 克，六曲 10 克，麦芽 30 克。连服 5 剂，头痛大减；继进 10 剂，头痛全止。寐安，纳开，精力恢复，愉快地参加了农村双抢劳动。此案随访至 1987 年 11 月 6 日已 4 年未曾复发过。

本例初投自制芍甘芎芷汤方，本以止其剧烈头痛为目的，并无望其能治癌，不意头痛获得高速疗效后，癌症亦随之缓解，随访 4 年，未曾复发，亦云幸矣。

肺　癌

吴某，男，55岁。

一诊：1989年4月7日。

今年元月4日吐块状鲜血断续2天后，仅晨起有少量吐血。至3月12日发热39.8℃，住入南昌市某医院，经检查确诊为肺癌。胸水多，右胸闷痛，时有咳嗽，前天咳吐红色血一口，口干渴多饮，入暮烦躁出汗，舌淡红苔黄腻，脉左弦而右寸弱。但胃纳及二便尚可。方用千金苇茎汤合生脉散加味：芦根60克，生苡仁60克，冬瓜仁30克，桃仁10克，西洋参15克，麦冬30克，五味子15克，白花蛇舌草60克，桔梗15克，杏仁15克，生甘草15克，白果30克。

二诊：4月10日。

服上方后，咳减，夜寐渐安，晨起口干，大便色黑，精神好，声音洪亮。守上方再进。

三诊：4月13日。

今日咳痰带血丝，右胸闷痛减轻，小便数量较多，大便由黑转黄，守上方加紫菀、冬花、川贝母、枳壳、橘络、丝瓜络各10克再进。

四诊：4月23日。

右胸已不觉闷痛，无不适感，手掌渐有血色（过去色苍白），大便成条色黄。守上方加减：芦根60克，生苡仁60克，冬瓜仁30克，桃仁10克，白茅根60克，白花蛇舌草60克，白果30克，桔梗10克，甘草10克，川贝母10克，甜葶苈子30克，西洋参10克，麦冬15克，五味子10克，冬虫夏草10克。

五诊：4 月 27 日。

病情稳定好转，唯右胸仍感微闷。守上方再进。

六诊：5 月 1 日。

近日小便量逐渐减少（由过去约 20 分钟 1 次减为约 2 小时 1 次），自觉胸水明显减退，昨日自觉胸水没有了，胸闷也没有了，神旺纳佳，唯饮食下咽稍有阻滞感（但不感到胸闷），今日上午曾呕吐 1 次，大便仍为黄黑色。守上方去葶苈子，加陈皮 10 克，竹茹 5 克，枇杷叶 10 克，枳壳 10 克，减芦根、茅根、生苡仁各为 30 克。

七诊：5 月 3 日。

今日在医院复查发现胸水已完全消失。近日未曾呕吐，唯便溏日 2～3 次（仅水泻 1 次），大便仍色黑，今成小条。守上方加减：芦根 60 克，生苡仁 60 克，冬瓜仁 30 克，桃仁 5 克，白茅根 60 克，白花蛇舌草 60 克，桔梗 10 克，枳壳 10 克，麦冬 10 克，五味子 5 克，党参 50 克，白术 30 克，云苓 30 克，甘草 5 克，陈皮 10 克，山药 30 克，莲子 30 克，黄芪 50 克。

八诊：5 月 17 日。

病情稳定好转，饮食、睡眠、二便正常。但仍有微咳，痰黏色白，近日肠鸣时作。守上方加重陈皮为 15 克，甘草为 10 克，再加法半夏 15 克，川贝母 10 克。

九诊：5 月 23 日。

肠鸣减少，守上方去桃仁、冬瓜仁再进。

十诊：6 月 6 日。

从 4 月 7 日到现在已 2 个月，病情日趋好转，近时已无所苦，神旺、纳佳、寐安，从未发热过，大便已转正黄色多日，舌脉均已正常。嘱守上方隔日 1 剂坚持长服以巩固疗效。

十一诊：9月3日上午。

上方隔日1剂，至今未停，情况一直良好。昨日在医院摄片复查肺已完全恢复正常（1996年患者曾亲自介绍一病人来就诊时面告，他自1989年9月病愈后，至今已7年未曾复发过）。

本例肺癌经治4个多月，始终坚持用千金苇茎汤方清化痰瘀以祛邪，生脉散方补养气液以扶正，本意只能减轻病人痛苦，以延长其生命，并无望其能治愈，不料药后不仅达到了预期目的，而且收到了治愈肺癌已7年未曾复发的意外疗效，令人欣慰不已。

甲状腺肿瘤

例1：刘某，女，22岁。

1971年9月13日初诊，发现患甲状腺混合瘤已8天。初起为黄豆大，现已发展到如桂圆大，质硬而皮色不变，疼痛拒按。某市医院外科主张立即手术切除，但病人拒不接受。近日感冒周身骨节及腰酸痛，四肢乏力，脉浮缓。投以自制黄药子汤：黄药子15克，昆布15克，海藻15克，橘核15克，夏枯草10克，连翘10克，防风10克，荆芥5克。此方初服3剂，瘿瘤即消散十之七八，疼痛大减，不按已不觉痛。再进6剂，瘿瘤全消，诸症悉除。最后用六君子汤调理而康复。

例2：俞某，男，22岁。

患甲状舌骨囊肿多年。1972年经西医采用手术切除后，近年发现该囊肿又逐渐出现，今囊肿物大如算盘珠，表面光滑，重压稍有疼痛感，打哈欠时有压迫感，眠食二便尚正常，脉细数。1978年1月6日初诊，投以自制黄药子汤：黄药子15克，昆布15克，海藻15克，橘核15克，夏枯草10克，连翘10克，防风10克，荆芥5克。连服5剂，囊肿物显著消退，已由如算盘子大缩小至蚕豆大。但服药后有头痛烦躁、嘴唇干裂、渴喜冷饮、咽喉不利、夜寐不安（每夜仅能入睡一二小时）、稍有脱发、大便干结等反应。1月16日复诊，守上方加元参、麦冬、浙贝母、丹参、夜交藤、合欢皮各15克，生苡仁30克。再进5剂，囊肿物基本消失，仅在仔细揣摸时才可触到一如绿豆大的小肿物而已。同时前方服后的多种反应亦已完全消失。此后南昌市某医院中医科赵大夫曾来面告其病已痊愈，并将本案抄去。

例3：黄某，女，61岁。

1987年11月20日初诊：患左侧甲状腺囊肿已1年多，初小后逐渐增大，随吞咽上下移动，患者一般情况尚可，唯大便素结。西医建议手术切除，病人拒不接受，寄希望于中医。投以自制黄药子汤加味：黄药子15克，昆布15克，海藻15克，橘核15克，生苡仁30克，夏枯草15克，浙贝母15克，防风15克，荆芥10克，连翘10克，元参20克，麦冬15克，生地15克。患者坚持此方由1987年11月服至1988年2月春节前（每日1剂），甲状腺囊肿完全消失。随访至今已8年，从未复发过。

例4：马某，女，45岁。

1989年6月2日下午初诊：患甲状腺瘤已18年。1971年发现，手术摘除后，1987年复发，又行手术摘除。今年3月间又复发，现右颈部甲状旁腺有一如乒乓球大肿瘤。素有胃病（球部溃疡），食少，大便干结难下，2～3日一行，舌边有齿痕，舌质紫红，脉左弦右细。投以自制黄药子汤加味：黄药子 15 克，橘核 30 克，昆布 15 克，海藻 15 克，防风 10 克，荆芥 5 克，薄荷 5 克，生苡仁 50 克，连翘 15 克，山楂 30 克，谷麦芽 30 克，六曲 10 克，鸡内金 15 克。12 月 5 日下午复诊：服上方至今，甲状腺瘤已消其半。饮食、二便、睡眠正常。嘱守上方坚持长服以竟全功。1990 年 7 月 26 日患者女儿面告其母的甲状腺瘤已全消。

甲状腺肿瘤即中医所谓"瘿"。中医认为本病系因情志抑郁而起，如《诸病源候论》说："瘿者，由忧郁气结所生。"其病因主要是一个"痰"字，而其痰则是由肝气郁滞而生。故本病的病理主要为痰结与气滞。由于气为痰滞，痰因气结，故痰结与气滞又互为因果，而使瘿肿日益增大。且痰气结滞日久，必致血阻成瘀，痰气与瘀血纠结，则瘿由软而硬，形成各种肿瘤。治疗不外消痰软坚（如海藻、海带、昆布、海蛤、半夏、贝母），行气散结（如青皮、陈皮、连翘），化瘀利水（如莪术、通草、泽泻）等法。个人经验所制的黄药子汤，方中以黄药子为君，海藻、昆布为臣，橘核、夏枯草、连翘、防风、荆芥为佐使，久经临床应用，疗效尚称满意，这可从上述 4 例治验获得证明。本方主药黄药子，性味苦平（或云微寒）无毒（或云有小毒），具有除痰化瘀散结消肿的作用。孙思邈《千金方》制黄药子酒治瘿瘤，盛赞其功。海藻、昆布二药性味咸寒无毒，都有消痰软坚作用，亦为治瘿瘤要药。故李东垣强调指出"凡瘿坚如石者，非此不除。"橘核行气化痰散结，夏枯草疏肝散结，连翘解毒散结，荆防消散结肿，八味相得益彰。其加味法是：脾胃气虚者，加党参、黄芪、白术、茯苓以健脾益气；阴虚火旺者，加生地、玄参、麦冬等以滋阴清火。又因黄药子对

274

肝脏稍有损害作用，近时常加甘草（临床实践证明甘草不但不反海藻，且可增强其作用，《中药大辞典》亦持此说）和生姜汁以解其毒。

胰腺囊肿

沈某，女，26岁。

1977年5月31日初诊：心下坚大如盘（约10厘米），又少腹结块如鸭蛋大，已3个多月。西医临床诊断为胰腺囊肿。现脘腹硬块疼痛拒按，并牵引胸背腰痛，不思饮食，口淡出水，食入则梗阻胃脘，肠鸣有水声，大便秘结，小便短少，夜难入寐，舌苔淡黄而腻，脉细。投以枳术汤加味：枳实、枳壳各15克，焦白术30克，陈皮30克，丹参30克，广木香10克，砂仁10克，甘草10克，山楂15克，六曲10克，麦芽30克，鸡内金10克。嘱日进2剂。6月1日二诊：药下腹中气窜而肠鸣加甚，脘腹硬块虽稍见软而反扩大，大便仍结而少，守上方加重枳实、枳壳各为30克，更加莱菔子15克，再进3剂。6月3日三诊：脘腹硬块明显见软，按之如皮球中有水声，胃纳渐开，食入已无梗阻感，但脘腹疼痛未减，守上方加重广木香为15克，更加云苓30克，并给胃痛散9克（加入冰片末1.5克和肉桂末3克）分作3包。6月5日四诊：3日先服散方，一服痛减，二服痛止，三服后未再发生疼痛。接服汤方1剂，药下腹中仍有气窜动，三四分钟自止，仍肠鸣有水声，大便已通畅而较稀。4日又服汤方1剂，脘腹硬块全部软化，腰背痛亦解除，胃纳增加，精神好转，但仍肠鸣有水声。守上方加减：枳实、枳壳、焦白术、云苓、陈皮、橘核各30克，昆布、海藻、大腹皮、广木香、青木香、佛手各15克，胃痛散9克（分三次吞），再进4剂。6月8日五诊：心下硬块完全消失，按之柔软如常，仅微有压痛，右少腹结块也基本消失，只是有时鼓肠可以摸到有如鸽蛋大的结块，但按之即随手消散，大便日行3次而色黄成条，尿转清长，精神眠食均佳。最后仍守上方出入以善后。

《金匮要略》水气病篇："心下坚大如盘，边如旋盘，水饮所作，枳术汤主之。"本案"心下坚大如盘"，是因水饮结于中焦所致。故用枳术汤，以枳实降胃气而攻逐水饮，白术升脾气而运化水饮。本例主症恰与本条主症相同，同时腹中常有水声，口淡出水，小便短少，明属中焦脾胃气机阻滞，水饮结聚为患。故采用枳术汤为主。但因本症实多虚少，故其治法方药消多于补，不仅枳实与枳壳同用而量大于白术，而且合用了一些行气导滞消痰利水软坚活血化瘀类药。由于方证吻合，故服药仅11剂，脘腹硬块即全消失。

肾囊肿

罗某，男，57岁。

一诊：1989年8月30日。

患左肾囊肿，叩击左肾部不痛而右肾部痛。右胸腔有少量积液，右上腹疼痛已7天，头昏，口苦微有干渴，舌苔薄白微黄，脉细弱。投以橘核丸方加减：橘核30克，海藻30克，昆布30克，生苡仁30克，丹参30克，赤白芍各15克，乳香10克，没药10克，桃仁10克，红花10克，当归10克，黄芪30克，党参30克。5剂。

二诊：9月5日。

药后尿量大增，食增神旺，头不昏，口不干苦。唯右上腹痛仍如前,大便软条粪色黄黑,二日一行。守上方加重橘核、生苡仁、黄芪、党参各为 50 克,赤白芍各为 30 克,当归、乳香、没药各为 15 克,再加延胡索 30 克,再进 5 剂。

三诊:9 月 9 日。

药后尿量仍多,右上腹痛止,现仅右胁下微痛而已。守二诊方再进 5 剂。

四诊:9 月 14 日。

药后尿量仍多,近日时时打哈欠,舌苔已退,守二诊方再进 5 剂。

五诊:9 月 19 日。

药后尿量渐减,右上腹已无所苦,仅在深呼吸时右季肋稍有轻微痛感而已。守二诊方再进 5 剂。

六诊:9 月 25 日。

药后痛已全止,精神、睡眠、饮食、二便均正常,脉力已旺,经医院复查左肾囊肿已消失。守二诊方再进 5 剂(隔日 1 剂)以巩固疗效(1991 年 12 月间曾一度复发,仍用上方治愈)。

本例肾囊肿是因痰瘀互结而成,法当消痰化瘀,其所以采用橘核丸方加减为治者,由于此方(《济生方》)由橘核、海藻、昆布、海带、川楝子、延胡索、桃仁、枳实、厚朴、木香、桂心、木通 12 味药组成,具有消痰化瘀、行气破滞、软坚散结的作用,虽然前人原用以主治睾丸肿胀等症,但因二者病虽异而证(痰瘀互结)治(消痰化瘀)则同,故其方可通用。唯原方消痰有余,而化瘀不足,故本例在原方基础上加强了化瘀的力量(加用了丹参、赤芍、乳香、没药、红花)。又因本例痰瘀互结兼有气血两虚(脉细弱），故又加用了黄芪、党参、当归以补益气血。由于药与证合，故获良效。

卵巢囊肿合并子宫肌瘤

万某，女，31 岁。

一诊：1991 年 9 月 23 日。

患右卵巢囊肿合并子宫肌瘤。一贯痛经，月经过多，此次淋漓不止已两月。现头脑空痛，面色苍白，语言低怯，精神萎靡，四肢无力，腰酸痛，右少腹痛弯腰时有异物感。口淡乏味纳少，胃中灼热而渴喜热饮。舌淡红、苔薄白，舌下瘀脉粗曲，脉缓弱。投以自制丹芍乳没棱莪汤加味：丹参 30 克，赤白芍各 30 克，乳香 10 克，没药 10 克，三棱 10 克，莪术 10 克，生蒲黄 15 克，五灵脂 15 克，当归 10 克，党参 30 克，白术 15 克，茯苓 30 克，甘草 10 克，山楂 30 克，六曲 10 克，麦芽 30 克，鸡内金 15 克。3 剂。

二诊：9 月 26 日。

药后肠鸣，便溏日夜 3 次，精神好转，诸症减轻，但昨日阴道出血少许，诸症复如故，今日市某医院 B 超示右卵巢囊肿缩小，而子宫肌瘤增大。守一诊方加重三棱、莪术各为 15 克，党参为 50 克，白术为 30 克，再加黄芪 50 克，橘核 50 克，生苡仁 50 克，再进 4 剂。

三诊：9 月 30 日。

药后腹痛止，精神好，阴道出血未止，大便由溏转硬 2 天，近 2 天正常，日 1 行，仍肠鸣，腹胀矢气则舒，纳稍增，守二诊方再进 7 剂。

四诊：10 月 7 日。

药后阴道血止,诸症渐除。今日 B 超示:子宫附件正常,囊肿与肌瘤均消失。守上方出入以善其后。

本例病机血瘀痰结与气虚并重,故在重用自制丹芍乳没棱莪汤合失笑散加橘核、苡仁、茯苓等以活血化瘀、消痰利水的同时,又重用黄芪、当归、党参、白术以益气补血,攻补并行,攻瘀不伤正,补正不碍邪,恰中病机,故获良效。一般来说,出血当止血。其所以本例经血淋漓不止,不但不予止血,反而大行其血者,是因此属癥瘕崩漏,血瘀是本,出血是标,宿瘀内结胞宫,新血不得归经,而见淋漓不止。"凡系离经之血……此血在身,不能加于好血,而反阻新血之化机"(《血证论》)。因此,只有去其瘀,才能止其血。这就是本例出血不止血(未用一味止血药),而反大攻其瘀以止血的理由所在。

骨伤外科

颈 椎 病

万某,男,32 岁。颈椎增生 2 年,久治少效。现仍头项强痛,转动欠灵活,活动时牵引背痛,舌苔薄白,脉弦滑。1991 年 5 月 9 日初诊:投以桂枝加葛根汤合桃红四物汤加减:葛根 120 克,桂枝 15 克,赤白芍各 50 克,炙甘草 10 克,当归 30 克,川芎 10 克,生地 30 克,桃仁 10 克,红花 10 克,延胡索 30 克,鸡血藤 30 克。4 剂。5 月 13 日二诊:服上方后，项强稍减，守上方再进3剂。5月16日三诊：项强继减，转动较前灵活些，守上方减赤白芍各为30克，生地为15克，再进7剂。5月23日四诊：头项强痛减轻三分之一左右，自觉精神转佳，守上方再进。6月3日五诊：服上方至今，头项强痛渐除，只在大幅低头时有些牵引背痛，仍守上方再进。6月17日六诊：头项强痛消失，转动灵活如常，嘱守上方再进7剂以巩固疗效。

葛根为治项背强痛的专药。此药性味甘辛平，功能升阳解肌，升津柔筋，通痹止痛，活血化瘀。我临床数十年，常用葛根治疗项背强痛，无论新久轻重，莫不应手而效，且可重用（最大用量可达120克）而无流弊。

腰 椎 病

例1：刘某，女，37岁。

1991年9月5日初诊：患腰锥病多年，今年6月间，又患髋关节炎，经住院治疗诸症减轻而出院。现感两侧髋关节持续性疼痛拒按，弯腰困难，腰部酸胀痛引下肢及下腹部，痛与天气变化无关。尿黄时有急胀感，大便色黑。自觉胃中灼热而喜热饮，浑身发烧易出汗而恶风寒（须盖被而卧，否则口出清水）。胃纳尚可，但饱食则胀满难消。舌淡红苔薄白，脉细而数。投以补阳还五汤加味：黄芪50克，当归15克，赤白芍各30克，生地15克，川芎10克，地龙30克，桃仁10克，红花10克，桑寄生50克，杜仲30克，续断30克，甘草10克，山楂30克，六曲10克，麦芽30克，鸡内金15克。4剂。9月9日复诊：腰痛稍减，食后脘胀减轻，但浑身及胃中热如故，守上方加丹皮10克，生栀子10

克，竹叶15克，白通草10克，再进3剂。9月12日三诊：浑身及胃中热减退，腰痛大减，小便急胀感消失，知饥，食后胃中舒适，守二诊方去山楂、六曲、麦芽、鸡内金再进4剂。1992年12月28日患者介绍类似病人来就诊时面告，患者自服上方后，病即痊愈。

本例腰椎病合并髋关节炎，是因气虚血瘀生热所致。故采用补阳还五汤全方为主以益气活血化瘀，并合导赤散加丹皮、栀子以清热为佐，获得良效。

例2：符某，男，35岁。

患肥大性脊椎炎，腰部沉重冷痛甚剧，不能转侧俯仰，形寒（时当夏令，尚需盖被而卧），不渴，小便清利，舌体胖润，脉象沉细。1971年7月12日初诊，投以甘姜苓术汤加附桂：熟附子15克，肉桂10克，干姜15克，白术30克，云苓15克，炙甘草15克。连服8剂，腰部沉重冷痛痊愈。

在文化大革命期间的1970年，我随校下迁到吉安市青原山，在校办农场劳动了1年多，直至1971年夏，因学校开办西医学习中医班，才被抽回任教。本例患者即该班学员。当时正值理论教学基本结束而临床教学即将开始之际，全班师生都在整理行装，准备下到临床基地去，而患者病卧在床，甚感焦急，大家都以为他要暂时留在学校治病，不料服药8剂，即告痊愈，而愉快地随班出发了。本例不仅见有腰部沉重冷痛而口不渴的寒湿着于"肾之外府"之症，而且见有形寒，小便清利，脉象沉细的"肾之中脏"阳虚之症，故在肾着汤中加入附子、肉桂以温壮肾阳。根据个人临床体会，本证寒湿之所以能够外着于腰不去，多由肾脏阳虚于内而不能充其"外府"所致，因而在用肾着汤时加附桂的机会是比较多的。

胫 骨 病

史某，女，21岁。

患右胫腓骨硬化性骨炎，经治愈后，1976年又患左胫腓骨中段硬化性骨炎，已1年多，久治少效。现患处隆起，疼痛酸胀，日轻夜重，以致难以入寐，有时痛引左膝关节，手冷，肌瘦，舌苔稍呈灰白色，脉弦细缓。1978年3月8日初诊，投以当归四逆汤加鹿茸：当归15克，桂枝10克，赤白芍各30克，细辛3克，炙甘草10克，木通10克，红枣5枚；鹿茸末2克（冲服）。连服40剂，大得效验，患处隆起见平，酸痛渐止，夜间已不觉痛，能够安寐，食增神旺，肌肉渐丰，嘱守上方坚持服至其病痊愈为度。

本例显属寒凝血脉，肝肾阳虚所致。故用《伤寒论》厥阴篇的当归四逆汤全方以暖肝温通血脉，加鹿茸以壮肾阳。鹿之精气全在于角，角本下连督脉，鹿之角于诸兽为最大，则鹿之督脉最盛可知，故能补人身之督脉。督脉为人身骨节之主，肾主骨，故又能补肾。凡角初生，软嫩者为茸，秉健壮之性，故能补肾家真阳之气，善治精髓骨血之病。这就是本例之所以取得良效的理由所在。

踝 骨 病

朱某，男，30岁。

1992年3月16日上午初诊：昨夜1时许起床抬腿碰伤右脚，当时无不适，渐渐作痛。现有踝外侧红肿，全踝部酸胀痛，拒按，活动受限，素患胃病，有时作痛，现大便稀溏。投以桂枝汤加味：桂枝15克，赤白芍各30克，炙甘草

10克，生姜5片，红枣10枚，当归15克，川牛膝15克，木瓜15克，生苡仁30克，茯苓30克。上药水煎3次，上下午各服1次，第3煎熏洗患处。3剂。3日后，患者特来门诊面告，药后病即痊愈。

桂枝汤方具有调和荣卫，流通血脉的良好作用；近贤陆渊雷盛赞其肌表活血之功。它不仅对内科外感之痛症有效，对骨科外伤之痛症也有效，本案即其1例。

手术后遗症

例1：王某，男，93岁。

1952年右小腿因患恶疮被截除。1970年，发生左小腿灼热疼痛，经用野菊花等捣烂外敷1次即愈。1972年复发，改投泽兰叶15克，阿胶15克，白及10克，川牛膝6克，连服4剂愈。去年春天又复发，再用上述验方不应，西医按脉管炎、神经炎处理亦无效，迁延至今末愈。现在左小腿昼凉夜热，热甚时需浸入冷水桶内二三十分钟，且需换水数次，才能退热，即使寒冬腊月也不例外，并感到热处作痒、钻痛，即使热退，仍需将左脚伸出被外。唇赤，口干反不渴饮，纳少，大便溏软而四五日一行，尿频量少而色正常，舌红边有瘀斑，脉结代。患者年逾九十，两耳失聪多年，说话声音洪亮，夜寐尚安。1974年10月13日初诊，投以桃红四物汤加减：桃仁10克，红花5克，当归15克，赤白芍各30克，生地30克，丹皮15克，丹参30克，银花30克，生甘草10克，川牛膝15克，黄芪30克。2剂。10月19日复诊，服上方后，左小腿灼热疼痛程度减轻，时间缩短，守上方加黄柏10克，再进2剂。3月24日三诊，再服上方1剂，左小腿灼热疼痛基本消失，更进

1 剂而全除。现在左小腿需要穿上纱袜，卧时不再伸出被外，仍守上方加减以调理之。

本案患者为余一老友之岳父。我因带学生临床实习到该地，接其函以岳父病托治，经过细心诊察，用药 4 剂，即告痊愈，幸不辱命，足慰故人。从其症见左小腿昼凉夜热、唇赤、口干不欲饮、舌红有瘀斑、脉结代来看，可见是因心所主的血脉中蕴有瘀热而下流于阴分所致。昼为阳，夜为阴，血热旺于阴分，故左小腿昼凉夜热。口干反不渴饮，为热在血分之征，舌有瘀斑而脉结代，为血脉瘀滞之象。但从高年久聋、食少、大便溏软、尿频量少来看，又可见其气血亦必不足。因此，采用丹参、生地、赤白芍、丹皮、桃仁、红花、黄柏、银花、甘草以凉血化瘀，清热解毒为主，黄芪、当归以补养气血为佐，并用川牛膝以引药力下行。其中黄芪、当归既能补气生血，又能和血化瘀。由于药证相符，故使 8 年痼疾，4 剂而愈。

例 2：张某，男，32 岁。

久患胃溃疡病不愈，因而住入某医院接受胃切除手术治疗，术后心下脐上刀口处一团硬结胀满疼痛拒按，呻吟床褥，难以转侧，虽经采用各种西药镇痛而毫无效果，病人痛苦已极，舌红苔黄，脉弦。1971 年 12 月 25 日邀请会诊，投以失笑散和金铃子散、芍药甘草汤加味：生蒲黄 30 克，五灵脂 30 克，延胡索 15 克，川楝子 15 克，丹参 30 克，山楂肉 30 克，赤白芍各 15 克，生甘草 15 克，三七末 10 克。当日连服 2 剂，1 剂痛即大减，并得安睡片刻；再剂痛减十之七八，自觉轻松，能够下床活动，并可下楼上厕所。次日复诊，嘱守原方再服以竟全功。后据 1 位实习医生面告，因我复诊嘱守原方原量而住院医生则予改方减量，不料服后痛又增剧，只得仍用原方原量，连服 6 剂而痊愈。

本例显属瘀血作痛，故用活血化瘀法获效。其方合失笑散、金铃子散、芍药甘草汤加丹参、三七、山楂，除剂量较大外，并无其他特色，但竟能止各种西药所不能止的剧痛，而且稍予改方减量即无效。由此可见，药量必须与病情相当的重要性和必要性。前人所谓"四两拨千斤"之法，虽然对某些慢性重病来说，确有可取之处；但对急性重病来说，则往往是杯水车薪，无济于事的。

例 3：黄某，男，18 岁。

1992 年 9 月 23 日初诊：右大腿根深部脓肿，切开排脓后，高热不退已 6 天。昨起午后低热，头昏乏力，卧床不起，面色苍白，语音低怯，舌胖有齿痕、苔白厚腻，脉象虚数（105 次 / 分）。投以补中益气汤全方：黄芪 50 克，党参 30 克，焦白术 15 克，炙甘草 10 克，当归 10 克，升麻 30 克，柴胡 10 克，陈皮 15 克。3 剂。1 周后，其父特来门诊面告，药后热退神旺，连服 10 剂，身体康复如昔。

本例术后身热不退，伴见头昏乏力，卧床不起，面色苍白，语音低怯，舌胖有齿痕、苔白厚腻，脉象虚数等症，显属气虚发热，法当甘温除热。故用补中益气汤全方获得良效。

例 4：甘某，男，38 岁。

1974 年 8 月 2 日误被气枪击伤，身中小铁弹子数十枚右肾因中弹损坏而被摘除，并曾从膀胱中取出一些弹子。但手术后至今，常感左腰胀痛，尿时茎中亦痛，小便黄而短涩，尿时常见大量红细胞、白细胞和脓球，入暮口干。1974 年 10 月 14 日初诊，投以八正散加减：木通 10 克，车前草 15 克，萹蓄 10 克，瞿麦 10 克，石韦 15 克，白茅根 30 克，金钱草 30 克，海金沙 15 克，生甘草 10 克。连服 5 剂。小便畅通不痛，左腰胀痛减轻，尿检红细胞消失，白细胞及脓球大减。10 月 20 日深夜，小便时由尿道排出一小团线与脓液的胶结物，患者大感舒适，自云病已痊愈。继予参麦散加味以善后。

本例手术后遗留膀胱之异物，竟按淋症用八正散加减方 5 剂而排出，亦云幸矣。

诊
余
漫
话

对热病理论的继承和发展

先生的寒温统一和内外统一的热病学术思想，是在历史唯物主义和辩证唯物主义的思想指导下，经历了 3 个阶段的进程而逐渐地形成的。

指导思想

1. **唯物辩证**　先生自 50 年代接受马克思列宁主义、毛泽东思想后，即自觉地坚持历史唯物主义和辩证唯物主义的认识论和方法论观点，认为中医理论是辩证法的产物，只有正确运用唯物主义观点和方法，才能深刻理解和正确掌握中医学，才能做到"古为今用"，才能"推陈出新"。比如，他在《从"实践论"看中医》和《从"矛盾论"看中医》这两篇文章中，紧密地联系中医学，畅谈了学习《实践论》和《矛盾论》的心得体会。深刻地认识到，阴阳五行等中医基本理论是"科学的抽象"，是"可靠的真理，而不是不可捉摸的玄理"。中医诊疗疾病的过程，是由感觉（"四诊"）——判断、推理（"辩证"）的过程，是从感性认识到理性认识的过程，而这一认识过程的正确与否，又须通过临床实践的检验，因为"实践是检验真理的标准"。认为中医对人体生理、病理的阐述，充分体现了矛盾的普遍性、绝对性、特殊性、不平衡性和复杂性，在病因方面强调内因起决定作用，等等。这种唯物主义思想方法的确立，使之在此后40余年的中医理论与临床，尤其是热病学说研究中，如获南针。

2. 批判地继承 中医药学固然是一个伟大的宝库，但事物是在不断地变化的，科学也随之不断地发展着，中医药学也在不断地发展着，发展本身就意味着去粗取精，去伪存真，推陈出新。因此，几千年文明史积累而成的中医药宝库中，肯定存在着应予扬弃的糟粕，不能良莠不分，一概接受，经典著作也不例外。比如，对于《伤寒论》这部不朽的经典，伤寒学者大多认为条条是真理，方方是至宝，而先生则认为应当实事求是，批判地继承，不能无限拔高到如所谓"一部《伤寒论》可治万病"的峰极之上。他在1962年为江西中医函授大学编写的《伤寒论讲义》中，就在充分肯定的前提下，大胆否定了"烧裈散"治阴阳易的作用。对历代名医名著，也多能在充分肯定其独到见解的基础上，联系实际，分析其不足之处，予以补充、完善。他认为，凡事必先知其不足，然后才能有所发现，有所发明，有所创造，有所前进。

3. 实践检验 中医理论的许多问题，往往诸子争鸣，莫衷一是，迄今仍为悬案。对此，有人主张"群言淆乱衷于圣"，即向古圣人求。先生则认为应衷于临床实践。唯实践是检验真理的标准。比如对《伤寒论》厥阴病篇这一"千古疑案"，历代注家大多悉由旧章，随文衍义，竟使伤寒厥阴病成为以上热下寒的乌梅丸证为主的疾患。先生认为，这是不合乎伤寒厥阴病的临床实际的，因而甘冒不韪，自 1980 年至 1991 年，连篇累牍地发表了有关伤寒厥阴病的论文，提出了切合现代热病临床实际的不同观点。他认为，只有经得起实践检验的理论才是可靠的真理。

三个阶段

1. 对伤寒学说的研究及其《伤寒知要》的完成

（1）深入浅出：先生禀承师训，深入长沙，寝馈其中，乐此不疲。至 20 世纪 50 年代末，经综合整理归纳所得，深入浅出地写成《关于伤寒论的初步研究》和《伤寒论概说》。至 60 年代初，在当时三年自然灾害的艰苦条件下，殚精竭虑，为江西中医学院函授大学写成 30 万字的通俗易懂的《伤寒论讲义》。继而又为厦门大学华侨中医函授部写成计 70 万字的《伤寒论函授讲义》和《伤寒医案选》（惜毁于十年动乱）。由于长期的紧张写作和营养失调，书稿甫成，即患了严重的"甲亢"，加上多年消化道溃疡病的折磨，竟令正当盛年的他，体重只剩下 40 公斤。

（2）拾遗补缺：先生对近今研习原有 22 篇的《伤寒论》大都只取其中 10 篇（三阴三阳及霍乱、阴阳易差后劳复），而弃置其他 12 篇，颇表遗憾。认为"伤寒例"等篇可贵之处不少，仍然值得珍视。从而发表了《对伤寒例、平脉辨证和可与不可方治的体会》一文以拾遗补缺。并把它作为《伤寒总论》编入江西中医学院 1959 年内部出版的《伤寒讲义》中。这一见解，即使在 20 世纪 90 年代的今天，仍然值得认真考虑。又，《伤寒论》禹余粮丸方已佚，先生通过临床验证，体会到《古本伤寒论》的禹余粮丸方疗效确实，可补其缺。并就禹余粮丸证主症"小便已阴疼"加以阐发，着眼于"已"字，辨尿痛一症的虚实。曾以《关于伤寒论禹粮丸证问题》为题，在《浙江中医药杂志》发表了自己的见解。这对于一见尿痛，不问尿后尿时，只知清利湿热者，应是一个有益的启示。

（3）崇实黜虚：先生认为《伤寒论》是一部崇实黜虚的辨证论治的经典，它的精萃主要在方与证间。因此，对待历代伤寒注家的理论上的争鸣必须采取崇实黜虚的态度。即应从其方证实际去衡量，而不应离开方证去空谈。例如：①风寒营卫之争。方中行等注家所拘执的桂枝汤治风伤卫、麻黄汤治寒伤营、大青龙汤治风寒两伤营卫的太阳病三纲鼎立之说，是凿分风寒，割裂营卫，不符合太阳病方证实际的。如大青龙汤所主治的实际是表寒里热实证，故其方既用麻黄汤以发散表寒，又用石膏以清解里热，足见此方并非为所谓风寒两伤营卫而设。所以先生择善而从柯琴之注。②表实表虚之争。一般认为太阳病风寒邪实于表，不存在虚证。所谓表虚只是相对于表实（汗出脉缓与无汗脉紧）而言，表实麻黄汤证固然是实证，但表虚桂枝汤证却不能认为是虚证。先生根据太阳病桂枝汤证原文一再提到脉浮虚弱，并结合前人和自己的经验，有力地证明了它确是表寒证中的虚证（风寒邪实而卫阳正虚），桂枝汤确是辛温解表中的攻（发散风寒）中带补（扶助卫阳）之方，从而落到了实处。更有利于指导临床实践。他所发表的《论风伤卫、寒伤营和风寒两伤营卫》以及《略论太阳病中风表虚与伤寒表实》两文，就是为此而作的。

（4）由博返约：20世纪60年代后，先生对伤寒病因病机等重大理论问题，已在全面继承的基础上，作了系统整理和深入阐发。如他继《伤寒郁阳化热论》和《再论伤寒郁阳化热》后，发表了《伤寒病因病机论》，提出了独到的见解。从而由博返约，逐渐形成了自己的特色，著成了《伤寒知要》。此书言简意赅，畅谈了理论研究心得和临床治验体会，力求突出其精华，抓住其本质，以知其要。尤其是以伤寒厥阴病为突破口，大量地引进了后世温病厥阴病证治以充实之，从而开拓了寒温统一的思路。

2. 对温病学说的研究及其《寒温统一论》的完成

（1）寒温一脉同流：先生对在《伤寒论》基础上发展起来的温病各家学说的研究中发现，几乎每一位有成就的温病学家，都是在对《伤寒论》作了精深的研究之后，发现其对温病论述之不足而予以补充完善。温病各家著作中，处处显露出羽翼《伤寒论》的用心。如《温病条辨》针对《伤寒论》太阳病篇风温逆证有证无方的缺陷，发明风温卫、气、营、血各阶段辨证与治法方药；又针对《伤寒论》厥阴病篇对厥阴病主症、病机、主方等论述不清的疑窦，阐明了厥阴温病昏、痉等主证的热闭心包、热动肝风等主要病机，并创立了安宫牛黄丸、紫雪丹、至宝丹等清开法主方（被后世誉为"三宝"）。先生把温病厥阴病与伤寒厥阴病合看，这一疑问就涣然冰释了。作为《伤寒论》的继承发展，温病各家学说在外感热病热化证方面的成就是超越了《伤寒论》的。显然，这是前人认识外感热病寒化与热化两个主要方面的过程，这一过程尽管是漫长的，它毕竟是完成了，只是由于伤寒和温病两派传人逐渐形成了门户之见，划若鸿沟，不相为谋，致使寒温之争历数百年而不息，这在过去一段时期内，虽曾有过因百家争鸣而推陈出新的积极意义，但今天看来，这种门户之见只能各自限制自身的发展，已毫无积极意义可言。现今中医临床大都兼收并蓄而左右逢源，并常依临证需要，灵活变通，寒温合用。因此，先生在研究伤寒学说的同时研究温病学说，如他从50年代起，就发表了《寒温纵横论》《温病概说》《温热论初探》，且为江西中医学院撰写了《温病讲义》并对伏邪学说进行了深入探索，发表了《从冬伤于寒，春必病温，谈到温病的新感和伏气》和《论伏邪与内因的关系》等文。

（2）寒温统一归真：在深入研究了寒、温各自的理论之后，发现寒、温两说实为一个事物的两个方面，前人分别发现、发展了它的一面。时至今日，我们理应予以综合，使其完善。为此，先生晚年致力于伤寒与温病的病因病机及其内在联系的探讨，以图从基本理论上使其归于一统。在发表了《伤寒病因病机论》后，又发表了《温病病因病机论》和《寒温病机论》。在此基础上，发现伤寒与温病在各自发病的外因（外五淫毒、外五疫毒）、内因（内五淫邪、内五体质）及其疾病的发生、发展规律等方面均有密切的内在联系。这就是他之所以发表《关于伤寒六经和温病三焦、卫气营血辨证论治体系的统一问题》《八纲统一寒温证治，建立热病学科体系》等文的思想基础，也就是他明确提出"寒温统一"主张的根据。早在20世纪70年代初，他就曾为江西中医学院主编过《热病学讲义》，发表过《关于伤寒与温病合编为热病学的商榷》一文。当20世纪80年代初国内医坛对此展开广泛讨论时，他又连续发表了《寒温统一的理论与临床》《漫话寒温统一》和《再谈寒温统一》等文，最后著成了《寒温统一论》，为建立外感热病辨证论治体系作出了贡献。

目前，在中医教学中，把外感热病证治分散在伤寒、温病、金匮、内科和各家学说五门课程中讲述，相互间缺乏有机的联系，更谈不上系统性和整体性。这一明显的缺陷导致学生在临床上处理外感热病（包括几乎所有的内科急症在内）时，思路不广，反应不快，难以及时、正确地处理。相信寒温统一理论体系的建立，将为解决这一问题起到积极作用。

3. 对寒、温、外、内统一的热病学说的研究及其《热病学》的完成

（1）热病寒、温、外、内统一思想基础：伤寒学说是论述一切外感热病的学说，内涵是广泛的。但由于"狭义伤寒"概念的深入人心，使之易与《伤寒论》画等号，故将"广义伤寒"的提法回归《内经》"热病"是有现实意义的。因这不仅可以理顺伤寒、温病、热病等病名概念，而且有利于把与外感热病密切相关的内伤热病统括起来讨论，使之成为一门独立、完整的热病学科。对此，先生早在为中国中医研究院研究生班所作的《讨论八纲、六经、三焦、卫气营血和脏腑经络辨证论治之间的内在联系及其不可分割性》的学术报告中，就已具有这一思想基础。

这一学术思想形成的过程是先进行了寒温统一，而后才发展成内外统一的。前述20世纪70年代初主编《热病学讲义》，发表《关于伤寒和温病合编为热病学的商榷》，并主持建立了热病教研室，培养了一些熟悉且能融汇伤寒和温病两门课程的教学人才等活动，还仅限于寒温统一，未及内外统一。其后，先生在从事寒温统一的理论与临床研究过程中，深切地感到，外感热病常因复杂的内伤情况而影响着热病过程的发展和转归，而大多数的内伤热病又常常由外感热病诱发，或病程中兼挟着外感热病。并认为这正是仲景将外感伤寒与内伤杂病汇合，著成《伤寒杂病论》的主旨所在。

（2）热病寒、温、外、内统一的必然结果：如前所述，中医的外感热病理论，固须将伤寒、温病的理论系统结合，加以整理，成为一个完整的外感热病理论；内伤热病理论也须全面整理，使之与外感热病理论冶于一炉，让两者在《热病学》中溶为一体，则是现代临床的需要和热病理论发展的必然结果。因为在现代临床上，大量的外感热病是由西医接诊的。他们广泛应用的抗生素一般来说是有效的，但也存在许多不可忽视的问题。如普遍存在耐药性、过敏性、毒副反应等；用之不当而产生的菌群失调疾病；对免疫机能低下的个体无法产生抑菌效果；对病毒感染性热病无效；等等。而这些，又常常与患者的个体特异性（如伏邪的存在、体质的阴阳偏颇、内伤疾病的影响等）有关，中医对此有较大的优势。事实上有许多严重的外感热病，当西医束手时，中医运用外感与内伤相结合的观点，常可应手取效。中医在这方面虽然拥有丰富的理论和经验，但何以病人往往不先找中医而先找西医？为什么一般中医望危急重症之热病而却步？难道不是"中医治不了急性病"的俗见所致吗？而这一俗见之所以盛行，归根结缔，难道不该归咎于我们未能把中医热病学术继承发扬好吗？

先生在《论热病的寒温统一和内外统一》一文中，历述外感热病与内伤热病的内在联系，指出在外感热病中常可见到气郁、食滞、痰积、血瘀发热和气虚、血虚、阴虚、阳虚发热等内伤热病，从而明确地提出了热病内外统一的学术主张。几经寒暑，数易其稿，终于著成了寒、温、内、外统一的《热病学》，为建立热病学科体系竭尽了自己的心力。

站在寒、温、内、外统一这个新的起点上，如何使这一学术主张付诸实现，并使之在现代热病临床中发挥指导作用？这比之提出这一主张难度更大，涉及面更广。基于此，先生带领一班人，提出并设计了"应用寒温统一热病理论指导治疗急症的临床研究"课题（该题曾被列入国家科委"七五"攻关项目），以寒温内外统一的热病理论为指导，对多种发热性疾病，进行前瞻性研究结果证明，以八纲统六经、三焦、卫气营血和脏腑的辨证论治体系，能适应当前热病临床实践的需要，能启迪临床思路，提高疗效。

在治疗各种发热性疾病的临床中发现，由于输液已成为现代热病临床必用的治疗手段，虽有明显的救阴作用，但因热病患者津伤的同时也耗气，气虚难以运化直接输入血中的水液，故常常出现湿遏之象。在燥热证尚不至酿成蕴蒸之势，在湿热证或寒证则往往助湿伤阳，或冰伏其邪，或伤阳入里，令病势转重，缠绵难已。对此，我们提出了"辨证输液"的主张，即：适量输液（以舌质转润为适量，舌苔转腻为过量）、温控输液（寒证和挟湿证维持恒温32℃～35℃；热重于湿证30℃；温热证25℃；燥热化火，过高热时10℃以下）。并对湿重于热证提出"治湿不远温"的原则，认为只有用药偏温，才能较快地祛除湿邪，孤立其热，从而达到加速治愈的效果。

对厥阴病理论的继承和发展

厥阴病研究，肇始于岐黄，形成于仲景，发展于后世伤寒、温病学家。从理论到临床，均有丰富的内容。惜乎后世寒温分立门户，不相为谋，凡持伤寒阴阳六经说论厥阴病的，只是自限于《伤寒论》厥阴病篇，而难以明白晓畅，竟将持温病三焦、卫气营血说者大量有关厥阴病研究的成就拒之门外，坐令其成为"千古疑案"，使后学迷惑者久矣。先生有鉴及此，从理论联系实际的原则出发，就临床之所见、所需，实事求是地对前人的研究进行了一番去粗取精、去伪存真的整理，提出了一个明确的厥阴病概念，并系统地论述了它的理法方药，以期有利于当今临床运用，从而提高其疗效，促进其理论的发展。

从源到流　澄清面目

1. 从《内经》看　《内经》论及厥阴病的多篇中，应以《素问·热论》为主。其言曰："今夫热病者，皆伤寒之类也……伤寒一日，巨阳受之，厥阴脉循阴器而络于肝，故烦满而囊缩……两感于寒者，病一日则巨阳与少阴俱病……三日则少阳与厥阴俱病，则耳聋、囊缩而厥，水浆不入，不知人，六日死。"结合《素问·诊要经终论》"厥阴终者……甚则舌卷卵上缩而终矣"来看，显然《素问》厥阴病的主症有二：一为昏厥，即上述"不知人"；二为痉厥，即上述"舌卷""囊缩"。其病所则落实在手足厥阴经脉及其所属的心包与肝，治疗仅有针刺的汗、泄两法，预后多归死亡。总的看来，《内经》奠定了厥阴病理论的基础，虽则简朴了些，但大体上把外感病最后陷入神昏痉厥的危重急症阶段归属于厥阴病这一点，至今仍不失为正确。

2. 从《伤寒论》看 《伤寒论》厥阴病比较明确的概念有三：①厥阴病是外感热病的最后阶段。该篇放在六经之末，预后条文最多，立意十分明显；②厥阴病主症是厥。这从该篇论厥条文所占比重之大可以看出；③厥阴病阶段面临的是生死预后，阳返则生，阳不返则死。这可从该篇55条原文中有25条是以厥热胜复来判断生死预后可以看出。其疑窦与不足主要是：厥阴病特征性临床表现不明。从《伤寒论》全书来看，太阳、阳明、少阳、太阴、少阴五篇都是在继承《素问·热论》等篇的基础上加以发展，唯独厥阴一篇竟无只字言及上述《素问》厥阴病主症，这是不能不令人怀疑的。现在一般通行的《伤寒论》厥阴病篇共有55条，其中只有4条明文提到厥阴病，所述脉症又很简略，且未出方，其余51条大都是泛论厥、热、呕、利等文，《金匮玉函经》且把它另列为"辨厥利呕哕病形证治"篇，置之于厥阴病篇4条之外。这就毋怪乎引起近贤陆渊雷在其所著《伤寒论今释》中发出了"伤寒厥阴篇竟是千古疑案"的慨叹。但是《伤寒论》厥阴病篇虽无上述昏痉明文，若能从其全书广泛深入地探索，仍然是有迹可寻的。如：太阳温病逆传厥阴，由于热闭心包，肝之阳风内动，而见热盛神昏鼾睡、语言难出、直视；阳明病并厥阴，由于胃热上冲心包，引动肝之阳风，而见潮热、不大便、神昏谵语、循衣摸床、惕而不安、直视、脉弦；少阳病并厥阴，由于神魂不宁，而见惊悸谵语；少阴病并厥阴，由于寒闭心包，肝之阴风内动，而见昏厥肤冷、躁无暂安时；以及脏结的痛引少腹入阴筋；阴阳易的少腹里急引阴中拘挛等，即其例证。由此可见，《伤寒论》厥阴病篇虽无昏痉之名，但从全书看来，却有昏痉之实。从其厥阴病篇无只字言及上述《素问》"舌卷""囊缩""不知人"等厥阴病主症，竟然自食其在自序中"撰用素问九卷"之言，显然是有脱简的。唯因后世伤寒学家出于尊崇仲圣，不敢稍越雷池，大都恪守一般通行的《伤寒论》厥阴病篇55条，随文衍义，虽亦言之成理，却难令人无疑，尤其是以上热下寒的"消渴、气上撞心、心中疼热、饥而不欲食、食则吐蛔、下之利不止"为厥阴病主症，显然不符合伤寒热病按六经传变规律发展到最后阶段的厥阴病危急重症的临床实际，更难令人信服。至于以厥为厥阴病主症，虽似可从，但仅局限于肢厥（四肢厥冷）和体厥（通身厥冷），而未涉及到昏厥和痉厥，也难令人满意。其中厥热胜复虽有似于厥阴病特征性临床表现，但本症近今无人得见，只能存疑，未可曲解。又由于厥阴病昏痉主症不明，因而厥阴病的寒厥或热厥鉴别点也不够明确，尤其在少阴病或阳明病并厥阴时，无法辨清病机重点是在厥阴，抑或在少阴或阳明，而难以做针对性处理。《伤寒论》在这方面显然是有缺陷的。尤其是缺乏针对厥阴病昏痉的开窍息风方药。

3. 从温病学说看　温病学家针对《伤寒论》厥阴病篇的缺陷作了大量的补充。例如叶天士《温热论》开宗明义指出"温邪上受，首先犯肺，逆传心包"和《三时伏气外感篇》"风温者……治在上焦，肺位最高，邪必先伤，此手太阴气分先病，失治则入手厥阴心包络，血分亦伤。"以及吴鞠通《温病条辨》上焦篇太阴温病逆传心包、神昏谵语、舌謇肢厥条所注"厥者，尽也。阴阳极造其偏，皆能至厥。伤寒之厥，足厥阴病也。温热之厥，手厥阴病也。舌卷囊缩，虽同系厥阴现症，要之舌属手，囊属足也。盖舌为心窍，包络代心用事，肾囊前后皆肝经所过，断不可以阴阳二厥混而为一，若陶节庵所云，冷过肘膝便为阴寒，恣用大热。再热厥之中亦有三等：有邪在络居多，而阳明证少者，则从芳香，本条所云是也；有邪搏阳明，阳明太实，上冲心包，神迷肢厥，甚至通体皆厥，当从下法，本论载入中焦篇；有日久邪杀阴亏而厥者，则从育阴潜阳法，本论载入下焦篇"等，都对《内经》、《伤寒论》和《温热论》的厥阴病理论有所发展。这里有必要指出的是，吴鞠通对热厥理论的发展虽功不可没，但以手足厥阴分属阳（热）厥与阴（寒）厥，并以之为鉴别点大加强调，则有失机械，且不符合临床实际。因为寒厥阴证由少阴进入厥阶段时，也是既厥且昏且痉的。尽管吴氏热厥证中未提囊缩一症，但肝风痉厥瘛疭则比比皆是，他自己就没有把足厥阴证排斥在热厥之外。显然这是吴氏智者之一失。

综观上述，不难澄清厥阴病的真面目，并作出如下结论：凡外感热病发展到最后阶段，邪闭心包，肝风内动，呈现神昏痉厥等危急重症的，就是厥阴病。

寒温结合　证治详明

1. 从太阳温病逆传厥阴和太阴温病逆传心包看 《伤寒论》太阳温病逆传厥阴，由于热闭心包，肝风内动，而现"身灼热""多眠睡、鼻息必鼾、语言难出""直视失溲""如惊痫时瘛疭"等症，仲景已有明示。只是当时对此缺乏经验，尚未能提出方治，徒见其"一逆尚引日，再逆促命期"

而已。温病学家对此则有突破性进展，如叶天士《温热论》首先提示"温邪上受，首先犯肺，逆传心包"的机理，吴鞠通则在《温病条辨》中详论其证治，如上焦篇说："太阴温病……神昏谵语者，清宫汤主之。牛黄丸、紫雪丹、局方至宝丹亦主之。""大人暑痫……热初入营，肝风内动，手足瘛疭，可于清宫汤中加钩藤、丹皮、羚羊角"的清宫开窍法和凉肝息风法，更显然是对太阳温病逆传厥阴和太阴温病逆传心包证治的贡献。

2.从伤寒阳明病并厥阴和阳明温病热冲心包看 由于阳明胃络通心，与心包络（以至于肝）关系密切，所以以阳明胃热太盛，可循胃络上冲心包，扰乱神明，甚至引动肝风，而见神昏谵语痉厥等厥阴证。这在《伤寒论》阳明篇和《温病条辨》中焦篇都是一致的。但伤寒学家治疗此证，只知攻下，不晓凉开，尚嫌不足。温病学家治此则较为全面，既不忘攻下，更重视凉开。如"阳明温病，面目俱赤，肢厥，甚则通体皆厥，不瘛疭，但神昏，不大便七八日以外，小便赤，脉沉伏，或并脉亦厥，胸腹满坚，甚则拒按，喜凉饮者，大承气汤主之。""阳明温病，汗多谵语，舌苔老黄而干者，先与小承气汤。""阳明温病，无汗，小便不利，谵语者，先与牛黄丸，不大便。再与调胃承气汤。""阳明温病，不利谵语，阳明脉实或滑疾者，小承气汤主之；脉不实者，牛黄丸主之，紫雪丹亦主之。""阳明温病……神昏谵语者，安宫牛黄丸主之。""阳明温病，下之不通……邪闭心包，神昏舌短，内窍不通，饮不解渴者，牛黄承气汤主之"等，即其例证。由此可见，阳明温病并入厥阴的治法，不仅有专主大、小承气攻下的，也有专主牛黄、紫雪凉开的，还有先与牛黄凉开，而后与调胃承气攻下和以牛黄凉开为主而兼与大黄攻下的，必须根据其病情矛盾的主次方面不同，而灵活运用。这是《温病条辨》对《伤寒论》阳明病并厥阴的更为深入的发展。

3. 从伤寒少阴病并厥阴和温病少阴并厥阴看 由于少阴心肾和厥阴心包络与肝关系极为密切，故其为病常互相影响，或由彼而及此，或由此而及彼。但从伤寒热病六经传变规律来看，则是少阴在前而厥阴在后的。所以《伤寒论》根据《内经》六经传变次序而以厥阴病篇殿其后，《温病条辨》下焦篇首先提出少阴温病治宜育阴潜阳法、方主加减复脉汤的阴虚阳亢证，是由"邪在阳明久羁"发展而成，显示了阳明胃土燥伤少阴肾水，由中焦传至下焦的病机；然后提出由于少阴之阴虚阳亢，水不涵木，以致肝风内动而发展成为厥阴温病治宜滋阴息风法、方主大定风珠（由加减复脉汤方加三甲、五味子、鸡子黄组成）的阴虚风动证。由此可见，厥阴病确是伤寒热病六经传变的最后阶段。有人认为，上述看法只适宜于下焦温病，而不适宜于上焦温病，因为温病的上、中、下焦相当于病程的初、中、末期的缘故。其实这并非绝对概念，就上焦温病而言，虽然温病多起于上焦太阴肺卫分并常顺传至中焦阳明胃气分，但如由太阴肺逆传至厥阴心包营血分甚至引动肝风的，则又属于卫、气、营、血病程的最后阶段，不能简单而机械地把温病的上焦完全等同于病程的初期。下焦厥阴温病也是以昏痉为主症的。这可从其"痉厥神昏，舌短烦躁，手少阴证未罢者，先与牛黄、紫雪辈开窍搜邪；再予复脉存阴，三甲潜阳"条及其注解"痉厥神昏、舌謇烦躁，统而言之为厥阴证。然有手经、足经之分：在"上焦以清邪为主，若邪尚有余，必先以搜邪"中很清楚地看得出来。这是就厥阴热化危证而言，至于厥阴寒化危证，同样是以昏痉为主症的。如《伤寒论》所谓"伤寒脉微而厥，至七八日肤冷，其人躁无暂安时者，此名藏厥"和"病胁下素有痞，连在脐旁，痛引少腹，入阴筋者，此名藏结，死"两条，是即厥阴寒化危证的例证。尤其是前条，可以说是厥阴寒化危证的主文，因为伤寒脉微而厥，本属少阴阴盛阳衰，当用四逆汤以急温之；由于延误失治，至七八日而现通身肤冷、手足躁无暂安时之症，这是少阴病陷厥阴的寒化恶候。从《素问·刺热》所谓"肝热病者，小便先黄，腹痛，多卧身热，热争则狂言及惊，胁满痛，手足躁不得安卧"来体会，既然肝热的手足躁不得安卧，必身热而小便色黄；那么肝寒的手足躁无暂安时，就必身寒而小便色白。至其"热争则狂言及惊"，则显然包含有昏痉在内。并可推知厥阴"藏厥"的手足躁无暂安时，亦必包含有昏痉在内。因为不仅热闭心包，肝之阳风内动，可以出现昏痉；寒闭心包，肝之阴风内动，亦可出现昏痉之故。本条还可与"少阴病，吐利，躁烦四逆者，死"条合参，从其"躁烦四逆"轻于本条"肤冷""躁无暂安时"来看，可见仲景对厥阴"藏厥"不出方治，实不言而喻，故后世注家多云不治。但从"少阴病，吐利，手足逆冷，烦躁欲死者，吴茱萸汤主之"条来看，又未尝不可勉用通脉四逆汤合吴茱萸汤，并适当加入温热的开窍息风药以抢救之。这里有必要强调的是，外感病的厥阴危证，大都包含着少阴阳盛或阴虚，阴盛或阳虚的病理基础在内。即：厥阴热化危证（如热闭心包或水不涵木而肝之阳风内动的昏痉等症）是在少阴阳盛或阴虚的病理基础上发展而成；厥阴寒化危证（如寒闭心包或水助木邪而肝之阴风内动的昏痉等症）是在少阴阴盛阳虚的病理基础上发展而成的。

古为今用　推陈出新

在了解了前人对厥阴病的研究成就与不足之后，摆在我们面前有待解决的问题就提出来了：厥阴病的实质是什么？其主要病症、病机怎样？临床如何治疗？预后怎样？"七五"期间，我们对流行性出血热这一急性传染病进行了临床研究，共观察治疗 400 余例，其中 10% 以上出现了痉厥神昏的厥阴病症，中医组的病死率仅有 3.66%，西医组为 10.71%（$P<0.01$）。对厥阴病有了一些感性认识，取得了一些第一手的临床资料。现仅以此为例，就上述问题提出以下看法，供同道参考。

（1）厥阴病的实质是外感热病的最后阶段，是手足厥阴经脉及其所系脏腑的病理变化。对此，古今研究看法大体一致。

（2）厥阴病的主症是神昏痉厥。吴鞠通在自注《温病条辨》下焦篇 18 条时指出："痉厥神昏，舌謇烦躁，统而言之，曰厥阴证。"临床实践也完全证实：外感热病最终阶段总是陷入昏迷状态的。热证如此，寒证亦无不如此。病在少阴，神志尚清，进入厥阴，就神志不清了。而一旦陷入厥阴，往往救治为难。因此，我们在出血热的临床工作中，特别强调注意"先兆厥阴证"，即观察患者的神志与体征。只要患者烦躁甚，或语言不便、舌体欠灵，或白日嗜睡、错语（如答非所问），或夜间多梦呓、谵语，或偶见无意识动作，等等，均应看作疫邪将要进入厥阴的先兆，必须及时开闭驱邪，扶正固脱，阻断其向厥阴发展。这一措施，有效地防止了病情的恶化，使许多病人避免了进入厥阴阶段。

（3）厥阴病的病机是阴盛阳竭或阳盛阴竭或阴竭阳脱。吴鞠通在自注上焦篇 17 条"邪入心包，舌謇肢厥"时指出："厥者，尽也，阴阳极造其偏，皆能致厥。"译成白话就是说："厥阴是三阴之尽。阴盛阳竭固可为寒厥，阳盛阴竭亦可为热厥。"把厥阴病病机阐述得何等的精确！至其来路，寒厥证可由少阴寒厥发展而来；热厥证如《温病条辨》所述有三焦之分：上焦由温邪"逆传心包"所致，中焦由"阳明太实，上冲心包"而成，下焦由手少阴证"日久邪杀阴亏"所致；阴竭阳脱证则多由热厥转为寒厥而成。在出血热的临床中，上述各证均可见到。如休克期有疫邪直中少阴的阴盛格阳证，若救治不及，一二日即由淡漠—烦躁—恍惚—躁扰—神昏而陷入厥阴寒厥死亡；有起病二三日即疫邪逆传心包出现高热、昏迷、谵语、躁扰、出血、尿少的厥阴热厥证（发热与休克、少尿三期重迭），若入院太迟，厥阴证悉具，亦多归于死亡；亦有病至七八日（少尿期），邪热与瘀血、水湿内结阳明胃肠，二便不通，势成关格，延至二三日，瘀热内闭心窍，出现谵语、躁扰、神昏的厥阴证者，若能积极地通泄瘀热水邪，以解阳明之结，开厥阴之闭，扶正驱邪以宣畅三焦气机，尚有希望挽救，否则，亦难免一死；还有病至十余日，尿毒症不解（少尿期或多尿前期），瘀热水内结，阴液大量耗伤，正气日见亏竭，渐至极度衰竭，体温不升，演成阴竭阳脱证而亡者。

（4）厥阴病的治疗：从目前临床水平来看，厥阴证悉具时，即使集中西医学之长，亦难以救治。因而，加强对前述"先兆厥阴证"的预防性治疗是救治成功的关键。要做到及时治疗"先兆厥阴证"，除对厥阴证的先兆临床表现要有细微的观察、高度的警惕性外，还要对厥阴病的病机发展趋势有足够的了解。"先兆厥阴证"的治疗原则有二：辨证论治、中西结合。具体运用如下：

①先兆厥阴热厥证：除上焦热病"逆传心包"的先兆不甚明了，往往措手不及之外，中、下二焦阳明、少阴热厥转成厥阴热厥者，均有一个渐进过程，先兆症状完全可以把握。治疗原则是：救阴津、开热闭、息阳风。首重驱邪开窍。应在当用方药中，因闭窍之邪的不同，加用不同的开窍息风药。如热闭选用清开灵注射液（北京中医学院附属实验药厂制）或牛黄醒脑静注射液（上海产）加入当用液体中静脉推注或点滴，能口服者可用"三宝"；瘀热闭选用神农33号注射液（天津危重急症研究所研制）静注或犀珀至宝丹微丸（江西中医学院研制）口服；湿闭选用玉枢丹或苏合香丸口服等。在中医增液针、养阴针（重庆中医研究所研制）等大输液尚未推广使用之前，西医大输液亦有救阴之功，应结合使用（临床实际已普遍使用）。若有气阴两亏证，宜用参麦注射液（四川雅安制药厂产）加入液体静滴，益气养阴救脱之力甚强，邪实而正虚甚者用之，无助热恋邪之弊，有扶正固脱以利上述祛邪药发挥作用之功。

②先兆厥阴寒厥证：常由少阴寒厥恶化而来。在阴盛格阳或戴阳时，往往伴见神志恍惚或无意识扰动等厥阴先兆症状。治疗原则是回阳救逆、开寒闭、息阴风。首重破阴回阳。可选用参附注射液（四川雅安制药厂产），参附青注射液（上海中医学院附属曙光医院研制）加入液体中静注，或合用大剂通脉四逆汤加猪胆、人尿、葱白等。据我们的体验，上述方药犹有难为力者，建议起用生附子制剂，如北京中医学院研制的"心脉灵"注射液（通脉四逆汤的新剂型）

静脉给药，或可担此重任（此药惜乎尚未能生产）。

③先兆阴竭阳脱证：比之前两证，更有一个渐进过程，可行未雨绸缪之计，将上述二证治法综合起来，辨证治之。

（5）厥阴病的预后：两句话："阳复则生，阳绝则死"，"留得一分津液，便有一分生机"。前者是对寒厥而言，后者是对热厥而言。后世把《伤寒论》厥阴病篇诸多厥热胜复原文理解为厥阴阴尽阳生，阴阳进退之机。即阳得生则厥少热多而愈，阴尽而阳不生则厥多热少、一蹶不振而亡。证之临床，病至厥阴，心、脑、肝、肾、阴、阳、气、血、津、液皆病，救治为难，死多生少，不死即生。而始终不死的原因，有赖于阴阳相系一线，未致离决。

随着中西医学对危急重症的研究的逐渐深入，厥阴病的理论与临床必将得到较大的发展。其中至关重要的是：①中医深入厥阴病临床，取得了大量第一手资料，是发展厥阴病理论与临床的基础；②大力开展急救中药的剂型改革，让中医用上可供辨证运用系列静脉用中成药，是使厥阴病的治疗获得突破的关键。

对脾胃理论的继承和发展

脾胃的生理

1.脾胃是元气之本　认为元气是健康之本，而脾胃则是元气之本，比先天命门真阳更为重要。因为命门真阳虽为先天之本，生命之根，是人由胚胎生长发育成人的原动力，但既生之后，人体的生长发育，一切生理活动，就全靠脾胃水谷精气以维持，故《内经》有"人受气于谷"和"得谷者昌，失谷者亡"的定论。失天禀赋再足，若没有后天脾胃的充养，就难以维持生命。因此，在既生之后的生命活动中，脾胃占有更为重要的地位。

2. 脾升是升降运动的关键　人体是一个"小宇宙"。在这个"小宇宙"中，与自然界一样存在生生不息的升降浮沉运动。而在人体内的升降浮沉运动中，最重要的就是脾胃的升清降浊。在脾胃的升降问题上，先生指出，脾升是维持人体正常生理活动的关键。认为前人所谓人"有胃气则生，无胃气则死"的胃气，就是指脾的升发之气。如果脾气不能升发，反而下陷，则水谷不能运化，气血生化无源，五脏六腑失养，元气就会亏乏和消沉，生机也就不能活跃如常，而发生种种病变。这就是李东垣提出的"内伤脾胃，百病由生"的理论依据，而升发脾胃阳气，也就成为李氏《脾胃论》的理论核心。但是，先生对李氏独重脾升之论，认识不够全面。因为在人体升降浮沉的生理活动中，脾升和胃降相辅而成，是必须并重而未可偏执的，是一个矛盾的两个方面，只不过脾升是矛盾的主要方面而已。

脾胃的病理

1. 气火关系失调　人体生命活动全靠气来维持，气足则健康，气虚则病作，故《内经》有"正气存内，邪不可干"和"邪之所凑，其气必虚"之说。而气虚病作的关键则在于脾胃中气受到损伤。李东垣创立阴火说，其基本论点即"火与元气不两立，一胜则一负"，首次把《内经》"壮火之气衰，少火之气壮，壮火食气，气食少火，壮火散气，少火生气"的理论引申到脾胃气虚与阴火随生的关系中来。但是，李氏却未能把脾胃气虚与阴火随生的机理阐述明白，而只是一再强调"脾胃既虚，不能升浮，为阴火伤其生发之气""脾胃气虚，则下流于肾，阴火得以乘其土位""脾胃虚则火邪乘之而生大热"等。可见李氏虽然发现了脾胃病理中气火关系失调这样一个重大问题，但仅停留在知其然而不知其所以然的地步。先生有鉴于此，对阴火产生的机理、气火关系失调的所以然，进行了深入的研究。他说，气有余而化火，乃属一种实性亢奋，可称之为实火，多见于新病壮实之人，例如外感病的实热证；气不足而生热，乃属一种虚性亢奋，可称之为虚火，多见于久病虚弱之人，例如内伤病的虚热证。在虚热证中，因阴虚而导致阳亢的阴虚热证为其常，因气虚不能内守，向上向外浮越而显露出虚阳亢奋之象的气虚热证为其变。但这种虚阳亢奋，是因脾胃气虚而向上向外浮越所致，它和少阴阴盛格（戴）阳证是因心肾阳衰而向上向外浮越的虚阳亢奋又同中有异，不可混淆。

脾胃气火关系失调的病理状态，除上述气虚阴火亢盛外，还有一种气郁阴火亢盛之证。前者先生名之曰"阴火虚证"，后者名之为"阴火实证"。阴火实证的产生，缘由阴邪（外感寒湿，或内伤生冷，或忧思郁结等）郁遏阳气，令阳气不得发泄而出现的"火"象。这种"火"象，既不同于气有余而化火的实性亢奋之象，又有异于阴亏或气虚而生热的虚性亢奋之象，此种郁火，只须宣散，解其郁闭，令"火"得以发泄则愈。

上述阴火虚、实证，东垣虽均有涉及，但终因语焉不详而难以领会。先生将其条分缕析，使之合于规范，令人耳目一新，说理浅显，易懂易学，便于掌握运用。

2. 升降运动失常 脾胃居于中焦，是人体气机升降运动的枢纽。脾胃健运，就能维持如《内经》所说的"清阳出上窍，浊阴出下窍，清阳发腠理，浊阴走五脏，清阳实四肢，浊阴归六腑"的正常升降运动。若脾胃气虚，升降失常，则内而五脏六腑，外而四肢九窍，都会发生病变。因而脾胃升降失常，是脾胃病理的又一重要方面。它可以引起上、中、下三焦及其所络属的脏腑的各种病症。举例来说：

脾胃升降失常，直接引起中焦不和，而现脘腹痞满胀痛之症，就是因为脾不升清，胃不降浊，中气壅滞不通所致，脾气不升而反下陷，常见神疲肢倦而嗜卧或久泄不止而脱肛；胃气不降而反上逆，常见呕恶嗳气而不思饮食。

脾胃升降失常，间接引起上焦不和，或在肺而现咳喘痰多之症，就是由于"脾为生痰之源，肺为贮痰之器"，脾虚不能运化水谷变成精微上输于肺，反而化生痰湿上泛于肺，使肺气宣降不利所致。或在心而出现失眠之症，就是由于"胃不和则卧不安"，胃之浊阴不降，循胃络通心而上扰心神，或由脾虚气血生化无源，血不养心而心神不安所致。

脾胃升降失常，间接引起下焦不和，或在肝而现胁痛满闷之症，就是由脾虚失运，脾气壅滞以致肝失疏泄所致。即使先因肝郁，也终必传脾，而应以治脾为主。或在肾而现腰痛浮肿之症，就是由脾虚生湿，湿聚成水，水湿困肾所致。

先生认为，李东垣对脾阳不足，不能主升，湿土病现的病机论述较详，而对胃阴不足，不能主降，燥土病现的病机论述较少。后世叶天士有鉴及此，提出脾胃分论，创养胃阴法以弥补东垣升脾有余而降胃不足之缺憾。先生对此，善能兼收并蓄，以形成完整的理论体系。

脾胃病变的治法方药

先生认为，在讨论脾胃病变的治法方药时，不仅要注意到脾胃阴阳两个方面，也要同时注意到脾胃与肺、心、肝、肾四脏的相互影响，为此，先生拟定脾胃寒热虚实证治要点如下：

1. 脾胃寒热实证治

（1）脾胃寒实证治：多因内外淫邪的寒湿犯中，脾胃为其所困。以致中气失运，而脘腹胀满疼痛拒按，呕恶不思饮食，大便溏泻，舌苔白腻润滑，脉迟紧等症的，宜用香砂平胃散以温运中气，祛寒燥湿；若兼见嗳腐吞酸、口淡恶食等寒滞症的，则宜加山楂、六曲、谷麦芽、鸡内金等以温消食积。若因寒饮留中，而见脘腹痞满，水声沥沥，时吐痰水，舌苔白滑，脉弦迟等症的，宜用小半夏加茯苓汤加枳实、陈皮、桂枝等以温中逐寒饮。若因久痢沉寒痼冷内结，而现腹胀满痛拒按，下痢白陈而里急后重，甚至大便不通，舌苔白腻。脉沉弦迟等症的，则宜用温脾汤加减以温下寒积。若因寒凝血瘀而现脘腹硬痛固定不移，舌有青紫瘀斑，脉涩等症的，宜用手拈散加桂枝、乳香等以温化瘀血。

（2）脾胃热实证治：多因内外淫邪的湿热或燥热犯中，如太阴湿温的三仁汤证、连朴饮证和阳明燥热的白虎汤证、承气汤证等。若因胃火上炎，以致口疮、牙龈肿痛，甚至吐衄血的，宜清胃散或泻心汤以清泻胃火。若因热滞中阻，而现脘腹胀满疼痛拒按、不大便、嗳腐吞酸、口苦恶食、舌苔黄腻、脉滑数等症的，宜用保和丸合小承气汤等以清导食积。若因浊痰凝聚，而现心下痞满、不食不饥不便、舌苔黄腻、脉滑数等症的，宜用半夏泻心汤去人参、干姜、大枣、甘草，加枳实、杏仁辛开苦降以化浊痰。若因热痰胶结，而现心下硬满疼痛拒按、舌苔黄腻、脉滑数等症的，宜用小陷胸汤加枳实等以清化热痰而宽中下气。若因水热内结，而从心下至少腹硬满疼痛不可近手、舌苔黄腻、脉弦滑数等症的，宜用大陷胸汤或十枣汤以逐水热。若因瘀血蓄积肠间，而现少腹硬满、大便不通、小便自利（或不利）、如狂甚至发狂等症的，宜用桃仁承气汤或抵当汤以下瘀血。若因热结血瘀现脘腹硬痛固定不移、舌有紫红瘀斑、脉涩等症的，宜用失笑散加丹参、赤白芍、乳香、没药、桃仁、红花等以清化瘀血。若因瘀血内结于脾，而现胁腹痞块的，宜用鳖甲煎丸以活血化瘀消痞。

至于因脾胃内蕴湿热而生虫的，多见脐腹时痛时止，口吐清涎，夜寐齘齿，肌瘦面黄有斑点，唇内有白点，舌苔花剥等症，一般可用化虫丸以驱虫止痛；但病性属寒而伴有舌淡苔白、脉迟等症的，宜用理中安蛔汤；病性属热而伴有舌红苔黄、脉数等症的，宜用连梅安蛔汤；病性属寒热虚实错杂而伴有渴不欲饮、饥不欲食、舌苔白黄相兼等症的，宜用乌梅丸。

2. 脾胃寒热虚证治

（1）脾胃虚寒证治：属于脾胃气虚的，多见神疲肢倦、少气懒言、不思饮食、肌肉消瘦、胃痛喜按喜温、舌质淡红、脉缓弱等症，宜用香砂六君子汤以健脾益气，温胃祛寒。若因脾气虚导致阴火旺，而现久泻不止，久热不退、烦渴不思饮食，神疲肢倦、少气懒言、脉数而虚大或细弱等的，则宜用补中益气汤补脾气以降阴火。或因脾气下陷以致脱肛的，亦宜用补中益气汤升举脾气以收脱肛。若因脾气虚不能统血而见大便下血不止的，则宜用归脾汤以补气摄血。若因脾气虚不能摄精而见膏淋或白带淋漓等症的，都可用参苓白术散加减以补气摄精止带。若由脾气虚发展成为脾胃阳虚的。除现有上述脾胃气虚证外，还多现有身寒肢冷、脘腹冷痛喜热按、时吐清水、大便溏泻、舌质淡白、脉沉迟弱等症，宜用附子理中汤温补脾阳以化寒湿。

（2）脾胃虚热证治：本证是因脾胃阴液不足所致。多见胃中灼热、饥而食难下咽、咽干口燥、或胃中热痛而大便干结难下，舌质干红或舌心光剥、脉细数等症，宜用益胃汤或增液汤等滋养脾胃阴液以清热润燥。

若属于脾胃阴阳气液两虚的，则多同时现有上述寒热虚证，如胃中热痛而大便溏泻，或胃中冷痛而大便燥结，或舌红苔黄而脉迟缓弱，或舌淡苔白而脉弦细数，等等。投药稍偏，即难接受，一般宜用资生丸等平补脾胃法以稳步取效，不可急躁图功。

脾胃病与肺、心、肝、肾有关，例如：脾胃病涉及于肺的，由于"脾为生痰之源，肺为贮痰之器"，因脾虚生痰泛于肺，而现咳喘痰多、不思饮食、神疲肢倦、大便溏泻等症的，宜用六君子汤以健脾化痰为主。脾胃病涉及于心的，常见胃不和而卧不安，宜用半夏秫米汤或温胆汤以和胃安神。脾胃病涉及于肝的，常见土虚招致木克的腹中急痛而脉弦等症，宜用小建中汤以培土制木。脾胃病涉及于肾的，常见腰冷痛而沉重等症，宜用甘姜苓术汤以培土制水。由于脾为后天之本，在五脏六腑中占有极其重要的地位，所以无论脾胃病影响到其他脏腑，或其他脏腑病影响到脾胃，只要症见肌肉消瘦、不思饮食、消化功能日差，气血日见衰竭，都必须以健补脾胃为主。否则，脾胃一败，就难以救治了。前人所谓"有胃气则生，无胃气则死"，确有至理。李东垣著《脾胃论》是大有贡献的。

临床运用举隅

1. 补法的临床运用　脾胃方面：夏某，男 38 岁。久患十二指肠球部溃疡，饥时痛作，喜热畏冷，午后尤甚，嗳气、矢气则舒，胃纳减退（只能少进软食），大便溏泄，脉缓弱。投以香砂六君子汤，药下即觉腹中气机运转，矢气增多，连进 10 余剂后，胃痛止，纳渐增，可进硬饭。因守方长服而痊愈。

按：消化性溃疡常见气虚寒痛证，先生善用香砂六君子汤，缘起于一段令人难忘的往事：抗战时期，先生客居峡江，患胃痛甚剧，卧床月余，米食难进，仅能喝点汤水，大肉尽脱，形容枯槁，势颇危殆。当时先生年纪尚轻，行医未久，经验贫乏，在中西药杂投无效的困境中，幸自试用此方获效，并坚持服至病愈。从此，先生每遇此证，必用此方，往往收到满意效果。

杨某，男，46 岁。久患消化性溃疡（钡检：胃大、小弯共 9 个溃疡点、十二指肠球部溃疡、幽门狭窄、胃下垂），胃痛，吐血，黑便（大便素结如羊屎），尿赤，胃纳甚差，舌苔酱黑而质红，脉象细数。投以芍甘百佛汤加味（赤芍、白芍、甘草、百合、佛手、石斛、丹参、生蒲黄、五灵脂、山楂、藕节、白及、仙鹤草、白药、火麻仁、蜂蜜）。连服

5剂，胃痛大减，吐血止，大便畅通而黑便明显减少，黑苔转黄，食增神旺。再进5剂，诸症基本消失，守方加减以巩固疗效。

按：本例属脾胃阴虚证，只是由于胃中瘀热充斥，故在养阴清热之中化瘀、止血、止痛。

肺脾方面：丁某，男，61岁。久患肺结核，骨蒸寒热，长期不已，卧床不起，咳嗽痰多，不思饮食，脉细数而虚。投以六君子汤加黄芪、银柴胡、地骨皮，3剂，即骨蒸退而胃纳增，唯盗汗仍多，守方去银柴胡、地骨皮、加龙骨、牡蛎，坚持服用200余剂，终至病愈体丰，身强胜昔。

按：此即补土生金之法。

心脾方面：李某，男，19岁。患伊红细胞增多症。低热月余不退，久泻不止，胸闷，心悸，失眠，纳少，时腹痛，脉细数而弱。血检：白细胞41.7×10^9/L，伊红细胞占84%。予参苓白术散加焦三仙、鸡内金、枣仁、柏子仁、合欢皮、夜交藤等3剂，服后脘腹胀痛加甚；守方加木香、佛手、大腹皮、莱菔子，再进5剂，诸症大减。血检：白细胞降至14.7×10^9/L，伊红细胞仅占34%；守方去大腹皮、莱菔子，5剂后诸症消失，血象基本正常（白细胞、伊红细胞占7%）。守方加减以巩固疗效。

按：本例心脾气血两亏，且兼中焦气滞较甚，初投平补脾胃之剂虽属对症，但行滞不力，益气药反增其滞，故腹胀痛加甚。二诊加用行气药后，消、补得当，疗效显著。虑其脾气虚甚，故及时减去行气药。由于增减进退井然有序，故取得高效、稳效。

肝脾方面：陈某，女，40岁。患慢性肝炎，肝功能久不正常，右胁时痛，胃脘亦痛，口淡，纳差，痰多，神疲肢倦，苔腻，脉弱。初诊投以香砂六君子汤加焦三仙，连服10剂，胃痛停止，肝痛亦稍减轻，痰除，但精神仍差。复诊守上方去木香、砂仁，加柴胡、枳实、白芍、红参，再进15剂，肝痛全除，精神眠食均佳，复查肝功能恢复正常。三诊仍守上方以巩固疗效。

按：先生认为，肝病必传脾，若肝病脉不弦而弱，是脾虚已甚之象，治法当以补脾为主。本例慢性肝炎由于脾虚已甚，故在初诊时专用香砂六君子汤加焦三仙以健脾助运；而在脾虚病情改善之后，复诊时即合用四逆散以调肝（柴胡以疏肝，枳实以平肝，白芍以柔肝，甘草以缓肝）。由于治法先后有序，故获良效。先生治疗慢性肝炎肝脾同病之证，常用四逆散合异功散以平调之（肝痛甚者合金铃子散，纳差甚者加焦三仙），稳而效宏，值得珍视。

肾脾方面：姜某，女，25岁。患慢性肾盂肾炎。腰酸痛甚，头面肢体浮肿，怯寒较甚，间或微热，不汗出，神疲肢倦，不思饮食，腹时胀满，大便时结时溏，小便黄浊，舌苔微黄，脉迟。投以四君子汤合白茅根汤、麻黄附子甘草汤，加白芍、浮萍。连服6剂，腰酸痛除，肿消。守方加减以巩固疗效。

按：腰痛水肿属肾，但常与脾相关。先生认为，脾虚失运，则土不制水，肾水乃失其常。其于脾虚失运而寒湿困肾，出现腰痛水肿者，常用五苓散、五皮饮等方；本例虽兼见阳虚，但湿热证显，故白茅根汤与麻黄附子甘草汤同用。

2. 攻法的临床运用　升降并重：肖某，男，36岁。患胃下垂8个月。腹胀甚而时痛，有下坠感，胸闷，纳差，舌红，脉弦有力。初诊处方：升麻15克，柴胡15克，葛根30

克，陈皮 15 克，枳壳 30 克。连服 3 剂，腹胀减半，脉弦见退。守方再进 5 剂，腹胀基本解除，余症均见好转。仍守方再进以收功。

消补兼施：周某，女，42 岁。脐腹胀满硬痛已 4 年。每天除早上空腹时脐腹无所苦外，余时均感胀满硬痛，不思饮食口苦，大便时结时溏，脉弱。初投枳术丸方加味（枳实 15 克，焦白术 30 克，陈皮 30 克，厚朴 10 克，大腹皮 15 克，青木香 15 克，山楂 30 克，六曲 10 克，谷麦芽各 15 克，鸡内金 10 克），连服 30 剂，脐腹胀满硬痛全除。随访多年，未见复发。

行气通腑：万某，男，43 岁。患急性肠梗阻。突然剧烈腹痛，住院保守治疗，痛虽稍减而腹胀日增，大便 3 日未行，服大黄苏打片而腹痛加剧。因患者坚决拒绝手术治疗而就诊于中医。先生见其以腹胀为主，其痛不甚，喜按，不能食，稍进食则腹痛加剧，小便自可，舌苔白黄厚腻，脉缓。认为证以气滞为主，不可攻下，只可行气导滞。方用莱菔子 30 克，大腹皮 30 克，陈皮 60 克，枳壳 15 克，鸡内金末 15 克（冲）。服 1 剂后约 3 时许，即得软便 1 次，先黑后黄，但量不多，腹胀稍减，微痛已止。继进 3 剂。每日得大便 1 次。腹胀渐除，口味仍差，已旬余未能进食。系由腑气虽通于下，而尚不运于中，乃守上方减大腹皮为 15 克，陈皮为 30 克，加山楂 15 克，六曲 10 克，谷麦芽各 15 克，更进 3 剂而愈。

化痰降逆：叶某，男，31 岁。呕吐时作时止已 20 年，常发作于冬春季节。近时呕吐月余不止，每日午饭后必呕吐 1 次，呕吐物为酸苦水和白痰，呕吐前有时脐腹剧痛，呕吐后其痛即止。早、晚饭后不吐。口干渴喜热饮，虽尚知饥思食，但口淡乏味，食下即脘胀、噫气、肠鸣、大便软条色黄而日行 2 次，舌苔前几天黑而润滑。现已减退，舌心仅余少许，舌根苔黄腻、舌质红，脉滑。初投芩连二陈汤合小半夏汤（半夏 30 克，陈皮 30 克，茯苓 30 克，黄连 5 克，黄芩 5 克，生姜 15 克，生甘草 10 克）服第 1 剂，午饭后即未呕吐，只是稍有恶心。服第 2 剂，午饭后既未呕吐，亦未恶心，肠鸣渐止，黑苔全退，黄苔亦减。复诊守方再服 4 剂，呕吐未再发生，胃纳增加。仍守方加减以巩固疗效。

张某，男，41 岁。噫气不除已 3 个月，久治无效。每日噫气频作，动则增剧，静则稍减，心下痞硬，不思食，口干渴饮。初诊投以旋覆代赭汤合橘皮竹茹汤加减（旋覆花 30 克，代赭石 30 克，陈皮 30 克，竹茹 10 克，半夏 15 克，枳壳 10 克，麦冬 15 克，枇杷叶 15 克），连服 7 剂，噫气和心下痞硬全除，脘腹舒适，食增渴除而愈。

化瘀止痛：张某，男，32 岁。久患胃溃疡不愈，因住入某医院接受手术治疗。术后心下脐上刀口处一团硬结胀满疼痛拒按，呻吟床褥，难以转侧，虽经采用各种西药镇痛而无效，病人痛苦已极。舌红苔黄，脉弦。先生会诊投以芍药甘草汤合失笑散、金铃子散加味（赤白芍各 15 克，生甘草 15 克，生蒲黄 30 克，五灵脂 30 克，元胡索 15 克，川楝子 15 克，丹参 30 克，三七末 10 克，山楂肉 30 克），当日连服 2 剂。1 剂后痛即大减，并得安睡片刻。再剂痛减十之七八，自觉轻松，能下床活动，并能下楼上厕所。次日复诊，嘱守原方再进以竟全功。后据一位实习医生面告，因住院医生改方减量，服后痛又增剧，只好仍用原方原量，续服 6 剂而痊愈。

对阴火理论的继承和发展

自李杲创立阴火说和甘温除热法后，虽历代医家在临床上用之多验，但由于李氏在理论上阐述得不够明确，甚至相互抵触，因而引起后世争论，至今未已。例如：既指明"阴火者，心火也"，又说"肾为阴火"；既肯定"脾胃不足之源，乃阳气不足，阴气有余"，而"脾胃既虚，不能升浮，为阴火伤其生发之气""脾胃虚，则火邪乘之而生大热""惟当以辛甘温之剂，补其中而升其阳"，反复强调"大忌苦寒之药损其脾胃"，却又说："甘寒以泻其火""加寒水之药降其阴火，黄柏、黄连之类是也""黄芩补肺气，泄阴火之下行。"不仅把生理之火与病理之火，而且把寒性的阴火与热性的阳火都混为一谈，致使阴火的概念模糊，令人费解、误解或曲解者久矣。考李氏在提出了阴火说之后，之所以有时在阴火中杂以阳火，是以临床常见阴、阳火相兼为病，而在甘温法中辅以甘寒甚至苦寒等法获效为根据的经验总结，从临床上看，是可取的，只是在理论上对阴火和阳火的区别与联系界定未清，致令阴火这一临床常见、多发病症，至今未能被大多数人所认识。因此，进一步阐明阴火理论，使之合于规范，是求取认识阴火的本质，提高临床疗效的关键。

概念

阴火是相对于阳火提出的病理概念。这里的"火"，是指热的现象；"阴"是指该热象的性质。换句话说，即阴火指病性为阴寒而病症为火热的病理概念。

李杲创立的阴火说，虽然肯定了脾胃元气虚弱是阴火产生的根源，但未能确立阴火相对独立于阳火的概念，已如前述。李时珍对此作了明确的鉴别。他说："诸阳火，遇草而燔，得木而燔，可以湿伏，可以水灭。诸阴火，不焚草木而流金石，得湿愈焰，遇水益炽。以水折之，则光焰诣天，物穷乃止；以火逐之，以灰扑之，则灼性自消，火焰自灭。"（《本草纲目》第一版，北京：人民卫生出版社，1985 年；415）这就是说，可以燔灼津液，用寒凉药能消除的火是阳火；反之，用寒凉药火象反增，用温热药能消除的火则是阴火。也就是说，阳火的病性与征象均为热，属标本俱热证；阴火则病性为寒而病症为热，属标热本寒证。唯其如此，阴火这一概念才具有独立于阳火的意义。

病因病机

1. **病因**　阴火的产生，多由饮食不节、劳倦过度、七情郁结、起居不慎等，令元气大伤；或寒湿阴邪外郁，或生冷饮食内遏，令阳气不得宣发透达所致。前者发为阴火虚证，后者发为阴火实证。

李杲指出："饮食失节，劳役形质，阴火乘于坤土之中……皆先由喜、怒、悲、忧、恐，为五贼所伤，而后胃气不行。"对脾胃阴火虚证的产生原因作了深入的探索，提出了明确的理论。但对肾虚阴火及阴火实证，则未能揭示得同样昭然。我们只能从他的临床治验中寻找线索。如在《脾胃论·调理脾胃治验·升阳散火汤》中提道："胃虚过食冷物，抑遏阳气于脾土，火郁则发之。"又在同一章节的"麻黄人参芍药汤"案中指出："表有大寒壅遏里热,火邪不得舒伸,故血出于口。因思仲景太阳伤寒,当以麻黄汤发汗,而不与之,遂成衄血,却与之立愈,与此甚同。"又在"神圣复气汤"案中指出："上热如火,下寒如冰……此皆寒水来复火土之雠也……大抵肾并膀胱经中有寒,元气不足者皆宜服之。"还在"阴病治阳,阳病治阴"中说到："另有上热下寒……若阴中火旺,上腾于天,致六阳反不衰而上充者……慎勿独泻其六阳。此病阳亢,乃阴火之邪滋之"等。为我们认识肾虚阴火与阴火实证提供了依据。

2. 病机 火热之证,无论阳火或阴火,皆由阳气亢奋所致,而其阳气亢奋又各有其虚实之分。这里仅就阴火而言。

(1)阴火虚证:《内经》云"阳气者,烦劳则张",是说烦劳即会引动阳气亢奋。阳气虚弱者,当外邪入侵,或饮食生冷,或七情太过,或形体劳倦时,即易引动虚阳亢奋而见阳气向上向外升浮之虚性亢奋之象。

此证病机之所以多在脾胃,系因脾胃为后天之本,气血生化之源,无论饮食、劳倦、七情,皆首伤脾胃,损及元气之故。而脾胃虚弱日久,又可导致他脏不足而兼见多脏虚证,先生统称之为"脾虚阴火证"。

(2)阴火实证:阳气为阴邪所郁,不得宣发所致。此证既包括内伤饮食生冷所致的阳郁里证,也包括外感寒湿阴邪所致的阳郁表证。当今临床上,一般习用可"抗病毒"的板蓝根甚至牛黄之类治感冒发热,造成表寒(湿)闭遏者不少,或久咳不已变成慢性支气管炎;或长期鼻塞难通成为各种鼻炎,或咽喉干红梗堵,久久不已,演成咽炎;或低热不退,查无原因……若不知阴火实证,当用升阳散火、宣开肺卫治法,终难求愈。

（3）阴火与阳火相兼证：阴火虚证日久气损及血，阳损及阴，可兼见阳火虚证（即阴虚之火）。阴火实证日久阳郁化火，常可兼见阳火实证（即阳盛之火）。更有阴火虚实相兼之证日久，阴血与阳气俱亏，气郁与化火并存，形成阴阳虚实错杂证者，临床并不罕见。这也许就是李杲在《脾胃论》中确立甘温除热法以治脾虚阴火之后，又多处出现合用甘寒或苦寒法的根源所在吧。但应强调的是，脾虚阴火证是只宜甘温除热法而大忌苦寒之药泻胃土的，只是在：兼有气郁阴火实证时，可加辛温之药以升散郁火；兼有阴血虚的阳火虚证时，可加甘寒之药以养阴降火；兼有气郁化火的阳火实证时，可加苦寒之药以直折之。而加用寒凉药时又须注意"从权"两字，不可忽略。

辨证要点

1. 标热证

（1）发热：阴火发热可为低热，亦可为高热，大多为间歇热（间隔时间长短不一，短者以小时计，长者可数十日一发），呈波动热型。发热时或伴汗出恶风寒等症。

（2）胃中灼热：是脾虚阴火证的常见症状。多因中焦清阳不升，浊阴难降，清浊相干，郁结于中焦所致。虽灼热而得冷饮反剧。

（3）口苦干渴：为气虚不能升津上润所致。多不欲饮或喜热饮。

（4）舌糜、口疮、牙龈肿痛、咽痛：脾胃阴火或肾虚阴火的常见症状。多伴见舌体胖淡而嫩，边有齿痕，苔白，或便溏等症。

此外还可见到便秘、尿灼、脉数等症。总之，阴火的

"火象"多姿多态，不一而足，但必有本寒象伴随。

2. 本寒证

（1）身寒或恶风寒：患者素体怯寒、易感，或虽发热而伴恶风寒。此为阴火发热证最多见的本寒象。

（2）头昏气短、极度乏力、口淡、不饥、纳少、纳后脘胀、大便软烂或溏泻或虽秘而质软等。这些脾胃阳气虚症，为阴火虚证所必具，是医者得以从众多标热症中辨认出阴火证的着眼点。

（3）舌胖嫩淡红而多齿痕、苔白：这是阴火虚证的常见舌象。若见白苔厚腻，为脾胃气虚日久，运化失职，湿浊内生；若更见白底黄苔垢秽，是为湿郁日久所致，不可认作实热而妄用苦寒。

（4）脉虚弱或迟：是阴火证常见之脉。即使其人脉数大，亦必不耐重按。

3. 兼挟证

（1）兼血虚：有失血史（黑便、崩漏、肠风下血或慢性咳血等）。或气虚日久，由气及血，见唇舌淡白、心悸面㿠脉细或芤等症。

（2）兼阴虚：久病阳损及阴，而见五心烦热、咽干舌燥、渴喜冷饮、胃中嘈杂似饥、大便干结、脉细数等症。

（3）兼实热：多见口舌生疮而口苦口臭、心烦失眠、大便干结、舌尖绛、舌苔黄等症。

选方用药

1. 阴火虚证

（1）脾虚阴火证：治宜甘温补脾益气除热法，以补中益气汤为主方，其中：黄芪必须重用（30～60克）；人参则随患者气虚的轻重程度选用党参（30～60 克），或白参、红参（10～15 克），兼津阴亏者加洋参（10～15 克），炙甘草在此为泻阴火主药之一，当重用（10～15 克），不可认作和药，若标热旺盛者，宜用生甘草（10～15 克）；升麻、柴胡升阳解郁，一般须用 10～15 克；当归补血，和血以配阳气，若脾虚便溏者，应少用或不用，以防滑肠；陈皮用于大队升补药中，起和降作用，以达到升清降浊，补而不滞的目的，用量当在 10～30 克，少则难当此任。

若兼阴亏较甚者，还可合生脉饮或径用参麦针静脉注射，其效尤捷。

（2）肾虚阴火证：治宜甘温补肾回阳除热法，以通脉四逆汤为主方。无论外感内伤，病至格阳、戴阳，均属危急重症，应大剂回阳救逆，姜附参草用量均在 30 克以上，必要时应加葱白、猪胆汁、人尿、龙骨、牡蛎等通阳和阴、反佐潜纳。还应同时静脉注射参附针，力挽危亡。若肾阴亦亏，浮火常炎，口糜舌烂，反复难愈者，又当选附桂八味丸以缓图之。

2. 阴火实证　治宜辛温散热法，如属湿邪壅中，火郁于脾的，可用升阳散火汤（气虚者，应去人参）或火郁汤（《兰室秘藏》方）。如属寒邪外束，火郁于肺的，可用开表宣肺散火的麻黄汤，或三拗汤加桔梗。

3. 阴火阳火虚实相兼证　治宜甘温合甘寒或苦寒法。如阴火虚证兼有阳火虚证的，可用甘温合甘寒法的黄芪人参汤。阴火虚证兼有阳火实证的，可用甘温合苦寒法的补脾胃泻阴火升阳汤。还有阴阳寒热错杂的虚证，用药稍偏，即难接受（所谓"虚不受补"），当取平补之法，可用参苓白术散等。

临床运用

1. 阴火虚证例 一急淋化疗过程中合并大叶性肺炎高热患者。经中西医结合（清热解毒与抗生素疗法）治疗无效，宣告病危。家属抱一线希望求治于先生。诊见患者虽高热而多汗肢冷（背心尤寒），面白如纸，声音低微，极度疲乏，恶心厌食，咳嗽胸痛，咯铁锈色痰，脉虚弱甚。此气虚将脱而热伤肺络之脾虚阴火证，即与大剂补中益气汤（红参、洋参、党参同用，且党参、黄芪用量皆为50克），2剂即热降，10剂而神旺，更少加宣降肺气药，20剂后肺部炎症吸收，急淋血象缓解，临床诸症消失出院。

一感冒高热半月，愈治愈重患者，自云虽发热而不恶寒，观之却衣着倍于常人不觉温，咳嗽痰少，头身沉重，双腿难提，苔白腻似湿困，舌红便干又似实热，然夜卧大汗湿透衣被，极度疲乏，小便清，脉数而弱甚，气虚之象毕露。先生诊为脾虚阴火证，予大剂补中益气汤加葛根等，1剂热退，2剂神清气爽，便调，守方1周痊愈。

一两岁女孩，出生后不久即便溏。继而发热不退，经某医院确诊为败血症，久治不效。先生会诊时，见患儿身大热而四末常冷，便泄日五六行，神萎，食少，舌红苔黄，指纹紫红，诊为脾虚阴火证，予大剂补中益气汤去当归，迅速泻止热退，坚持服药1月，肢温尿清渴止，食增神旺，血培养阴转，调理3月痊愈，值得一提的是，此例病程中一度因久病伤阴，烦渴特甚而合用过生脉散，后又因不慎受寒饮冷由脾气虚发展为脾阳虚，出现下利完谷不化而合用过附子理中汤，但都在渴、利止后仍坚持补中益气汤益气以生血，终获痊愈，并健康成长。

一老妇形盛面赤，自云"火体"，动则"上火"，眼鼻口中冒火，咽痛如裂，牙疼，手足心热甚，久治不效，殊以为苦。先生细诘之，其人虽"火大"而从不欲饮，得冷反难受，多年来，大便日十余行而溏，且难禁，极度乏力，腰痛冬甚，舌胖淡嫩，脉弱。其气虚之象甚著，而前医药多寒凉不效。遂诊为脾虚阴火证，予补中益气汤（党参与洋参、生甘草与炙草同用）去当归，用银柴胡，加山药、莲子、石斛、桔梗、兼护脾阴、保肺气，3剂咽痛除，诸"火"尽消，气力增，继服1周而多年痼疾得愈。

一男患"回归热型结节性非化脓性脂膜炎"，国内辗转医治2年无效。每隔4～7天发作，寒战、高热、肢厥，皮下结节多发如枣、豆大，持续6～9天热自退，结节随消。发作时身疼咽痛，渴喜沸汤而不多饮，便软尿清，间歇期间面㿠神萎声嘎浮肿，舌淡苔白厚而滑，脉微细数。先生门人按真寒假热证论治，予大剂四逆汤加味，初见成效而后又停滞不前，在先生指导下，方中主药附子用量由30克而至60克，而至90克，而至120克，最后加到150克，先后服药160余剂，方告痊愈。

2. 阴火实证例 一男风寒感冒服凉解药后，声音难出月余，咽喉如火灼，有异物感。渴喜热饮，舌苔厚腻边黄中黑、黑多黄少，脉浮弦。先生认为是属寒闭火郁于肺的阴火实证，先予升阳散火汤去参、芍之壅敛，加翘、薄、僵蚕、蝉衣、萎皮等清宣，服14剂后症虽稍减，但声音仍未大出，继予三拗汤加桔梗，7剂而声音大出，并觉喉间异物有向外推出之感，继进7剂获愈。

3. 阴火阳火虚实错杂证例 一女青年便秘2年，恒1周一便，质硬色黄黑难下，渴喜冷饮，时腹胀满，左腹痛，纳少，困倦乏力，自云每日睡眠少于 10 小时即感不支。形寒，面㿠，动则气短难续，脉弱，舌淡苔白。先生认为是属脾虚致滞，滞久生热的阴火阳火虚实错杂证，予补中益气汤合小承气汤，1 剂即便通，先硬后软，连服 10 剂而愈。

临床特色

辨证思路

1. 统寒温，兼收内外　寒温统一与内外统一的学术思想反映在临床上为辨证思路的开阔与全面。先生曾为其领衔的国家"七五"攻关热病研究科研题制定一"发热辨证论治方案"，充分体现了寒温内外统一的学术思想指导下的开阔与全面的辨证思路。如能掌握，实可执简驭繁，对临床各种发热应付自如。举例来说：

如免疫功能低下患者的合并感染，若仅见其感染高热，一味用抗生素或清热解毒中药攻邪，常无效验。炎症久攻不下，甚至令体内菌群失调，继发霉菌感染，这种情况是屡见不鲜的。先生常用甘温除热法的补中益气汤方获得高效速效。他认为本方不仅能扶正以治内伤（黄芪、人参、白术、当归、甘草等可提高免疫功能），而且能祛邪以治外感（升麻、柴胡等可抗感染），实为虚人外感病安内攘外的良方。

又如老年慢性支气管炎急性发作时，既要具有寒温统一观，明辨其外感表寒或表热或表寒郁热之证，而分别治以辛温（如麻黄汤）或辛凉（如麻杏甘石汤）或辛温合辛凉（如大青龙汤）之法；又要具有内外统一观，明辨其内伤里寒或里热或里寒热错杂之证，而分别辅以或温或清或温清并用的补法以扶正祛邪才能提高疗效。先生常用的白果三拗三子六君汤方之所以对表里俱寒的本证有良效，就是在上述观点指引下创制而成的。

又如慢性风湿性关节炎急性发作时，必须辨明其是属风寒湿痹抑属风湿热痹，而分别治以桂枝附子汤（先生认为不必去芍药，常用桂枝汤加术附屡效。如刘某，男，51 岁，患风湿性关节炎已 20 余年，形寒特甚，极易感冒，近因急性发作而周身关节尽痛，尤以腰膝疼痛为甚，行走须人扶持，舌苔白润，脉沉细弱。投以桂枝汤加术附，更加黄芪、防风、当归、牛膝、桑寄生、杜仲、续断等，连服 10 剂，诸痛全除，上班工作），或麻杏苡甘汤（如罗某，男，26 岁。患慢性关节炎急生发作，右膝关节肿痛灼热，不能站立行走，周身皮肤散见红疹，入暮发热，汗出恶风寒，口渴甚而喜热饮，大便干结，小便赤热，舌苔白黄相兼，脉浮数。投以麻杏苡甘汤加防己、防风、桂枝、赤白芍、知母、牛膝、木瓜、白茅根、赤小豆等，连服 12 剂而愈）等，才能提高疗效。

2. 重体质，善别阴阳 八纲是所有辨证纲领的总纲，而阴阳又是八纲的总纲。治病不明阴阳，如入迷雾之中。明于阴阳，如惑之解，如醉之醒。"（《灵枢·病传》，人民卫生出版影印本，1956 年第 1 版 76 页）张介宾说："凡诊病施治必须先审阴阳，乃为医道之纲领。阴阳无谬，治焉有差。医道虽繁，而可以一言蔽之者曰：阴阳而已。"（《景岳全书·阴阳篇》，上海科技出版社 1959 年第 1 版 18 页）

先生认为，明辨患者体质，是正确审查阴阳的捷径。如阴寒体质者，患病多从寒化，虽感阳邪，亦不宜过用寒凉，应预见其耗气转阴的可能；阳热体质者，患病多从热化，虽感阴邪，亦不宜过用温热，应预见其伤津转阳的可能。尤以病情迁延日久，阴阳寒热错杂的疑难病症，一时难辨阴阳，详细了解其体质，确能有助于指迷定向。是故先生临证，特别注重对每一患者体质情况的了解。如冬夏所苦、饮食喜恶、屎尿质色等，从中甄别其人体质的阴阳，以掌握疾病发生、发展的可能趋势，从而在治病时注意防范，预为绸缪。如其人素体形寒易感，是为卫阳虚，治病时必须注意在攻邪中扶助卫阳，以标本兼顾。如其人素体纳少便溏，是为中阳虚，治病时必须注重补脾，仓廪足，而后有力抗邪。如其人素体阴虚火旺，虽受凉于一时，可预测其化热之机先，治必慎用动阴化燥之品，而处处顾护其阴。更有一种阴阳气血俱亏，五脏六腑多病之人，体质羸弱，用药稍偏，即捉襟见肘，俗话说："按得头来脚又翘"，最为难治。此时掌握患者体质就有决定性意义，一般采用平性药物，择其关键之处入手，可取稳效。

在了解体质时还要注意不被假象所迷惑。由于中医学是在中国土生土长而成的，因而具有深厚的根基，为人民群众所熟悉和信赖，不少患者常能判断自身是"火体"或"寒体"。但医者对此又不可遽信，必须仔细进行询查，方能断定。因为患者毕竟不是医生，他们只能凭感觉而意会，不能洞察本质，有时难免得出错误甚至相反的结论。如不少人说自己是"火体"，依据是吃辛辣炙煿等燥热食物即口舌起火疱，或经常发生口疮，或时感身热心烦等。但经医生仔细询查，则其人纳少便溏，口淡不欲饮水，神疲肢倦，少气懒言，显属脾虚阴火之证，其"火"象属阴非阳，其体质属寒非热，当用甘温除热法取效。若从阳热论治，误用寒凉，必其"火"反难已，而气虚脾弱愈甚。

3. 抓主症，单刀直入 凡为医者，临床必抓主症，围绕主症辨其病机，求其根本，然后治之。先生对主症突出、病机单纯之证，常取单刀直入之法，选用药少力专之经方重剂为治。例如在选用芍药甘草汤方面：

（1）顽固头痛：方某，女，75岁。患左侧偏头痛，时作时止已二三年，近年加剧，头痛日轻夜重，痛时头如火灼，不欲语言，头晕不能起床，脉弦。投以芍药甘草汤加味：白芍30克，生甘草30克，川芎15克。当天煎服1剂，傍晚即感右侧头部发烧，而左侧头痛停止，彻夜未再发作。次晨头痛虽作，但很轻微，头晕亦减。从此守方长服而愈。

（2）"慢肝"胁痛：黄某，男，36岁。患慢性肝炎，肝脾肿大，两胁疼痛而以右胁为甚，并牵引腰酸痛，头顶亦痛，特别嗜睡，舌红苔薄白，脉浮取则弦，沉取则弱，但尚能食。投以芍药甘草汤加味：白芍30克，甘草15克，柴胡10克，枳实10克，白芷30克。连服6剂，胁痛大减，头痛嗜睡全除，患者自觉病去十之九。继守上方加减以善后。

（3）下肢游火：潘某，男，45岁。4个月多来，左下肢阵发（日10余次）游走性肌肉间如火灼，逐渐集中到左髋部，火灼区如掌大，有自内达外感。大便结如羊矢。有时咽干口燥，脉弦而细。投以芍药甘草汤：白芍60克，赤芍30克，生甘草30克。2剂大效，10剂痊愈。

4. 善斡旋，全面关顾 先生认为，对于一些复杂的病症，必须掌握全局，点面结合，用药多而不乱，井井有条，方能克敌制胜。例如：

（1）红斑狼疮：钱某，女，47岁。患局限性红斑狼疮久治无效。现红斑散布于眉心、前额、口角等处，并有灼热、麻辣、痒感，怕日晒和近火，头晕时痛，烦躁出汗，夜寐不安，手足心热，上下肢关节疼痛，腰痛，面浮脚肿，神疲肢倦，食欲极差（每餐只能强食 30 克左右），大便秘结，经常自服牛黄解毒片，得大便通利则稍舒，月经不通已三四个月，舌质紫暗多瘀斑，脉细弱。先生为立活血化瘀、清热解毒、利水消肿、祛风去湿、通经活络、补气补血、健脾助运合法，而以活血化瘀、清热解毒为主，药用升麻、鳖甲、犀角、生地、赤白芍、丹皮、桃仁、红花、当归、丹参、紫草、紫地丁、紫荆皮、鸡血藤、秦艽、桑枝、桑寄生、白鲜皮、刺蒺藜、白茅根、生苡仁、赤小豆、党参、黄芪、山楂、六曲、谷麦芽、鸡内金等。初服 4 剂，有肠鸣腹痛、下黑色溏便日三四行反应，后渐止而便通畅，8 剂后红斑稍退。18 剂后红斑明显减退变黑，麻辣感减轻，头痛止，腰及关节痛基本解除，饥而思食，每餐可进食 100 克左右。38 剂后新斑不生，旧斑继退，烦躁全除，头昏由持续转为轻微偶发。48 剂后，月经来潮，头晕全除。88 剂后，红斑基本消退，眠食二便均正常。再进 20 剂后，临床痊愈。最后改汤为丸以巩固疗效。

（2）血瘀脑海：李某，男，45 岁。患脑震荡后遗症、脑颅外伤综合征、外伤后神经官能症。病起于后脑外伤，遗留头昏、头胀，尤其后脑有紧张发热感，并伴脑鸣目胀，项强不能左顾右盼，右边头皮麻木，后脑连项、背直至足跟有拘急感，行走时尤为明显，走路时只能前进或后退，不能左右转，因而不敢外出，稍看书报，后脑即有抓紧、扭转感。记忆力及思维能力极差，动作迟钝，严重时目不欲睁，口不欲言，身不欲动，已多年不能看电影、电视。夜寐时常突然感到舌边刀划样疼痛，即起床照镜，又无异常。舌正红、苔微黄，脉缓耐按而欠流利。饮食、二便、睡眠尚可。由于服药甚多，遂对中医略有所知，自云服补中益气药则胃脘连胁饱胀不思食，头更昏，服凉肝息风药则迟钝，健忘加重；服活血通络药虽较平稳，但于病无功。先生认为此病以血瘀为主要病机，但因病程长，用药杂，已呈虚实错杂、胶结难解之象。法当以活血化瘀为主，辅以通经活络，平肝息风，健脾益气。方用：桃仁10克，红花5克，当归10克，赤白芍30克，川芎5克，生地30克，丹参15克，地龙15克，山甲珠5克，橘络10克，丝瓜络10克，葛根30克，枸杞子15克，菊花10克，党参15克，焦白术15克，山药30克，莲子30克，甘草5克。连服3剂，每剂服后都有一股气上冲头顶约五六分钟之久。服至四五剂时，后脑觉有两条筋舒展开来。但有肝区胀、鼻干、目涩、腹胀（但能矢气）等反应。继服7剂，诸症均减。因守方连服4个多月而痊愈。

论治原则

1. **首重脾胃** 先生强调指出，在人既生之后，一切正常生理活动，均有赖于后天脾胃的正常运转，即使是先天肾精，也要靠后天水谷化生的精微之不断充养。所以人病之后，只要脾胃尚强，其病比较易治。否则，只有先把脾功能调至正常，而后可议其他。治病诸药，只有当脾胃能够受纳、运化、吸收时，才能发挥作用。是故先生临证最重脾胃，尝谓："只要存在脾胃功能不正常，就一定要以调治脾胃为主，无论治何病，此原则不变。"对于脾胃虚甚之证，则无论何脏疾病相兼，也无论何种实邪夹杂，都必须先治其脾胃。认为脾家实，胃气和，诸邪自可驱之而出，诸脏自然得养。他曾感慨地回忆"文革"时期的一段往事：当时被关在"牛棚"，营养状况极差，先生脾胃素弱，由于饮食不洁，患蛔虫病甚剧，脘腹胀痛拒按便闭，一难友给服西药"一轻松"后，不但大便仍不下，连小便亦不利，自知垂危，幸获准住院治疗。经管医生恰为熟知者，遂请先生自为处方，当时先生自思，邪虽大实而正已大虚，脾胃将败，攻药（驱蛔）难投。即议投健脾和胃行气导滞之剂，一剂而大便得下，竟尽为蛔虫，全无粪便，腹症大为松减，继予调理（未用任何驱蛔药）而愈。先生这类健脾扶正以驱邪的案例遍及各种急、慢性疾病，且多是在病情危殆、中西药无效的情况下，运用补脾疗法转危为安的。

2. **阳气为本**　先生认为，阳气是人生命活动的原动力。正如张景岳所强调的："天之大宝只此一丸红日，人之大宝只此一息真阳。"（《景岳全书·大宝论》）阳存则生，阳亡则死。故先生临证，处处注意固护阳气，不但阳气虚者，必以温补阳气为先，即使阳气暂时不虚者只要有潜在耗气伤阳之可能，亦必慎用寒凉，或中病即止，或邪气甫衰，虚象微露，即予匡扶，不令加甚。如在治疗流行性出血热的过程中，由于充分认识到湿热证湿偏重时伤阳耗气的必然性，故能在初期（发热期）就严密监察患者精神萎靡、气短、肢凉、脉细弱等热病耗气伤阳现象，及时注射红参制剂的参麦针甚至参附针，常可令患者越过低血压休克期或仅呈一过性低血压状态，不致陷入厥脱；即使在邪气最盛的少尿期，只要患者表现为水湿偏重而正气稍弱，就严格掌握"治湿不远温"的原则，多用苦温、芳香及淡渗之品，少用苦寒，谨防伤阳，以冀湿从燥化，郁伏之热得宣而邪有出路，转入多尿期；在邪少虚多或热病瘥后的多尿期或恢复期，也不持热病伤阴的成见，而对热病耗气，湿重伤阳有足够的警惕，但见舌质淡白胖大、小便清长频数，口淡多津、脉虚细软，便以益气扶阳为主，少用甘寒滋腻之品。事实证明，此法对减轻本病瘥后遗留损害、加速康复是有利的。在当今静脉补液普遍运用的情况下，滋阴法实在无病不用，只有太过，少有不及，而一般医者大多囿于热病伤阴之成见，忽视热病耗气之常理，对急性热病唯恐凉之不力，视温药为大禁，令人不无遗憾。

3. 有方有守 对日常接触的大量慢性疾病及疑难杂症，先生十分强调要有方有守。

所谓有方，首先是指起用著名古方（经主和时方）、或一方为主，或多方组合。先生尝谓古方沿用至今，千锤百炼，其可重复性之强，非同小可，能用必用，比之随意凑合成方，不知强多少倍。其次是指按医理和经验自组新方。先生认为，古方是历代医家对他们各自所处的历史时代医药成就进行总结后，结合自己的经验而形成的，是适应时代发展的产物。今天，我们同样应根据当代疾病谱的改变和医药发展的新形势，结合自己的经验，形成对当代疾病具有独特疗效的新方。

做到有方还仅仅是一半，另一半则是有守。治病有方，若即生效，自不难守方。若用后平平，症无进退，则大多认为无效，或病家求愈心切，而另就高明；或医者急功近利，而改弦更张，能守方者几希。先生常说，慢性疾病或疑难杂症，病史长，疗程用药杂，不仅该病本身病情顽固，且多兼有医源性、药源性及患者耐药性等因素，治疗常难速效，必须耐心调治，切忌急躁图功。因此一方下去，只要患者能够接受，无不良反应，虽无起色，也是佳兆，应坚持守方。同时还要预先耐心向病家说明，求取患者的充分合作。只有医患双方配合默契，信心坚定，才能共奏事功。

4. 大剂量说 先生临证处方用量之所以偏大的理由是：临床常有这样的事例，同一医生，同一疾病，用药相同，若患者服中药多者，常难速效；而平素极少服药者，则收效较快。原因何在？除去感邪之多少，体质之强弱等因素外，患者个体的耐药性是应考虑的重要因素之一。对具耐药性者，如不加大用药剂量，每难奏效。例如某医为一心阳虚证的心悸患者对证处以桂枝甘草汤方，其中桂枝 10 克，炙甘草 5 克，不应；先生曰，此患者心病痼疾，服药甚多，轻量投之有如隔靴抓痒。遂于其原方中加重桂枝为 30 克，炙甘草 30 克，即效。

对于平素极少服药者，是否就不必大剂量呢？否。不具耐药性者，如其体质壮实而病症顽重，也须用大剂量才能获得速效。这比之用小剂量效微且需较长时间服药，至少有如下优点：一是疗效显著，疗程短，康复快；二是不易产生耐药性；三是减少复诊次数与缩短服药时间，给患者带来较多好处，尤其是节省开支。如一农村小男孩患风湿热，膝、踝关节红肿热痛，左下肢内翻、跛行，先生予大剂量桂枝芍药知母汤方加味，3 剂即痛止而不跛行。若用小剂量，必难如此速效可知。

使用大剂量的理由尚不止此，当前中药饮片品质低下，效用大减，因而用量也有必要加大。

5. 小剂量说 先生治病虽然常用大剂量，但一般剂量也常用，有时还用小剂量。其理由是：病人体质娇弱，不任重剂；或神经过敏，惧怕重剂；或粗知医药，疑虑重重；等等，常用小剂量制方取效。如一中年妇女，体素娇弱，患

"乙肝"，证属肝郁脾虚。症见肝区时痛，神疲肢倦，纳少乏味，口苦齿衄，心情抑郁，多愁善感，常自学中西医学有关资料，处处联系自身，疑虑重重，久治无效。先生投以小剂量的逍遥散疏肝、四君子汤健脾、金铃子散止痛（方中柴胡5克，枳壳5克，白芍5克，当归5克，太子参10克，白术5克，茯苓10克，甘草3克，生姜3片，薄荷3克，元胡索5克，金铃子5克）并守方达半年之久，始告痊愈。即其例证。

年谱

1917 年农历九月二十一日　出生。

1925 年（8 岁）　启蒙读私塾，以古文为主，兼习诗书棋画等。

1934 年（17 岁）　考入江西国医专修院。

1936 年（19 岁）　与陈瑞芳女士结婚。

1937 年（20 岁）　因战争爆发而辍学。从此开始行医生涯。一边避难，一边行医，辗转于峡江、吉安、樟树等赣江两岸城乡。

1939 年（22 岁）　获江西省卫生处颁发的《中医证书》。

1941 年（24 岁）　携妻女离开封建大家庭独立设诊行医。奋发攻读医书，用毛笔正楷编写了《药选》《诸病症治提要表》和《伤寒六经分证表》等读书笔记。

1943 年（26 岁）　遥从上海名医陆渊雷为弟子，尽购其著作而读之，汲取不少科学新知。

1945 年（28 岁） 日寇无条件投降，结束 8 年颠沛流离的生活，定居樟树镇行医。

1946 年（29 岁） 久乱始安，业务蒸蒸日上，并应邀任樟树镇中医诊所内科医生，轮流义诊。

1948 年（31 岁） 获考试院《医师考试及格证书》和卫生部《中医师证书》。

1949 年（32 岁） 南昌解放，由樟树迁居南昌设诊。

1950 年（33 岁） 加入"南昌市医务工作者协会"学习了《社会发展简史》，人生观初步改变。频繁参加学会学术活动，多次担任学会学术研究股股长、学术研究委员会副主任委员等职，并加入"南昌神州国医学会"和"江西中医专门学校校友会"，每周集合，交流学验，并定期出版研究报告。

1951 年（34 岁） 结束个体医生生涯，初任江西省卫生厅医疗预防科科员，主办中医工作。当选南昌市第二区人民代表和省政协第一届委员。受聘为中央卫生部全国卫生科学研究委员会中医专门委员会专门委员。

1952 年（35 岁） 应聘为中南区军政委员会卫生部中医委员会副主任委员。同年，江西省卫生厅也成立中医委员会，并接管《江西中医药月刊》，先生被聘为委员兼秘书股股长，编辑委员会主任委员。该年加入中国民主同盟江西省委员会。

发表《赤痢的治疗问题》等学术论文 3 篇。

领到卫生部颁发的《中医师证书》。

1953 年（36 岁） 江西省卫生厅成立中医科，先生任命为负责人，编著《团结中西医》一书，由江西人民出版社出版。

1954年（37岁） 发表《从中医学术系统谈到中医进修问题》（《北京中医》）等学术论文3篇。

1955年（38岁） 调任江西省中医进修学校教导副主任。发表《湿温病的辨证与治疗》（《中医杂志》）等学术论文4篇。

1956年（39岁） 受聘为江西省卫生厅主办"南昌市西医学习中医班"教研组副主任。

发表《关于蛊胀问题》（《江西中医药》）等学术论文2篇。

评为南昌市先进工作者。当选为第二届省政协委员。

1957年（40岁） 调江西省中医药研究所文献研究室工作。

发表《寒温纵横论》等学术论文10篇。

1958年（41岁） 调任江西中医专科学校教导副主任。

发表《伤寒概说》等学术论文9篇。

1959年（42岁） 调任江西中医学院教务处副主任兼内科教研组主任。

发表《从大便硬与溏论伤寒和温病的下法》和《温病概说》（《江西中医药》）等学术论文6篇。

编著成《伤寒讲义》和《温病讲义》由江西中医学院内部出版试用。

1960年（43岁） 任学院伤寒温病教研组主任。

发表《伤寒论是中医辨证论治体系的核心》（《江西中医函授通讯》）等学术论文4篇。

1961年（44岁） 发表《从八纲八法看伤寒论》《从实践论看中医》和《从矛盾论看中医》（《江西中医函授通讯》）等学术论文3篇。

当选为第三届省政协委员。

1962年（45岁） 当选为江西省中医药学会第一届理事会理事。

为学院函授大学编著《伤寒讲义》一书内部出版，受到学院党委的表扬与奖励。

发表《伤寒郁阳化热论》（《江西医药》）、《从伤寒论初探六经标本中气》（《江苏中医》）等学术论文6篇。

1963年（46岁） 发表《论伏邪与内因的关系》《吴茱萸汤温降高血压》（《江西医药》）等学术论文5篇。

1964年（47岁） 发表《温热论初探》等学术论文11篇。

1965年（48岁） 为厦门大学华侨中医函授部编写的《伤寒论函授讲义》和《伤寒医案选》全部脱稿，共约70余万字。惜毁于"文革"。

1966年（49岁） "文革"开始，被定为"反动学术权威"。

1967年（50岁） 受批斗，从事劳改式的劳动。

1968年（51岁） 下放学院所属桃花农场从事农业劳动。

1969年（52岁） 江西中医学院与江西医学院合并成立"江西医科大学"，曾一度在军代表监管下参加校办"6·26"医疗站工作。

1970年（53岁） 随校迁到吉安青原山，在校办农场劳动。偶尔在场领导监管下诊治一些疑难病。

1971年（54岁） 离开农场调入西医离职学习中医班任教学工作，后期到景德镇市带实习，医名鹊起，连监管老师也来请教。

1972年（55岁） 由于"教育革命"的需要，校党委令先生在批判旧教材的基础上建立新教材。先生久怀寒温统一的素志，故当时尽管戴着"反动学术权威"的帽子，受着政治上的歧视，仍满杯热情地倾注自己全部的精力投入教材编写工作。

1973年（56岁） 由于中共江西省委撤销医科大学，两个学院各自独立。并迁回南昌市，江西中医学院独立后分设药学系与中医系，先生回中医系工作。尽管生活条件极其简陋，并被"限期"完成任务。先生仍不遗余力日以继夜地按期写成《热病学讲义》。

发表《关于伤寒和温病合编为热病学的商榷》（《新医药资料》）一文。

终于摘除"反动学术权威"帽子，补发了多年来被扣除的全部工资。

1974年（57岁） 发表《略谈补脾疗法》（《新医药资料》）一文。

1975年（58岁）《热病学讲义》试用于三届工农兵学员，反响良好，修订再版。

1976年（59岁） 先生当选为"全国医药卫生科学大会"代表，并代表江西中医药界在北京人民大会堂主席台就座。

应邀赴北京到中国中医研究院研究生班讲学。内容是《讨论八纲、六经、三焦、卫气营血和脏腑经络辨证论治之间的内在联系及其不可分割性》和《略论阴火与甘温除热》。

发表《略论外感病的因证治》(《新医药资料》)等学术论文 3 篇。

1977 年（60 岁） 当选为中国人民政治协商会议江西省第四届委员会常委，同时当选为江西省第五届人民代表。

应邀二上北京到中国中医研究院研究生班讲学，内容为厥阴病问题，初步廓清这一千古疑案。

1978 年（61 岁） 三上北京到中国中医研究院研究生班讲学，内容是伏邪等专题。

发表《略论脾虚阴火与甘温除热》(《新医药资料》)和《食入恶寒》(《新中医》)两篇学术论文。

1979 年（62 岁） 应邀出席卫生部中医局在京召开的全国中医学术研讨会，并成立了首届中华全国中医学会，当选为学会第一届理事会常务理事。应邀赴贵阳医学院中医系为西医离职学习中医班系统主讲《伤寒论》1 个月，并应邀在贵阳中医学院作了题为"从伤寒论热化证治谈起"的学术报告。

发表《略论太阳中风表虚和伤寒表实》一文。

1980 年（63 岁） 当选为江西省科协第二届委员会常委，全国中医学会中医理论整理研究委员会常委。

评为中医副教授。

应邀赴昆明为中医学界作《寒温统一论》的学术报告，赴湖北为全国伤寒师资进修班作专题讲座 4 次。

应邀赴陕西中医学院任伤寒、温病硕士研究生毕业论文答辩委员会委员，并作学术报告 2 次。

应邀赴山东泰安出席"中医古籍名著集成编辑出版委员

会议"。

发表《关于伤寒六经和温病三焦、卫气营血辨证论治体系的统一问题》等重要论文4篇。

1981年（64岁） 评为中医主任医师。受命主持江西省中医药研究所的筹备恢复工作。

受聘为安徽、湖北两所中医学院研究生答辩委员会特邀委员。

应邀赴沈阳、大连进行学术交流，聘为辽宁中医学院《伤寒论古今研究》编著顾问。

发表《桂枝汤及其加减法的临床体会》等学术论文3篇。

1982年（65岁） 被任命为江西省中医药研究所所长。

晋升为中医教授。

作为发起人和主席团成员参加全国仲景学说研讨会并作千古疑案厥阴病问题的重要学术报告。

四上北京到中国中医研究院研究生班讲学。

应聘为卫生部"高等医药院校中医专业教材编审委员会"委员；江西省教育厅"高等学校教授、副教授职称评审委员会医学学科评审组成员（副组长）。

应聘为湖南省中医药研究院硕士研究生毕业论文答辩委员会主席，并作学术报告。

《伤寒知要》一书由江西人民出版社出版。

发表重要论文5篇，其中两篇在日本、新加坡学术刊物发表。

1983年（66岁） 当选为江西省六届人大代表和省政协第五届常委。带领樟树中药调查组实地调查，调查报告引起中央重视。

领导省中研所开展热病研究工作，举办热病研究班，亲自编写教材主讲全部课程。培养了骨干力量，建立了研究队伍，开展了研究项目。

应邀赴山西太原讲学。

被聘为《中医年鉴》编辑委员会委员。

赴山东烟台出席全国中医学会常务理事会。

赴山东青岛出席"全国中医古籍整理出版工作会议"。会上落实了 318 种中医古籍出版任务。先生任全国"十大片"之一的江西、江苏片片长，负责《伤寒活人书》等 9 种古籍的整理工作。

发表《欲识厥阴病，寒温合看明》(日本东洋学术出版社《伤寒论医学继承与发展》)等重要论文 9 篇。

1984 年（67 岁） 受聘为江西省中医工作咨询委员会副主任委员、江西省卫生事业现代化建设咨询委员会委员。

著成寒温内外统一的《热病学》一书。

1985 年（68 岁） 当选为中华全国中医学会第二届理事会常务理事。在"中医专家座谈会"上为成立"国家中医管理局"献计献策。

受聘为中医学会江西分会第二届理事会名誉会长，光明中医函授大学江西分校校长，家乡新建县中医院名誉院长、中国民间中医医药研究开发协会理事。

加入中国共产党成为预备党员。

赴四川成都参加第二次全国仲景学说研讨会，为主席团成员，作了题为"寒温统一的理论与临床"的学术报告。

在家乡西山乡西山街义诊 5 天，收入全部捐献给西山万寿宫筹建小组，受到县委、县政府通报表扬。

中医学会江西分会为先生在担任第一届副会长兼秘书长期间对学会工作的贡献，特发荣誉证书，以资奖励。

发表《五淫论》（天津中医）和《寒温病机论》（云南中医杂志）等重要论文 4 篇。

1986 年（69 岁） 当选为中国科协"三大"代表。

成为中共正式党员。

领衔国家科委"七五"攻关重点课题——应用寒温统一理论治疗急症（高热、厥脱）的临床研究。

受聘为《当代中医丛书》顾问、《中医杂志》第二届编委会委员、江西樟树中药研究会顾问。

发表《论热病的寒温统一和内外统一》（《中国医药学报》创刊号）等学术论文 6 篇。

1987 年（70 岁） 当选为省科协第三届常委。

出席北京"七五"中医科研攻关协作会议和《中医方剂大辞典》审定稿会。

《伤寒知要》 评为中医学会江西分会 1980—1986 年度优秀著作一等奖。《论热病的寒温统一和内外统一》评为优秀学术论文一等奖。

江西省教委为先生任硕士研究生主导师期间的工作特发荣誉证书。

江西中医学院为先生行医执教 50 周年特授荣誉证书。

1988 年（71 岁） 当选为江西省政协六届常委。

《寒温统一论》一书由上海科学技术出版社出版。

退休。

赴南京出席中医急症"七五"攻关协作组第二次会议和

《诸病源候论》校注审定稿会。

中国中西医结合研究会为 30 年来先生在培养中西医结合人才方面作出的贡献特发荣誉证书。

发表《尚论寒温昌明绝学》(《江西中医学院学报》创刊号)等学术论文 4 篇。

1989 年(72 岁) 赴上海参加《中国医籍大辞典》专家论证会。受聘为《中国中医药年鉴》编委会顾问。

发表《中草药与中医理论》(《中国中医药报》)等学术论文 5 篇。

1990 年(73 岁) 获国务院首批特殊津贴(100/月)。

领衔的国家"七五"攻关科研题通过专家鉴定。

《寒温统一论》获中国中医药文化博览会"神农杯"优秀奖。

《热病学》一书由重庆出版社出版。

以全国老中医专家身份代表江西省参加了由国家两部(人事部、卫生部)一局(国家中医药管理局)召开的"全国继承老中医药专家学术经验拜师大会",在北京人民大会堂受到中央领导人接见。

受聘为全国中医内科学会热病专业组顾问。

当选为中国卫生法学会第一届理事会常务理事。

发表《肝风当辨阴阳论治》(《中医杂志》)和《略论厥阴寒化危证》(台湾《华陀医药杂志》特邀稿)2 篇学术论文。

1991 年(74 岁) 作为导师代表在"江西省继承老中医药专家学术经验拜师大会"发言。从此开始带高徒工作,为期 3 年,把全部学术经验传给弟子。

领衔完成的国家"七五"攻关课题成果获江西省科学进步二等奖,国家中医药管理局科技进步三等奖以及学院优秀科研成果一等奖。

评为学院优秀共产党员。

发表《略谈甘温除大热》(《新中医》)等学术论文 3 篇。

1992 年(75 岁) 受聘为民盟江西省委主办的"江西中西医培训学院"院长。

发表《从流行性出血热经验看寒温统一》(《河南中医》)等学术论文 2 篇。

1993 年(76 岁) 带高徒 3 年有成,圆满结束。

主持点校整理的古籍《活人书》由人民卫生出版社出版。

成立"海南万氏国医馆"。

发表《医话五则》(《天人相应话五淫》《存废声中话伏邪》《寒温对立话统一》《千古疑案话厥阴》)和《热因热用话阴火》(《光明中医》)一文。

1994 年(77 岁) 获国家两部(人事部、卫生部)一局(国家中医药管理局)联合颁发的"全国继承老中医药专家学术经验指导老师荣誉证书"。

受聘为江西省人体科学研究会顾问。

受聘为《中西医诊疗方法》丛书顾问。

整理多年诗作,编成《壶中吟》一册,亲笔正楷书写,激光照排付印。

1995 年(78 岁) 获江西省卫生厅立项资助出版《万友生医论选》和《万友生医案选》两书。

《中国名老中医药专家学术经验集》(1)由贵州科技出

版社出版。其中《倡导寒温内外统一的万友生》一文由学术继承人万兰清整理。

1996年（79岁）赴深圳参加"首届全国中医药防治感染性休克研讨会"并作了"略谈外感病厥证与感染性休克"的学术报告。

完成医论与医案两部书稿。

1997年（80岁）《万友生医论选》由省卫生厅出版发行。

1998年（81岁）受聘为中国中医药学会第三届理事会顾问。

《万友生医案选》由上海中医药大学出版社出版。

学院民盟组织为先生举办"行医执教60周年庆典"。盟省委、学院党委，省卫生厅领导以及省中医院、省中医药研究所、学院各系、部领导均莅会祝贺。会议开得隆重而热烈，情真意切，先生十分欣慰，赋诗以志之。《江西中医学院学报》以《杏苑育英，医林拔萃——万友生教授行医执教60周年》和《万友生老教授谈中西医结合》为题予以报道。

领衔主持的"宣畅三焦法治疗急性肾功能衰弱的临床与实践研究"课题获江西省卫生厅技术创新一等奖。

《江西日报》于11月9日在"纪念改革开放廿周年专辑"栏以《国贴第一批》为题对先生作了详细报道。

1999年（82岁）获"江西省名中医"称号。《江西卫生报》辟专栏介绍。

中国中医药出版社立项出版"中国百年百名中医临床家丛书"，先生入选。

应约为《上海中医药杂志》"杏林耆宿"专栏写《略谈中医药现代化》一文；为"北京崔月犁传统医学研究中心"写《略谈中医体质观》一文。

2000年（83岁）应"杏林甘露艺术展"之邀题并书诗一首。

编成《中国百年百名中医临床家丛书》之《万友生》初稿。

全家20余口四代同堂欢聚深圳女儿家度千禧年新春，其乐融融。